胎盘 诊断病理学

主编 赵澄泉 陶 祥 李 娟 周先荣

北京科学技术出版社

图书在版编目（CIP）数据

胎盘诊断病理学 / 赵澄泉等主编 . — 北京 : 北京科学技术出版社 , 2022.3
ISBN 978-7-5714-2053-6

Ⅰ. ①胎⋯ Ⅱ. ①赵⋯ Ⅲ. ①胎盘 – 病理学 Ⅳ. ①R714.56

中国版本图书馆CIP数据核字（2022）第019868号

责任编辑：苏　畅　张真真	网　　址：www.bkydw.cn	
责任校对：贾　荣	印　　刷：北京捷迅佳彩印刷有限公司	
图文制作：北京永诚天地艺术设计有限公司	开　　本：889 mm × 1194 mm　1/16	
责任印制：吕　越	字　　数：374.8千字	
出 版 人：曾庆宇	印　　张：18.25	
出版发行：北京科学技术出版社	版　　次：2022年3月第1版	
社　　址：北京西直门南大街16号	印　　次：2022年3月第1次印刷	
邮政编码：100035	ISBN 978-7-5714-2053-6	
电　　话：0086-10-66135495（总编室）		
0086-10-66113227（发行部）		

定　　价：280.00元

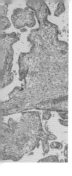

主 编

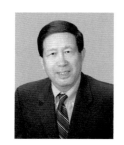

赵澄泉，医学博士，美国匹兹堡大学医学院教授，妇科、乳腺病理学和细胞病理学专家，美国匹兹堡大学 Magee 妇女医院细胞病理学主任。曾分别在以色列希伯来大学医学院和美国加州大学洛杉矶分校从事分子生物学研究，在美国德雷塞尔大学医学院接受 4 年解剖和临床病理学住院医生培训，随后在 AFIP 完成一年的妇产科 / 乳腺病理学培训，在南加州大学医学院完成一年的细胞病理学培训。2006 年至今，在美国匹兹堡大学 Magee 妇女医院从事乳腺病理学 / 妇产科病理学和细胞病理学的临床诊断，以及教学和科研工作。主要科研方向为宫颈癌筛查、宫颈细胞学、人乳头瘤病毒感染，以及妇科肿瘤的诊断和分子生物学。已发表医学科研论文 210 余篇，论文摘要 160 余篇，主编 8 部中文医学专著并主审 7 部英文专著。

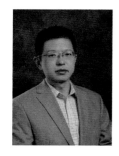

陶祥，妇产医学博士，复旦大学附属妇产科医院病理科副主任医师。曾于 2014 年至 2015 年在美国匹兹堡大学病理学系进修学习。主持多项国家自然科学基金及省部级科研项目，发表 20 余篇 SCI 期刊学术论文。现任中华医学会病理学分会女性生殖病理学组委员，中国优生科学协会阴道镜和宫颈病理学分会（CSCCP）委员，中国研究型医院学会超微与分子病理学分会妇儿学组委员，中国妇幼保健协会病理、妇科肿瘤防治专业委员会委员，上海市医学会妇科肿瘤学组、病理学组青年委员。

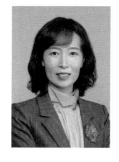

李娟，妇产医学硕士，肿瘤病理学在读博士，副主任医师，济南市妇幼保健院病理科主任。从事妇产科工作 9 年、妇产科病理诊断 11 年，曾在美国匹兹堡大学病理学系进修学习。主要研究方向为女性生殖系统疾病和宫颈细胞学的病理诊断。现任中国优生科学协会阴道镜和宫颈病理学分会（CSCCP）委员、中国妇幼保健协会病理专业委员会委员、山东省抗癌协会肿瘤病理分会委员、山东省医师协会病理科医师分会青年委员。

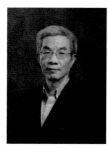

周先荣，复旦大学附属妇产科医院病理科主任，教授。担任中国抗癌协会肿瘤病理专业委员会常委、中国医疗器械行业协会病理专业委员会副主任委员、上海市抗癌协会肿瘤病理专业委员会副主任委员、中华医学会妇产科分会妇科肿瘤学组委员、《中华妇产科杂志》编委、《中华病理学杂志》编委。长期以来致力于各种妇科疾病的病理诊断和围生儿尸检诊断的研究，重点研究妇科肿瘤病理学、内分泌病理学和胎儿及新生儿先天性畸形的解剖病理诊断，在妇产科病理诊断领域积累了丰富的经验。发表学术论文 20 余篇，参与 3 部学科专著的撰写。

编委

前　言

　　胎盘是临床最容易得到的人体器官，但同时也是对其功能及病理了解最不完全的器官。胎盘病理在中国乃至世界范围内长期不受重视。2019 年，我们编译了 Redline 医生主编的最新胎盘病理专著《胎盘和产科病理学》，得到了国内病理医生的喜爱和好评。《胎盘和产科病理学》一书特别强调了胎盘各类病变的临床意义及发病机制，并与产科临床密切结合，这对于初涉胎盘诊断的病理医生来说，阅读理解具有一定难度。为了解决这一问题，我们从 2020 年 1 月着手编写一本以形态学为主，便于病理医生掌握和临床实践的胎盘病理书。各胎盘病理学专著的写作顺序不尽相同，而且胎盘病理与临床症状缺乏完全相对应的关系，只有采取标准化的取样和检查才能做出准确和可重复的胎盘诊断。本书按照胎盘解剖位置，从正常表现和异常病理改变两方面分类，配以大量图片注释，便于病理医生学习和参考。

　　本书共 16 章，37 万余字，近 800 幅图片，紧密联系该领域的前沿进展，参照最新的 Amsterdam 国际胎盘小组共识，在编排上采用统一的标准化格式，每类疾病的描述包括定义、发病机制、临床相关、大体表现、镜下表现、辅助检查、鉴别诊断、病理报告及注意事项等部分。文字写作采用简洁清单式叙述方式，易于阅读，并配合精美彩图及详细图解。复旦大学附属妇产科医院陶祥和济南市妇幼保健院李娟两位妇产科病理医生主写了本书多个章节，两人均有妇产科临床背景和丰富的胎盘病理诊断经验，并主译了 Redline 医生的《胎盘和产科病理学》一书。复旦大学附属妇产科医院周先荣主任指导了本书的整体编排和写作。参与该书编写的专家包括美国俄克拉荷马大学医疗中心病理科于忠欣教授、美国约翰斯·霍普金斯大学邢德印副教授。同时，在国内的胎盘病理领域的中青年病理专家郭晓静、江炜、吕炳建、罗甜、王昀、张登才、郑良楷、周东华也参与了本书的编写。另外，还特别邀请了复旦大学附属妇产科医院超声科孔凡斌、李梦医生编写了产科超声诊断章节，这利于病理诊断与产前临床相结合。还要感谢美国匹兹堡大学 Magee 妇女医院产科病理主任 Stefan Kostadinov 在本书编写中给予的专业帮助。

　　2020 年是非常特殊的一年，新型冠状病毒在全球流行。在这一年里，16 位海内外学者参阅了大量的相关文献并结合自己多年的胎盘病理诊断经验，共同编写了这本《胎盘诊断病理学》，这是集体智慧的结晶。

　　希望本书能成为广大病理医生在胎盘病理诊断方面的必备参考用书，也希望本书有益于产科医生对胎盘病理报告的了解。

　　尽管我们努力追求完美，但编写过程中难免有不够完美之处，望读者多批评指正。感谢北京科学技术出版社的大力支持。

赵澄泉　教授

美国匹兹堡大学医学院

2021 年 2 月

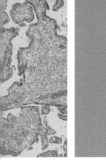

目 录

第一章 胎盘病理的意义和取材

□ 陶 祥 赵澄泉

第一节 胎盘病理诊断的意义

胎盘是最为神奇的人体器官，它既是胎儿的第一个发育成熟的器官，也同时有母体组织的参与。就遗传背景而论，胎儿同时携带父、母双方各一半的遗传物质，对于孕妇来说，其相当于半异体。作为宿主的母体，不但能容纳胎盘的存在，而且能通过密切的交互机制使整个机体做出适应性反应。对于胎儿，胎盘为其提供氧气、营养物质，并帮助其排出体内产生的代谢物，同时胎盘也合成了多种与胎儿生长相关的激素，在功能上相当于出生后婴儿的呼吸、消化、泌尿和部分内分泌系统的功能。胎盘虽然是胎儿的器官，但其具有相对独立性，表现在其遗传背景可以独立于胎儿。它缺乏神经、体液的调控机制，导致其循环调节有相对的自主性。一个健康、功能完备的胎盘可以为胎儿提供足够的营养；反之，胎盘的结构或功能发生损伤时，可能会对胎儿造成不同程度的影响。

胎盘病理诊断与常规病理诊断的区别在于胎盘的肿瘤性病变并不是主要的，胎盘形态学诊断主要是证实妊娠期的母亲和胎儿的疾病状态、解释不良妊娠结局的原因、筛查出高危的妊娠人群，并指导其再次受孕时应做的相关预防措施。胎盘检查也可以发现胎盘的原发疾病、滋养层细胞疾病和肿瘤，以及转移性肿瘤。另外，胎盘病理可以作为验证产科处理的合理性及妊娠期影像学检查的正确性的参考，帮助临床进一步改进诊治方法和提高诊治质量。将胎盘组织制作成石蜡包埋组织，可以较妥善地保存遗传资料，以便在必要时进行遗传学检查。

早在 1892 年，Ballantyne 就指出胎盘检查对明确胎儿宫内死亡原因有极大的帮助。但胎盘病理发展至今，仍未受到主流病理学界的重视，因而发展严重滞后于其他专科病理。胎盘病理的诊断以描述性居多，与临床疾病的关系主要是间接提示，所以做胎盘病理诊断时需注意不能脱离临床症状过度解读镜下的形态特征；相反，也不要机械地去符合临床疾病的判断而削弱胎盘病理的独立意义。产科的疾病繁多，且容易合并发生，伴发的疾病中可能以其中一种为主要症状，或可能有先后关系，这样排列组合的结果是难以穷举的。所以胎盘病理的诊断过程要时刻与临床相联系，与取材时的大体表现相联系。而产科医生解读报告时，也需要明白，病理医生看到的镜下形态改变有理论上的提示，但可能因为程度轻微而没有临床表现；反之，临床表现的严重程度和胎盘的病变严重程度很多情况下是分离的，临床表现严重的症状在胎盘中的反映常常是非常细微的，如急性胎盘早剥，在医生诊断经验不足时可能容易漏诊。此时，临床医生可就某些怀疑而未在诊断中证实的表现与病理医生交流，病理医生再在阅片的过程进一步明确。当然，这也说明临床医生在送检胎盘时，详细提供病史的重要性。

第二节　胎盘检查的方法及取材

因为胎盘体积相对较大，需要平衡取材数目与漏检病变之间的关系，所以认真仔细地检查大体标本是取材的前提。为此，在 2014 年 Amsterdam 世界胎盘工作小组制定了规范的取材方法。取材可以在新鲜胎盘或固定后胎盘进行，病变会因为固定的原因而有不同的表现，一些病变在新鲜取材时明显，而另一些病变会在固定后明显。工作小组建议在胎盘固定前进行大体检查，这些大体检查可最大限度地获取活体时的情况，方便病理医生与临床及影像科医生的交流。

胎盘的大体异常在以下各章节内容中有具体的介绍，这里就必要的观察流程和取材注意点进行说明。

（一）胎盘的大体观察

胎盘分胎儿面、母体面。有脐带附着的一面为胎儿面，通常较为光滑。母体面是与子宫剥离的表面，一般被母体的底蜕膜覆盖，呈暗红色分叶状，较粗糙但尚平整。由胎盘向周围延伸的是胎膜组织，由羊膜、平滑绒毛膜和蜕膜构成。蜕膜层包括包裹胚囊表面的包蜕膜和羊膜腔增大后与宫腔对面的壁蜕膜融合的两层，通常菲薄。如果是妊娠中期，由于与壁蜕膜尚未完全黏附，故胎盘实质外较肥厚的组织是壁蜕膜。脐带一般附着在胎儿面，偶尔可以附着于胎膜上。由脐带分支的血管呈放射状走行于胎盘表面的绒毛膜板中，血管分为动脉与静脉。遵循着动脉在表面、静脉在深部的原则，可以从血管交错的地方得以明确，这在判断双胎之间的血管吻合方式时有参考意义。

（二）胎儿面

拿到胎盘，将胎儿面对着取材者，如果胎儿面有胎膜覆盖，可将其轻轻地翻转至母体面。胎膜包绕母体面或胎儿面反映了第三产程中胎盘娩出的方式，分别为 Schultze 机制和 Duncan 机制，两种分娩机制的临床意义差别不大。前者由于胎盘先于胎膜剥离，剥离时胎盘的后方会有出血，在胎盘下降的过程中，胎膜翻转至胎盘的后方，并将血块包裹，此时不要误认为是胎盘后血肿；后者由于胎膜先剥离，故胎盘剥离时的出血已经流出而母体面无积血。但病理医生需要注意，胎盘娩出后助产士或产科医生会对胎盘进行检查，故胎膜的位置可能已经被人为改动。

（三）胎盘测量

测量胎盘的三维径线，分别为最大径、与最大径垂直的最长径线、厚度（实质中央 2/3 区域的平均厚度，当差异大时要记录最大值和最小值）。胎儿面的颜色，正常情况下因为绒毛膜板和羊膜是透明的，可显露其下方的胎盘实质的颜色（紫蓝色）。在发生弥漫性病变时，如绒毛膜羊膜炎，由于绒毛膜、羊膜内的炎性渗出会导致胎儿面呈弥漫的灰白色。而羊膜结节、羊膜鳞化等的胎儿面则表现为局灶性的点状或片状灰白色病变。羊膜表面通常都存在一个灰白色的直径 0.5 cm 左右的白色钙化点，此为卵黄囊的残迹，无须取材。需要关注胎儿面血管有无血栓、血管的充盈程度。在对新鲜胎盘进行检查时，血管内的血尚能被推动；如果怀疑有血栓时，可以掀去表面的羊膜层，以便于更清楚地观察。轻推血栓旁的积血，如不能推动可于相应部位取材以进一步证实。表面血管怒张状态通常是病理性的，是由于静脉回流受阻而形成的，如果呈弥漫性，则反映回流受阻部位位于脐带或是胎儿，与之相对应的是可以出现胎盘实质的整体部分性胎儿循环障碍。如果仅表现为其中的单根或数根血管怒张，则可能为绒毛膜板血管形成血栓的结果，可以依据线索寻找到血栓。

（四）脐带

脐带的观察首先是测量长度，将断为数节的长度进行累加。固定后的脐带有较明显的缩短，所谓的脐带长度的参考值均指固定前的测量值。通常脐带近胎儿一侧的一段未被送检，所以，判断脐带过短要谨慎。如果脐带的直径变化不大，则记录平均直径即可；如果有较大差异，则应分别测量脐带最粗及最细的部位，并分别记录。脐带的螺旋也是反映胎儿宫内健康状态的重要指标，正常情况下螺旋是由于脐动脉围绕脐静脉所形成的突出于脐带表面的斜行的双轨痕迹。脐带全长的螺旋个数需要准确地记录。脐带的螺旋方向分为左旋（垂直放置的脐带，自右下至左上方向走行）和右旋（与"左旋"相反），脐带全长的螺旋密度存在较大差异时，如部分没有螺旋的脐带长度也需要记录。一般情况下，脐带的血肿是医源性钳夹造成的，不需要特别记录，除非病史中提示有严重的产科不良结局。脐带的血栓通常不易被发现，一般呈节段性的血管变白，可伴随其一端血管增粗。如果前期有 B 超提示单脐动脉，而切面见到 3 根血管，则应仔细寻找是否有脐血管血栓。如无异常，从距离脐带根部 5 cm 处切断，取一断面，在远侧端另取一断面。

（五）胎膜

将胎膜翻转至胎儿面，关注羊膜面的颜色及沉积物，将胎膜破口处拼接在一起，观察其完整性。如为顺产的胎盘，则破口处相当于破膜位置，胎膜一般从胎盘的边缘发出，但偶尔也会从胎盘边缘内侧发出，这时部分边缘区的胎盘没有绒毛膜板和羊膜的覆盖，称为有缘胎盘（circummarginate placenta）。如果只是部分边缘有这样的表现，则为部分有缘胎盘，需要记录有缘胎盘占胎盘实质周长的百分比。如果有缘胎盘的游离胎膜及包蜕膜重新覆盖于胎盘的表面，使胎膜仍然似从胎盘边缘发出，此时，胎盘边缘胎儿面呈现一环形的灰白色区域，当环形区域的宽度超过 1 cm 时，称为轮廓胎盘（circumvallate placenta）。同样，需要记录部分轮廓胎盘占胎盘边缘的百分比。自破口处向胎盘边缘切一宽约 5 cm 的胎膜条，用镊子夹起破口处胎膜向胎儿面卷折至胎盘实质边缘，用大头针从镊子缝中穿过，拔

出镊子之后，切取大头针两侧约 3 mm 宽的组织，制成胎膜卷。接着，沿胎盘边缘将游离胎膜剪除。

（六）母体面

翻转胎盘，再对母体面进行观察。观察前需要清除表面附着的血块，但一些致密粘连的血块不需要清除，这些血块往往是胎盘早剥的表现。通常妊娠晚期的胎盘呈分叶状，颜色暗红，因为有蜕膜覆盖，所以小叶间胎盘尚平整。如果局部出现小叶缺损，应记录缺损的大小；如果胎盘母体面破碎，则提示此处没有蜕膜覆盖。缺损和表面不平整均提示可能存在胎盘粘连。如果同时临床病史也有提示，需要注意母体面有无质韧的呈灰白色的平滑肌附着，这是诊断胎盘粘连的最直接的证据。观察完毕，将胎盘实质称重。

（七）胎盘实质切面

将胎儿面向上摆放于砧板上，呈书页状每隔 1 cm 做一切面。观察切面颜色异常的区域和实质占位。如果没有明显的异常，则从中央区切取一块从胎儿面到母体面全厚度的组织，再从胎盘的边缘区切取一块组织。如果组织块较大，可从实质中间横断开，分 2 块包埋，在组织块较厚时甚至可以分 3 块包埋。于边缘区切取在断面上最边缘处的全层组织，切下后的组织类似于一个三角形，带少许胎膜。对于足月胎盘，边缘区常常会因正常的退变而出现少量的梗死，这是正常的生理过程，取边缘区时可以避开这样的灰白色区域。如果存在肉眼可见的病变区域，则每种性质的病变分别取至少一块从胎儿面至母体面的全层组织，较厚时同以上的取材方式。

因为胎盘组织较大，病理医生取材时往往生怕漏掉病变而取很多蜡块，这是没有必要的，无谓地增加了镜下观察的工作量。因为明显的病灶虽然分布在不同部位，但一般是由同一病因所形成的，特别是同样色泽、同样质地的病灶，所以取其中的一块即可。如果没有明显的肉眼异常，可能胎盘就是正常的；或病变呈弥漫性分布，则在中央区与边缘区取材是足以发现这些病变的。

胎盘诊断病理学

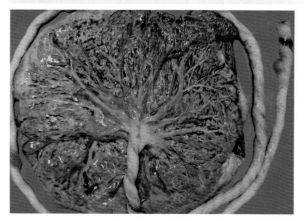

图 1-1　足月胎盘胎儿面大体表现　胎盘的胎儿面光滑，表面为一层光滑透明的羊膜，其下方为绒毛膜板，羊膜可滑动。胎盘表面可见脐带的附着部位，以及从脐带根部发出的呈放射状分布的绒毛膜板血管。正常情况下，可以透过表面的羊膜和绒毛膜板，见到下方暗红色的胎盘实质。足月胎盘的边缘部分可有少量灰白色的退变的胎盘实质，不应考虑为梗死

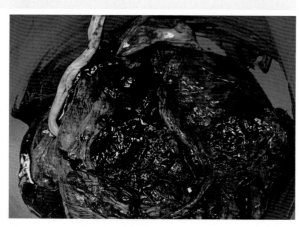

图 1-4　Schultze 式分娩胎盘　胎盘母体面向上摆放，胎膜位于母体面一侧，胎膜与胎盘母体面之间可见少量残留的胎盘剥离时的凝血块，不应误认为胎盘后血肿（胎盘早剥）

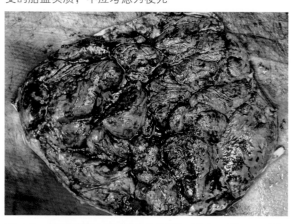

图 1-2　足月胎盘母体面大体表现　胎盘母体面呈暗褐色，表面为底蜕膜，质地较粗糙，由凹陷处的沟槽将母体面分为大小不等的胎盘小叶（隆起部分）。正常情况下，足月胎盘母体面可有少量灰白色的斑点状钙化，边缘部分更明显。该胎盘上方中央部分的小叶萎缩变薄，不要误认为是小叶缺损

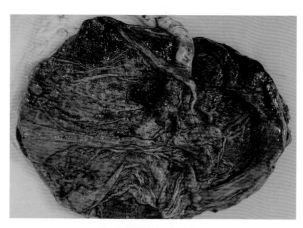

图 1-5　Duncan 式分娩胎盘　胎盘胎儿面向上摆放，胎膜位于胎儿面，检查时可将胎膜游离缘聚拢，以评估胎膜的完整性。如果为顺产，则胎膜的破裂口一般为破膜的位置

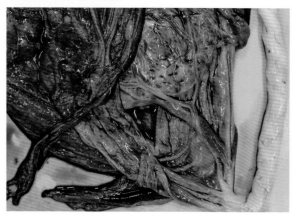

图 1-3　脐带帆状附着　脐带附着于胎膜上，脐带与胎盘实质之间可见到走行于胎膜上的绒毛膜板大血管，此例近图片下方的一根血管断裂

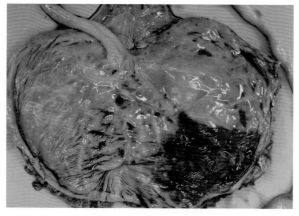

图 1-6　羊膜腔感染的胎盘胎儿面表现　由于感染渗出，造成绒毛膜板的透明度下降，胎儿面呈现灰白色，绒毛膜板的血管模糊不清。由于炎症造成羊膜粘连，人为撕扯造成右下角羊膜下出血

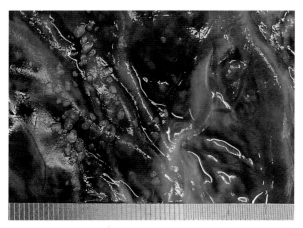

图 1-7　羊膜上皮鳞化　羊膜表面的细腻的半透明白色斑点，轻轻刮拭不会去除

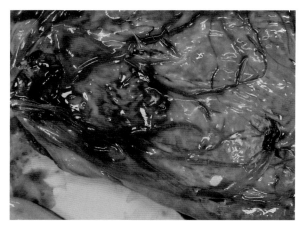

图 1-8　羊膜表面的卵黄囊残迹　羊膜表面的白色或淡黄色的类圆形斑点，位置浅表，直径一般小于 5 mm，没有临床意义

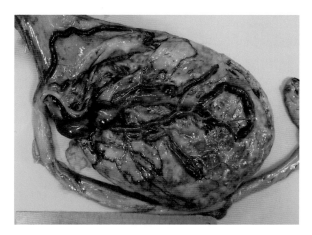

图 1-9　绒毛膜板大血管怒张　绒毛膜板表面的血管极度扩张，突出表面，以静脉扩张为主。位于中央的一根直径最粗的血管，根据其表面有血管交叉通过，可以识别出其为静脉。该例的脐带附着于胎膜上，并且脐带几乎无螺旋，这些均可能是影响血液回流的原因

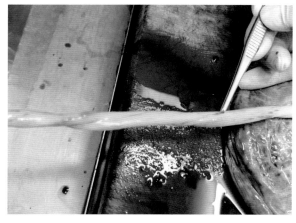

图 1-10　正常的脐带螺旋　正常的脐带有自然的螺旋方向，可通过表面略微突起的血管（镊子所指为其中之一）走向来识别，垂直方向观察，这一突起通常为右下至左上，即左旋，反之即右旋。旋转方向的判断不受脐带远近端的影响，即使是离断的脐带也可以准确评价

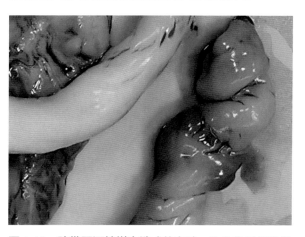

图 1-11　脐带医源性钳夹造成的血肿　往往位于近脐带的游离缘，脐带呈暗红色，但非常局限，表面可见到钳夹的痕迹。无临床意义，不需要在此处取材，以避免误诊为脐带出血

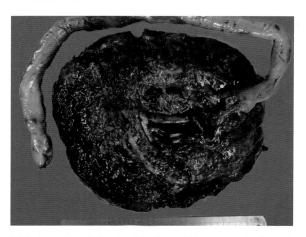

图 1-12　有缘胎盘　胎儿面向上摆放，中间一环状区域内可见到少量的绒毛膜板并有脐带附着。周围大部分区域无绒毛膜板覆盖，胎膜从环状隆起处发出并向四周延伸

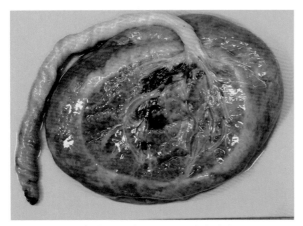

图 1-13 轮廓胎盘 胎盘胎儿面近边缘处有一明显的环形增厚区，宽度大于 1 cm，边缘轮廓锐利，较中央区的颜色略白。胎膜仍然由胎盘的边缘处发出

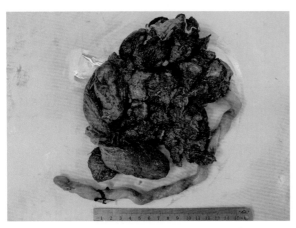

图 1-14 胎盘母体面缺损 胎盘母体面，左侧的较为光滑平整的区域存在底蜕膜。中央及右侧区域破碎，胎盘较薄，此处为母体面缺损。取材时应记录缺损的相应比例，此时，胎盘重量不能反映胎盘的整体功能

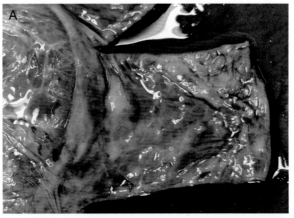

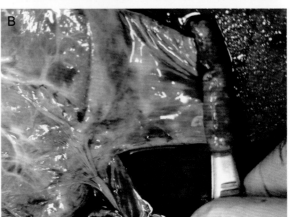

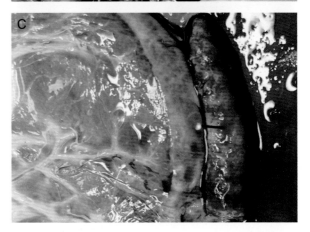

图 1-15 胎膜卷的制备 从自然破口处至胎盘边缘剪取一条宽 5 cm 的胎膜（A），用镊子夹住游离缘向胎盘边缘卷（B），用大头针固定（C），抽出镊子，切下 3 mm 宽的胎膜组织

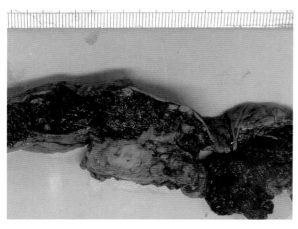

图 1-16　胎盘母体面与平滑肌粘连　胎盘切面上一灰白色的肌性组织突出于母体面，与左侧的正常底蜕膜存在明显的差异。病灶右侧的胎盘实质破碎，此处胎盘可能因剥离不全而残留在宫腔内

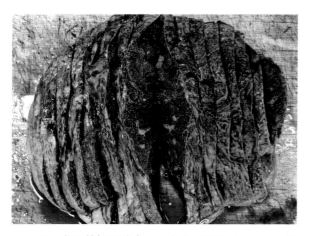

图 1-17　书页状切开胎盘　胎盘实质每隔 1 cm 切一横断面，为了便于同时观察母体面和胎儿面的异常，可以将组织完全离断

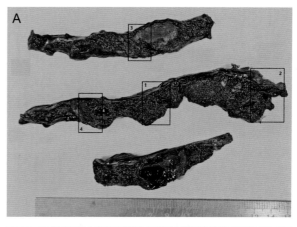

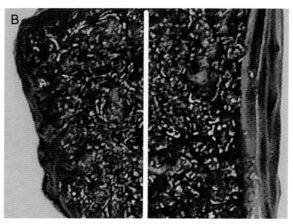

图 1-18　胎盘实质取材　从胎盘的中央区与边缘区相对正常的部位分别取一块，再选取肉眼可见的病变处的组织，同一性质的病变至少选一块（A）。如果胎盘实质较厚，可以从实质中央横断（B，左为母体面，右为胎儿面），分别包埋

第三节　临床 – 病理联系在胎盘诊断中的重要性

胎盘标本送检病理诊断一定要在申请单上填写详细的临床病史和临床诊断，这是病理医生重要的信息来源。申请单上的临床表现和诊断也是给病理医生提出的问题，有待病理医生通过对胎盘的观察后给予回答。胎盘病理诊断如果不能回答临床提出的问题，就不能称为有意义的诊断。

具体的临床 – 病理联系的意义有以下几点。

（1）胎盘的病变通常是非肿瘤性的非占位性

病变，这一点与其他病理标本不同。如果没有临床诊断作为参考，在大体取材时往往没有重点。很多的具有明显临床意义的大体表现非常细微，如羊膜束带综合征的破损的羊膜、胎盘粘连时在母体面黏附的少量平滑肌组织等，如果没有临床诊断的提示，往往在大体取材时就已经出现疏漏，更不会在镜下有所反映。

（2）孕周的信息也非常重要，不同孕周对应的疾病谱差异巨大，这也是病理医生考虑诊断的重要出发点。例如，对于妊娠早期的流产，染色体异常的可能性较大，病理医生会考虑是否有相应的绒毛畸形和滋养层细胞是否有增生等；而对于妊娠中期之后的流产，染色体异常的可能性就非常小了，病理医生会更关注感染因素、母胎灌注因素所导致的形态学改变。不同孕周的绒毛形态差异显著，在一定孕周认为异常的形态可能在另一孕周属于正常，如妊娠晚期出现合体细胞结节和绒毛周围少量的纤维素沉积是正常现象，而在非足月胎盘中出现这些现象则提示异常。

（3）胎盘是两个个体共同形成的一个复杂的器官，同一种形态学改变可以是一方的病因直接造成，也可以是另一方的适应性或代偿性反应的结果。例如，绒毛间隙的狭窄，可能是母体灌注不足造成的新鲜梗死的表现，也可能是胎儿慢性缺氧的一种代偿性终末绒毛增生的结果。这时，需要根据临床诊断进行相应的解释。

（4）妊娠期间的临床干预措施影响胎盘的形态，如妊娠中期胎儿是自然流产还是人工引产，以及引产方式的选择，均会导致不同的胎盘改变。如果不清楚临床病史，可能会错误地将医源性原因造成的形态改变误认为原发性改变，由此造成临床的误解。

（5）胎盘病理学与通常遇到的肿瘤病理学的区别在于肿瘤性病变的难点不是发现病变，而是分析病变的性质，但胎盘病理学的难点则是发现细微病变。临床表现为发现这些隐匿性病变提供了重要的线索。

（6）胎盘病理学与肿瘤病理学的区别还在于后者最终的结果通常是明确的。胎盘病理学是一系列的形态学的描述，它需要与临床表现放在一起分析才能体现出胎盘病理诊断的意义。

（7）阴性的胎盘病理诊断也是有意义的，至少可帮助临床医生排除某些疾病的可能性。如产时发热，在排除感染后，可能的原因则指向分娩镇痛或应激；另外，妊娠中晚期流产或早产，在胎盘病理排除感染和母胎灌注不足后，则可能是宫颈机能不全造成的。

参考文献

[1] Khong TY, Mooney EE, Ariel I, et al. Sampling and definitions of placental lesions: Amsterdam Placental Workshop Group Consensus Statement[J]. Arch Pathol Lab Med, 2016, 140(7): 698-713.
[2] Kraus FT, Redline RW, Gersell DJ, et al. Placental pathology[M]. Washington D.C.: ARP Press, 2004.

第二章 胎盘的解剖、组织结构和功能

□ 陶 祥 周先荣

其他专科病理学诊断书籍，会在章节前介绍器官的解剖学、组织和胚胎学的内容，作者撰写这些内容的意图可能只是为了叙述的完整性，读者往往也会忽略这些内容，似乎也不会造成对疾病理解的障碍。而胎盘病理学则不然，胎盘的解剖结构、组织结构在胎盘病理诊断中相当重要，它是正确进行胎盘病理诊断的基础，需要格外关注。胎盘的正常结构有以下 3 个特点：①组成结构复杂，这是由于胎盘是由来自母体和胎儿 2 个个体的成分所组成的；②组成结构不断变化，因为胎盘的生命周期仅 10 个月左右，其过程中结构会发生巨大的变化；③正常状态下变异度较大，由于胎盘的代偿功能较强，如果以正常妊娠结局作为衡量胎盘是否正常的标准，则轻微的，甚至较明显的但发病较缓慢的病理改变常常被不同程度代偿，因此会引起不同程度的变异。

胎盘在不同的时期有其各自的特点，而不同时期的疾病也有其相应的特点，所以掌握每一个时期的胎盘的解剖结构和组织结构的特点有助于对胎盘疾病的诊断。对每个时期胎盘结构的熟悉，也是判断胎盘成熟度的基础，而胎盘成熟度反映了胎盘的功能。

临床对妊娠时间的测量有 2 种方式。一种从受精卵形成时开始计算，以受精第若干天来表示，一般用于对妊娠早期的描述。另一种以末次月经开始计算，因为末次月经一般在受精的前 14 天（正常 28 天的月经周期），故后一种算法会多 2 周的时间，以妊娠若干周来表示，简称孕周。按孕周将完整的妊娠期划分为妊娠早、中、晚期。妊娠早期指孕 13 周末之前，妊娠中期指孕 14~27 周末，孕 28 周起称为妊娠晚期，孕 37 周及以后称为足月妊娠。

胎盘的功能也是胎盘病理诊断中不可忽视的一部分。胎盘的功能体现在氧气和营养的交换、代谢物的排出、物理和免疫屏障作用，以及各种甾体类及肽类激素的合成。不论何种胎盘病理改变，或多或少都会破坏胎盘的结构，影响胎盘的功能，使胎儿获得氧气及营养受到不同程度的制约，严重时会导致不良妊娠结局。胎盘的功能还体现在协调母体对妊娠的适应性与胎儿的生长和发育。当胎盘功能受到影响时，母体将不能适应妊娠，胎儿的生长和发育也会受到相应的影响。

第一节 胎盘的发育

（一）妊娠早期的胎盘特征

卵子在输卵管壶腹部与精子受精形成受精卵，细胞开始分裂，在 16 个细胞的桑葚胚时进入宫腔。随着细胞继续分裂形成由 28 个细胞组成的胚囊，其表面 23 个细胞将发育为滋养外胚层的各类滋养层细胞，内部的 5 个细胞组成的内细胞团形成未来的胚胎。内细胞团偏于胚囊的一侧。约在受精后的第 6 天，有内细胞团一侧的胚囊与子宫内膜接触，继而侵入子宫内膜，此时周围的滋养外胚层细胞与子宫内膜间质细胞直接接触并迅速增殖，分化为内侧的单核的具有空泡状细胞质的细胞滋养层细胞与周围的多核的合体滋养层细胞，滋养层细胞向周围均匀放射状生长，形成绒毛组织。起初这些绒毛完全由滋养层细胞组成，称为初级绒毛，以往认为初级绒毛之间由合体滋养层细胞围成的腔隙内充满母体的血液，现在认识到由于滋养层细胞形成螺旋动脉中的栓子，这些腔隙中主要充满着母体的血浆成分和子宫内膜腺体分泌的黏液，以供胚囊的发育。这种状态会持续至孕 12 周。此时，滋养层细胞在相应的低氧环境中，更能激活绒毛的生长。胚外中胚层的间充质细胞，于受精后 17~18 天时，迁移至滋养外胚层下方，并长入滋养层细胞团内，称为次级绒毛。胚外中胚层的来源尚不清楚，可能来源于胚内中胚层向胚外迁移，或是来源于滋养外胚层的上皮 – 间质转化过程。在受精后 18 天，当绒毛内的间充质干细胞分化出原始的血管后，称为三级绒毛。以后孕周中的所有绒毛几乎均为三级绒毛。注意绒毛内的血管的形成并不依赖胚胎的形成，所以即使在完全性水泡状胎块的早期，间质中仍可见血管的分布。

绒毛表面为双层的滋养层细胞，近间质侧为细胞滋养层细胞，是呈连续排列的立方状细胞，胞质较少，弱嗜酸性，核圆并位于中央，染色质细腻，有小核仁，一般认为细胞滋养层细胞为滋养外胚层的干细胞。外层为合体滋养层细胞，被认为是由细胞滋养层细胞的细胞膜融合而形成。通过向细胞内注射荧光素可观察到荧光素会均匀地在整个绒毛周围扩散，证实为真性的合体细胞。该细胞胞膜朝向绒毛间隙一侧可见微绒毛，微绒毛可增加与母体血液的接触面。细胞质丰富、呈嗜双色性，核深染，不规则，一般足月前细胞核呈分散分布，足月后或某些病理状态下可聚集成团，伴有核浓缩等退变的改变，突出于绒毛表面，称为合体结节，合体滋养层细胞是合成胎盘激素的主要场所，也是母 – 胎屏障的重要

组成，并兼具内皮细胞功能，使绒毛间隙内的母体血流正常运行，同时也表达大量的跨膜转运蛋白，负责母 – 胎交换。

绒毛间质由纤维母细胞及稀疏的黏液样基质构成，间质中含有血管。妊娠早期的血管呈裂隙样，具有少量分支；妊娠中期以后，绒毛血管的生长仅可延长，走行迂曲，一般不再分支，对应镜下的形态是绒毛断面中的血管均为圆形或椭圆形，但没有锐角形成（这也间接提示不存在分支）。胎盘循环与胚胎循环的对接从孕 6 周开始出现，至孕 8 周完成，此阶段开始，绒毛血管内出现有核红细胞。绒毛间质除了纤维母细胞和血管外，还有属于单核 – 巨噬细胞系统的 Hofbauer 细胞，细胞呈圆形、椭圆形或肾形，细胞质含有小空泡，核圆形或肾形、偏位。Hofbauer 细胞在绒毛生成的初期即出现，并一直持续至足月。由于其出现早于胚胎循环的建立，所以认为其来源于间充质干细胞。功能上，它可能与抵抗垂直感染有关，并有可能参与绒毛物质转运和血管生成。

胚囊逐渐增大，形成中空的囊性结构，称为囊胚。囊胚是绒毛膜板围绕形成的囊性结构，内含液体，也称为绒毛膜囊，又称为胚外体腔。由于早期胚胎相对于绒毛膜囊非常小，或由于胚胎死亡后溶解消失，故大体检查时常常不易发现，取材后的胚囊由于内部水分丢失而皱缩，形成类似于一个或蜿蜒分布在同一切面中形成的多个具有"中央池"的大绒毛状结构，与周围正常的小绒毛形成明显的反差，且绒毛膜板表面的滋养层细胞是形成所有绒毛的源头，表面可能会有发育新生绒毛前的滋养层细胞出芽，这些形态可能误导病理医生诊断为部分性水泡状胎块。所以，如果在切片中仅出现一个所谓的大绒毛，需要观察其是否有蜿蜒迂曲的连续走行方向，从而识别出其绒毛膜囊的本质。偶尔，绒毛膜囊中可见到胚胎组织、羊膜或卵黄囊，就可以更加肯定其为绒毛膜囊结构。在孕 10 周左右，胚胎已发育完成，羊膜已经包绕整个胚胎，并逐渐增大而填充整个绒毛膜囊，此时羊膜与绒毛膜板相贴合，绒毛膜囊消失。

随着囊胚逐渐增大，囊胚近子宫壁一侧由于

营养供应较丰富而发育成未来的胎盘组织，即丛密绒毛膜，位于最远端绒毛顶端的细胞滋养层细胞增生，形成滋养层细胞柱，其远端彼此融合形成完整的一层滋养层细胞壳，远端细胞出现上皮－间质转化，形成种植部位的中间型滋养层细胞。这些细胞逐渐失去增生能力，转而出现侵袭能力，一部分称为间质型中间型滋养层细胞，向子宫内膜间质方向迁移，侵蚀着床部位的子宫内膜和浅 1/3 肌层；子宫螺旋动脉管壁平滑肌生长，在代替平滑肌的过程中，形成纤维素样物质以代替原有的子宫平滑肌，使子宫螺旋动脉失去收缩能力，进而使动脉扩张以增加母体对胎盘的血供；这些细胞体积较蜕膜间质细胞大，细胞质嗜双色性，细胞核有轻度异型性、染色质均匀深染、出现退变的特征，一般单个存在，也可以少数几个细胞融合形成合体细胞。另一部分称为血管内型中间型滋养层细胞，沿螺旋动脉的开口进入血管腔内，形成上文中提到的滋养层细胞栓子，这些细胞较间质型滋养层细胞小，细胞较一致。这些栓子使妊娠早期绒毛不直接与母体血液接触，在妊娠中期开始后，即孕 14 周开始，血管内型中间型滋养层细胞逐渐消失，母体血液开始进入绒毛间隙。囊胚近宫腔一侧由于营养供应缺乏，绒毛逐渐萎缩而形成平滑绒毛膜。从孕 14 周开始，胎盘结构已基本固定。

（二）妊娠中期胎盘特征

妊娠中期，即孕 14 周开始至孕 27 周末，胎盘的丛密绒毛膜开始迅速增生，绒毛不断分支，最先出现的绒毛形式为不成熟中间型绒毛，此种绒毛的特征是间质有大量的含水孔隙，这些孔隙与绒毛的长轴一致，与血管伴行，孔隙的中央常可见 Hofbauer 细胞，不要将其误认为是绒毛水肿。不成熟中间型绒毛的间质中出现胶原纤维的增多并向干绒毛转化。干绒毛的间质内含有大量的胶原纤维，故基质致密，血管壁有厚薄不等的平滑肌。

囊胚近宫腔一侧由于缺乏营养供应，绒毛逐渐萎缩形成残迹，绒毛间隙塌陷，并由滋养层细胞填充，形成带状的滋养层细胞层，并包绕残存绒毛的纤维性间质。这些滋养层细胞具有透明的细胞质，细胞核空泡化，伴有小核仁，近蜕膜侧细胞质逐渐呈嗜酸性，称为绒毛膜型中间型滋养层细胞，并与绒毛膜板、表面黏附的羊膜一起称为胎膜。在娩出的胎膜的母体面一侧，一般均能见到蜕膜组织被覆，包括包蜕膜和壁蜕膜两层，包蜕膜是胚囊着床后胚囊表面的一部分蜕膜，壁蜕膜是着床位置对侧的子宫内膜。在孕 17~20 周时，羊膜腔增大，充满子宫腔，此时，包蜕膜与宫腔对侧的壁蜕膜已经相互黏附。

图 解

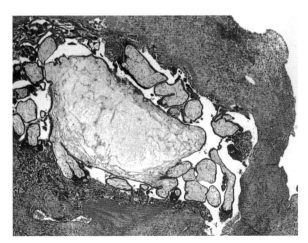

图 2-1　受精后约 17 天的流产物　子宫内膜内完整的胚囊结构，图中右上角为内膜表面。胚囊向四周均匀地生长绒毛

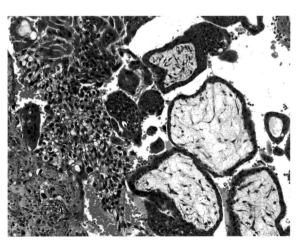

图 2-2　次级绒毛　胚囊着床后（约受精后第 17 天），间充质长入滋养层细胞团内，血管尚未形成

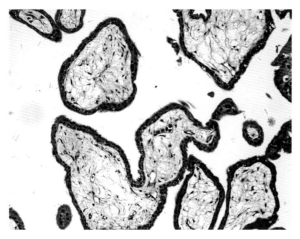

图 2-3　三级绒毛　受精 18 天后，绒毛间质分化出内皮细胞，形成原始的绒毛血管，部分血管呈裂隙样，有简单分支。孕 6 周后，血管内含有有核红细胞

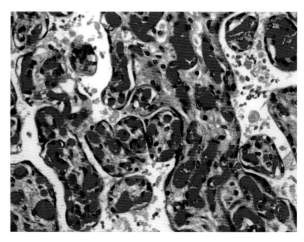

图 2-6　妊娠晚期的终末绒毛内的血管　绒毛内的毛细血管过度迂曲，在横断面上可见多个血管断面，呈圆形或椭圆形，可以有一定程度的扭曲，但不会呈锐角，提示中晚期胎盘的绒毛内血管已经没有分支能力

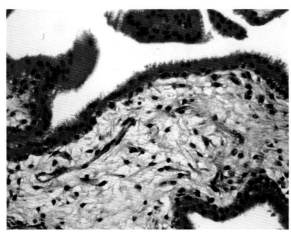

图 2-4　妊娠早期绒毛　高倍镜下，绒毛滋养层细胞为连续的 2 层，表面为合体滋养层细胞，游离缘可见微绒毛，其下方为细胞滋养层细胞。间质稀疏，血管呈裂隙样

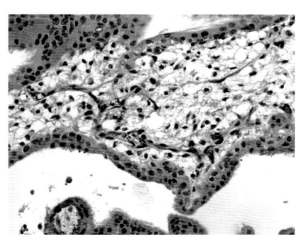

图 2-7　伴染色体异常的早期流产绒毛　绒毛间质内的裂隙样血管形成复杂的分支和吻合的结构

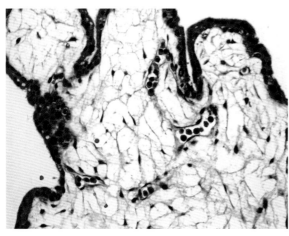

图 2-5　早期绒毛内的血管　可有少量的分支存在。如果分支复杂，提示可能为染色体异常的绒毛

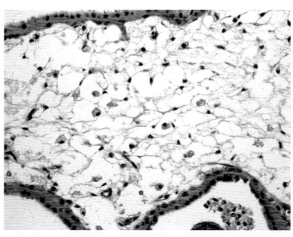

图 2-8　Hofbauer 细胞　绒毛间质内的组织细胞，细胞偏圆形，核小、偏位，胞质呈泡沫状

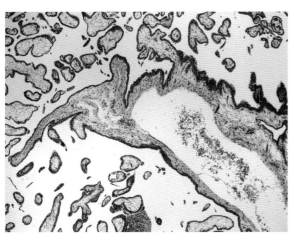

图 2-9 绒毛膜囊 生理状态下为球形，取材后因囊液流失而皱缩。图片中央的中空的类似于绒毛的结构为绒毛膜囊，明显大于周围的绒毛，一些绒毛从其表面长出。不要误诊为部分性水泡状胎块

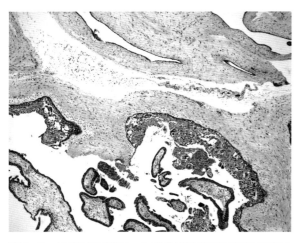

图 2-10 早期绒毛膜囊 此例的绒毛膜囊周围有更明显的滋养层细胞增生，呈复层排列，与周围的小绒毛形态反差明显，更易被误以为部分水泡状胎块

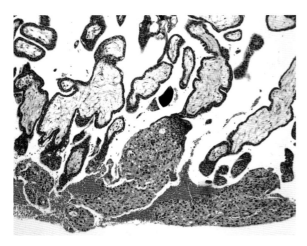

图 2-11 有极向的滋养层细胞增生（滋养层细胞柱） 从早期胎盘发育的最远端的绒毛一端生长出成片的中间型滋养层细胞，用于在子宫内膜上固定。这种生长方式称为有极向的滋养层细胞增生

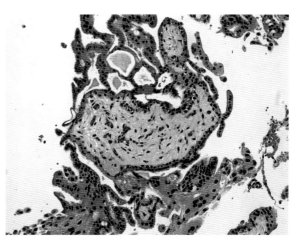

图 2-12 失去极向的滋养层细胞增生 此为 16 三体胎儿胎盘绒毛，绒毛的一周均有滋养层细胞增生，这是一种非生理性现象

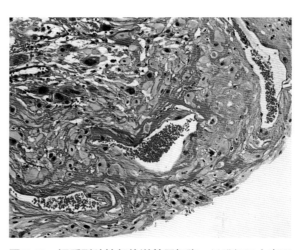

图 2-13 间质型种植部位滋养层细胞 蜕膜组织中出现核大、深染且异型的滋养层细胞，胞质呈嗜双色性，偶可见多核细胞。部分细胞侵犯血管壁，血管壁平滑肌消失，代之以薄的不均一的纤维素样物质，管腔扩张

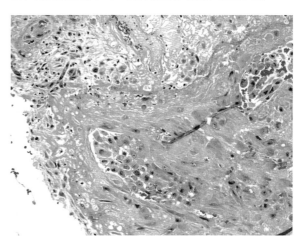

图 2-14 血管内型种植部位滋养层细胞 早期着床部位的底蜕膜血管内可见由滋养层细胞形成的栓子，随着进入妊娠中期，这些滋养层细胞逐渐降解

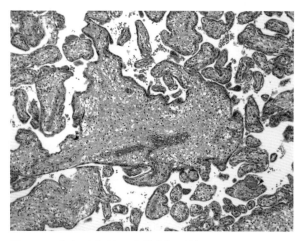

图 2-15　妊娠中期的不成熟中间型绒毛　绒毛体积大，间质可见水肿的腔隙，边缘有较多的绒毛分支

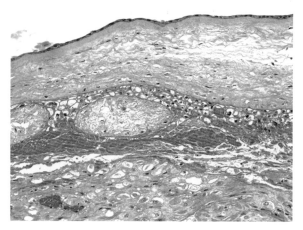

图 2-16　平滑绒毛膜　近宫腔侧绒毛膜萎缩，可见大量的胞质透亮的中间型滋养层细胞及绒毛残影

第二节　妊娠晚期胎盘的形态特征

（一）脐带

脐带是由来自滋养外胚层与胚胎间的连接蒂逐渐延长而发育形成，由于着床时存在极性，即胚囊内有内细胞团（将来发育为胚胎）的一侧朝向母体面，故连接蒂也就与未来发育为丛密绒毛膜一侧相连，这是正常的脐带附着部位。

脐带内部的间质与胚内中胚层和绒毛膜板的中胚层相连续，形成富含黏液基质和稀疏分布的纤维细胞的华通胶，包绕连接胚胎与胎盘的 2 根动脉及 1 根静脉。妊娠早期时，胚胎的尿囊及卵黄管走行于脐带中，并有其相应的滋养血管，妊娠中晚期后完全退化，偶可见到未退化的卵黄管、尿囊以及其滋养血管的残迹，多见于胎儿一侧。脐带表面由胚胎的外胚层覆盖，并与羊膜相连，在妊娠晚期为单层的扁平上皮或立方上皮。区别于羊膜和绒毛膜板呈疏松黏附，脐带表面的上皮不能从间质上撕脱，故常见到送检胎盘表面的羊膜被撕脱，最终终止于脐带根部，此时不要误认为是羊膜系带。脐带的血管一般在距根部 2 cm 以内形成绒毛膜板的分支，但有时会在高位分支，偶尔可见 2 根脐动脉先吻合为 1 支再出现分支，故脐带的取材部位以及正常的发育变异可能会导致镜下血管数量的差异。

（二）胎盘实质

羊膜及绒毛膜板

胎盘胎儿面的解剖结构，由羊膜上皮与其下方的间质组成，羊膜上皮与胎儿皮肤的鳞状上皮同样来自胚内外胚层的分化，并通过脐带表面上皮接续，羊膜上皮一般为单层立方上皮或柱状上皮，常可见鳞状细胞分化。其下方为上皮的基底膜，基底膜下方为菲薄致密的胶原层，含极少的纤维细胞。再下方为一潜在间隙，仅有一些黏液样基质，与下方的绒毛膜板间质间隔，使羊膜和绒毛膜板可相互滑动，这一解剖结构具有极其重要的生理功能，可在胎儿宫腔活动造成局部羊水应力变化时起到缓冲作用，使羊膜不易被撕破。绒毛膜板由中胚层的纤维母细胞、Hofbauer 细胞和致密的胶原基质组成，其间走行由脐血管分支的绒毛膜板大血管，正常情况下呈辐射状分布，至每一个胎盘小叶，一般动静脉相伴行，动脉走行于静脉上方，并最终进入由绒毛膜板发出的干绒毛间质中。绒毛膜板间质下方是一层不可见的基底膜，间隔了其下方的单核滋养层细胞层，这是一层中间型滋养层细胞，免疫表型与胎盘部位结节的滋养层细胞类似。在妊娠晚期，这层滋养层细胞常常出现纤维素样坏死，再与下方属于绒毛间隙内的纤维素共同形成绒毛膜板下的纤维素层。生理情况下即有少量的纤维素沉积，所以仅在大量肉眼可见到的灰白色陈旧性纤维素沉积时，才具有病理意义。

胎盘小叶

胎盘母体面可见镶嵌的中央略隆起、周围凹陷的小叶状结构，通常足月胎盘可见 10~40 个这类结构。切面上，凹陷处为蜕膜向胎盘实质中生长而形成的小叶间间隔（胎盘隔），可延续至绒毛膜板下，但小叶间一般不完全封闭。胎盘隔表面也会有锚定绒毛附着和纤维素层，而间质内可见种植部位中间型滋养层细胞。这些滋养层细胞有分泌功能，也会形成与滋养层细胞岛囊性变类似的胎盘隔囊肿。由绒毛膜板向下发出的初级干绒毛（倒生的树状结构）有 60~70 个，每一个这样的树形结构与其周围的绒毛间隙称为一个胎盘单位，故同一小叶内，至少有一个胎盘单位，也可能有数个。胎盘小叶周围（近胎盘隔处）的绒毛相对于小叶中央的更为成熟，这与小叶边缘胎盘交换功能强是相对应的。

干绒毛

干绒毛是从绒毛膜板向下直接发出的分支，并逐级分为更细的分支。这些绒毛中央有胎儿循环的小动脉和小静脉，均为肌性血管，也是其特征；血管周围的间质致密，缺乏毛细血管。所以，干绒毛的功能是运输血液，没有交换功能。由于近绒毛膜板处的绒毛间隙母体血流会形成紊流进而促进血栓形成，故这一区域的干绒毛表面的滋养层细胞常常出现坏死或由纤维素样物质替代，这是正常现象。在妊娠晚期胎盘中，干绒毛的体积占胎盘实质的 1/3 左右。

成熟中间型绒毛

干绒毛终末端的间质中出现迂曲的毛细血管，间质也相应地更为疏松，绒毛表面呈不规则的花边状突起，称为成熟中间型绒毛，这种绒毛是妊娠晚期绒毛增生的最主要部位。与不成熟中间型绒毛的区别在于，间质缺乏疏松的孔隙结构。然而，在妊娠晚期，不成熟中间型绒毛也会少量地出现于胎盘小叶中央部位。研究发现，这些不成熟中间型绒毛与干绒毛相连，推测可能是绒毛树进一步分支的表现。

终末绒毛

由终末端的干绒毛，即成熟中间型绒毛再分支形成，立体结构呈葡萄状，这些绒毛中仅有迂曲的毛细血管，并随着孕周的增加，切面上的毛细血管数量逐渐增加，但这并非由血管分支形成，而是由于血管的长度增加而更为迂曲所造成。终末绒毛是妊娠晚期最主要的绒毛类型，是母－胎交换的场所。足月时，多数的毛细血管靠近绒毛表面，母－胎交换的效率更高。

妊娠晚期胎盘的终末绒毛内层细胞滋养层细胞因消耗而逐渐减少，起初细胞之间出现空隙而不连续，但还是能够发现。足月时通常通过 HE 染色无法见到，只有通过免疫组织化学 p63、β-Catenin 等细胞滋养层细胞标记时才能显示其少量存在。

绒毛间隙

绒毛间隙指绒毛之间的空隙部分，它是由绒毛周围的合体滋养层细胞、绒毛膜板下的中间型滋养层细胞，以及底蜕膜与胎盘交界处的滋养层细胞壳围成的封闭空间。生理情况下，母体的血流由子宫螺旋动脉进入该空间。在完成与胎盘单位的物质交换后，再由静脉回流至母体。所以，绒毛间隙属于母体循环的一部分。绒毛间隙受到母体血流量的影响，当血流充足时，绒毛间隙扩张；当血流灌注不足时，绒毛间隙塌陷，呈现狭窄以至于绒毛相互粘连。绒毛间隙的另一重要影响因素是绒毛的生长，当绒毛分支较多时，绒毛间隙相应变得狭窄，而绒毛增生受抑制后，绒毛间隙则增宽。绒毛间隙在空间上的分布是不均匀的，表现在绒毛膜板下较近蜕膜处更宽，原因是此处以绒毛膜板发出的干绒毛为主，终末绒毛少，且母体血流于此处折返，紊流可导致血栓形成，纤维素沉积，不利于交换，故绒毛间隙较宽。胎盘小叶中央区域较小叶边缘近胎盘隔处稀疏，原因是中央区域以干绒毛为主，而边缘区域以终末绒毛为主，发育更为充分。绒毛间隙在时间上也是逐渐变化的，随着孕周的增加，终末绒毛比例增加，在相同倍率的镜下图片显示为绒毛间隙逐渐变狭窄，但由于胎盘整体的增大，绒毛间隙的空间的总和是增加的。

滋养层细胞岛

滋养层细胞岛是中间型滋养层细胞在绒毛间隙中形成的团块，它们与绒毛末端相连，有研究认为滋养层细胞岛与锚定绒毛的滋养层细胞柱类似，区别仅在于出现的部位不同。滋养层细胞岛常表现为大量纤维素样物质沉积并与滋养层细胞混杂，偶可见囊性变，形成滋养层细胞囊肿，囊壁一般光滑，内含清亮液体。滋养层细胞偶可见明显的核异型伴核深染，染色质结构不清，类似于伴异型核的平滑肌瘤的退变的核的特征。滋养层细胞岛明显增多常见于母体灌注不良，这可能是因为母体灌注不良时，绒毛间隙局部血流减缓而形成纤维素沉积，继之以中间型滋养层细胞长入，而形成类似于滋养层细胞岛的结构。

底蜕膜与锚定绒毛

底蜕膜绒毛膜板正下方的蜕膜组织，是胎盘固着的部位，也是胎盘获取母体营养的部位，这一部分在组成上有母体与胎儿两方面的细胞，所以，也是在细胞层面上母体与胎儿交互应答的部位。固着绒毛远端的细胞滋养层细胞增生，形成与蜕膜相连处的滋养层细胞柱，这些滋养层细胞柱侧面相互融合形成滋养层细胞壳，壳层的滋养层细胞逐渐失去增生能力，在其远侧端的滋养层细胞分化为种植部位中间型滋养层细胞，这些细胞侵入底蜕膜。在妊娠晚期，底蜕膜表面的滋养层细胞壳大多数被纤维素样物质代替，即尼氏层

（Nitabush's fibrinoids），这是由血中的纤维素渗出物与滋养层细胞纤维素样坏死共同形成的。底蜕膜的血管壁正常情况下存在重塑现象，即中间型滋养层细胞替代血管壁的平滑肌。妊娠晚期时血管腔内的中间型滋养层细胞已经全部消失。少数种植部位的中间型滋养层细胞可以形成多核滋养层细胞，这些细胞不同于绒毛表面的合体滋养层细胞，所以称之为合体细胞。合体细胞的数量过多是种植不良的表现，蜕膜在胎盘的中央区极为菲薄，一般仅见少量蜕膜转变的间质细胞，细胞大，胞质淡染，内有居中的细胞核，核小、近圆形、淡染，有小核仁。以上这些特征可与中间型滋养层细胞相鉴别，后者细胞胞质呈嗜双色性，细胞核有轻度异型、大小不一，染色质深。需要注意的是，蜕膜的血管，即母体的螺旋动脉是重要的评价指标，当滋养层细胞壳减少时，一些近蜕膜的干绒毛会直接与蜕膜相接且伴随绒毛轮廓模糊，且因为干绒毛血管没有重塑现象，故易被错误判定为未重塑的母体血管。另一方面，对蜕膜细胞的识别有助于鉴别是否存在胎盘粘连。因为胎盘粘连的定义是绒毛与平滑肌之间缺乏底蜕膜，而并不要求指直接相连，因此在诊断中，若能发现蜕膜细胞就可以排除胎盘粘连的可能性。

边缘窦

边缘窦是胎盘边缘蜕膜内的血管结构，这一位置的蜕膜其实是 3 种蜕膜交汇的部位。此处有较多扩张的静脉血管，这些血管与绒毛间隙延续，承接 40% 左右的绒毛间隙回流。当母体血压波动时，静脉窦易被破坏而出血，流出的血液留存在壁蜕膜与包蜕膜之间，当出血量较多时，会沿两层蜕膜间的潜在腔隙自阴道排出，这种出血的特点是少量、持续、对胎儿影响小，B 超示血肿不位于胎盘后方。

纤维素与纤维素样物质

首先需要注意纤维素与纤维素样物质的差别。纤维素特指在血栓形成过程中，纤维蛋白原

在凝血因子的催化作用下形成的纤维蛋白。而纤维素样物质则指形态上类似于纤维素的无定形的嗜伊红的物质。在绒毛间隙中，母血灌注会在绒毛间隙的局部形成紊流，从而诱发凝血形成纤维素，这在晚期胎盘中是正常存在的，包括在绒毛膜板下（Langhans 层）、底蜕膜最表面（Rohr层，位于尼氏层上方，即绒毛间隙的最底层）。

晚期胎盘的一些绒毛表面滋养层细胞缺失，取而代之的是一些纤维素样物质，它是由血液凝滞形成的纤维素和滋养层细胞纤维素样坏死物质共同形成的，如果较为明显，称为弥漫性绒毛间隙纤维素样物质沉积。绒毛间隙中一旦有纤维素形成，即会有中间型滋养层细胞长入，可形成类似于滋养层细胞岛的结构。

图解

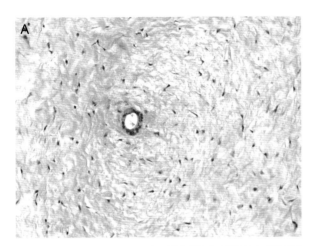

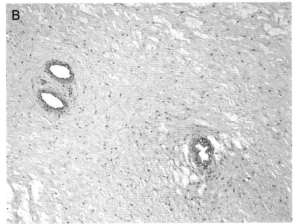

图 2-17　脐带中的卵黄管残迹　由单层的立方上皮或黏液柱状上皮围成，位于 2 根脐动脉之间，无临床意义（A）；另一例中还可见到相伴行的一对卵黄管血管（B）

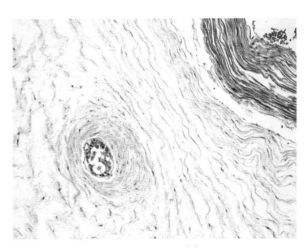

图 2-18　尿囊残迹　脐带中出现的由移行细胞形成的囊性结构或实性细胞巢。偶可扩张并与膀胱顶相通伴尿液潴留

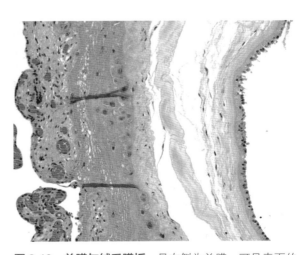

图 2-19　羊膜与绒毛膜板　最右侧为羊膜，可见表面的单层立方状上皮和下方的菲薄的胶原化间质。与左侧的绒毛膜之间有一空隙

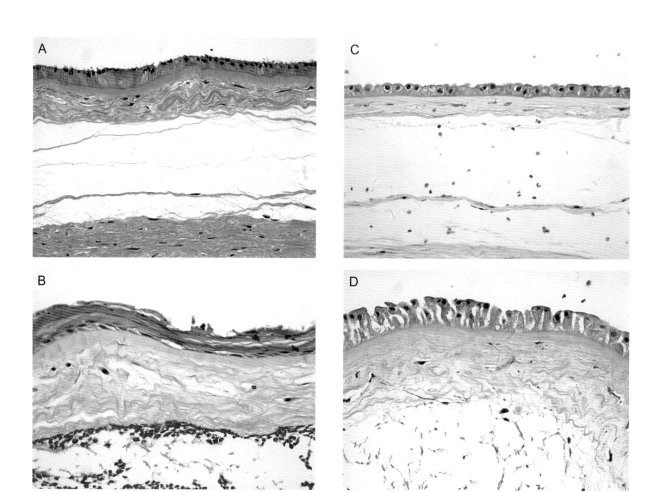

图 2-20 羊膜上皮可能的细胞类型 A. 高柱状细胞；B. 鳞状上皮；C. 立方上皮；D. 羊膜腔感染时反应性的含有泡沫状胞质的上皮

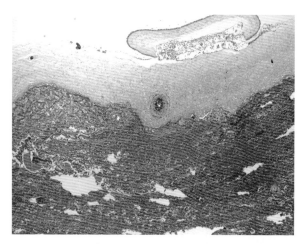

图 2-21 绒毛膜板的结构 绒毛膜由胶原化的纤维结缔组织形成，中间可见绒毛膜板血管走行，其下方常有纤维素样物质沉积

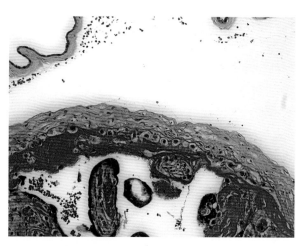

图 2-22 绒毛膜板下滋养层细胞 偶尔可见，呈单层，胞质透亮，或为嗜酸的中间型滋养层细胞

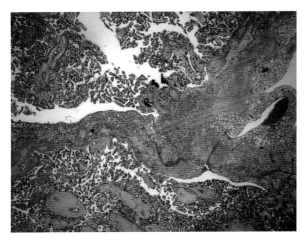

图 2-23　**胎盘隔（胎盘小叶间隔）**　图片右侧为底蜕膜，图片中央处可见底蜕膜向胎盘实质呈嵴样延伸的结构，将胎盘实质分隔

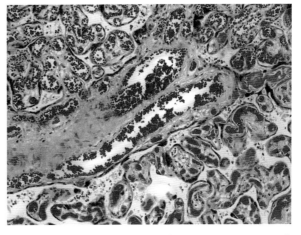

图 2-26　**成熟中间型绒毛**　远端的干绒毛周围分支形成终末绒毛的部分，绒毛中间部分为肌性血管，周围随着终末绒毛分支而形成毛细血管

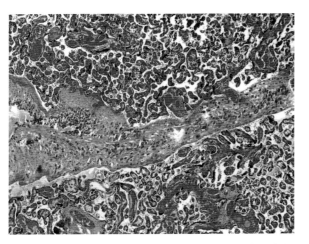

图 2-24　**胎盘隔**　胎盘隔主要由蜕膜间质细胞、中间型滋养层细胞和纤维素样物质构成，常可见到囊性改变（图片左侧）

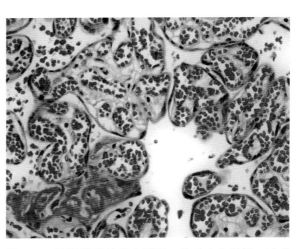

图 2-27　**足月胎盘的终末绒毛**　绒毛大小相似，绒毛滋养层细胞菲薄，细胞滋养层细胞几乎不可见，间质疏松，绒毛间质中含有大量毛细血管

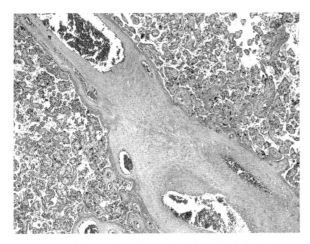

图 2-25　**干绒毛**　中央为一支较大的干绒毛分支，与周围的终末绒毛形成明显的反差。间质为致密的胶原成分，干绒毛血管壁存在平滑肌，正常情况下间质缺乏毛细血管。其表面滋养层细胞常发生退变，由纤维素样物质包裹

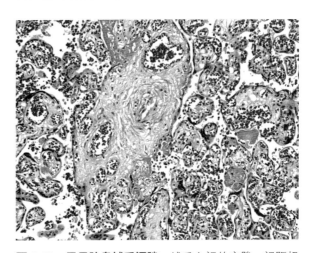

图 2-28　**足月胎盘绒毛间隙**　绒毛之间的空隙、间距相对一致，生理状态下由母血填充，其宽窄反映母血的含量及绒毛的密度。足月时，绒毛间隙可见少量的纤维素沉积，属于正常现象

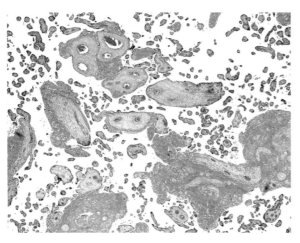

图 2-29　绒毛间隙增宽　常反映终末绒毛的发育受限，表现为终末绒毛数量减少，体积变小，单个镜下视野中干绒毛的比例相对更显著

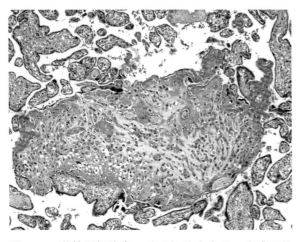

图 2-30　滋养层细胞岛　绒毛间隙中常见，由成团的中间型滋养层细胞及纤维素样物质组成，周围附着终末绒毛

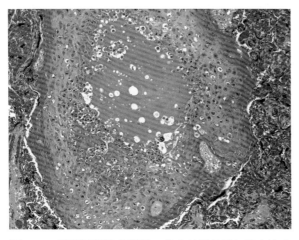

图 2-31　滋养层细胞岛囊肿　较大的滋养层细胞岛中央形成的空腔，内部含有蛋白样液体

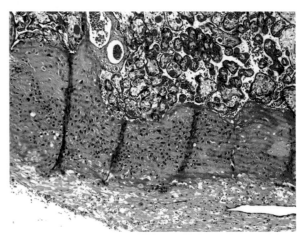

图 2-32　底蜕膜与锚定绒毛　绒毛与下方的底蜕膜之间有一层由纤维素样物质和中间型滋养层细胞分隔，中间型滋养层细胞呈带状分布，厚薄不一，称为滋养层细胞壳

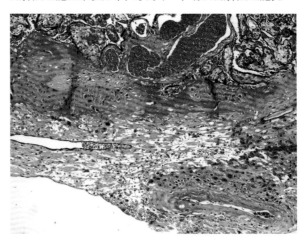

图 2-33　尼氏层（Nitabush's fibrinoids）　滋养层细胞壳常常发生退变，胎盘实质与蜕膜之间仅间隔以纤维素样物质，称为尼氏层

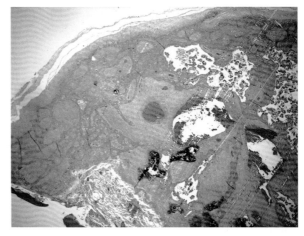

图 2-34　胎盘边缘区　胎盘实质最边缘与胎盘相移行之处，此处由于胎盘灌注相对缺乏，胎盘实质常常见到正常的退行性梗死，胎盘下方的蜕膜中常可见到大的静脉管腔，为母体的静脉系统，与绒毛间隙相连，收集胎盘内绒毛间隙血的回流

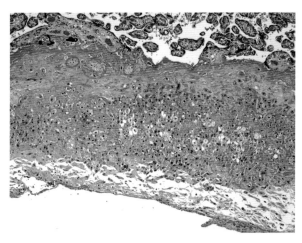

图 2-35　Rohr 层　滋养层细胞壳表面的菲薄的一层纤维素沉积

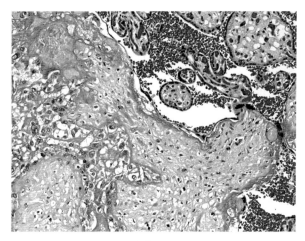

图 2-36　绒毛周围纤维素样物质沉积　纤维素沉积于一无血管绒毛周围，左下角可见绒毛表面的滋养层细胞向中间型滋养层细胞分化，并向纤维素样物质内生长

第三节　功能解剖学

（一）母体血流灌注

母体-胎盘间的血流灌注是通过子宫动脉分支为子宫肌层内的弓状动脉，再分支为流向子宫内膜的螺旋动脉完成的，螺旋动脉垂直开口于底蜕膜与胎盘界面，据报道足月胎盘下方有 80~100 根这样的血管开口。为了保证胎盘的血供，绝大多数螺旋动脉经过中间型滋养层细胞的重塑，使其血管周围的平滑肌层失去收缩能力，可持续向胎盘的绒毛间隙输注血液，注入绒毛间隙的血液向胎儿面一侧流动，流动过程中在绒毛的阻挡下，血流速度逐渐减慢，在绒毛膜板下方折返后，缓慢的血流有利于近蜕膜一侧下 2/3 区域内的终末绒毛进行物质交换，交换后的血液从母体的静脉回流至体循环。这一绒毛间隙是由合体滋养层细胞及绒毛膜板下、蜕膜表面的中间型滋养层细胞共同围成的封闭空间，构成母体循环的一部分。这一循环得以维系依赖于滋养层细胞充当了血管内皮的功能，一旦滋养层细胞出现缺损，则导致绒毛间质的凝血因子释放而诱导凝血激活，在绒毛间隙形成血栓。如果一些因素导致

母血的黏滞度增加，在不规则的绒毛间隙形成的"管腔"中则更易出现血栓，从而影响胎盘的灌注。如果绒毛的发育受阻（通常是由胎儿灌注不足导致），绒毛密度低，绒毛间隙的血流受到的阻力少，虽不缺乏母体灌注量，但由于血流保持较高流速则不利于物质交换，会加重胎儿的缺血缺氧。

（二）胎儿血流灌注

胎盘循环是胎儿循环系统的一部分，起始于胎儿的髂内动脉的终末支，形成对称的 2 根脐动脉，至绒毛膜板后放射状分支出绒毛膜板大血管至胎盘小叶实质。胎盘实质是由大量的绒毛组成，包括各级干绒毛和终末绒毛，干绒毛内走行的是胎儿的各级血管，有肌性的血管壁，终末绒毛则为负责母-胎物质交换的毛细血管。经过交换后的有氧血回流至脐静脉，最终回流至肝脏和下腔静脉，再流至全身，供应胎儿生长发育。虽然胎盘是胎儿获取营养的器官，但其发育却主要依赖于胎儿循环所提供的营养。因此，胎儿-胎盘循环常出现恶性循环，如母体灌注严重不良

时，胎儿获取营养减少，胎儿长期缺氧状态及心功能不全会导致绒毛的血供减少，绒毛发育受限，此时能够获得的营养更少，久而久之，形成恶性循环，可能导致胎儿生长受限或胎儿宫内死亡。

（三）血管合体膜（vasculosyncytial membrane，VSM）

血管合体膜是母体与胎儿循环之间的屏障。从绒毛间隙的母体血液开始经绒毛毛细血管，分别间隔有绒毛滋养层细胞、滋养层细胞基底膜、绒毛间质、血管内皮细胞至胎儿血液。随着孕周的增加，VSM 在量上有明显的增加，且在质上亦有成熟改变。反映在 VSM 是逐渐变薄，具体体现在：①合体滋养层细胞的细胞核由均匀分布转变为细胞核在绒毛表面呈区域性聚集，无细胞核处滋养层细胞质变薄。聚集的细胞核称为合体细胞结节，一般在孕 36 周以后出现并逐渐增加，合体滋养层细胞的无核区也相应增加。②细胞滋养层细胞作为滋养层细胞的干细胞，在胎盘的发育过程中逐渐耗减，在正常妊娠晚期的胎盘中极少出现，这也有效地减少了 VSM 的厚度。③绒毛的毛细血管随着孕周的增加，显得更为迂曲，而表现在切片上即绒毛横截面上的血管数量增加，且毛细血管逐渐向绒毛边缘靠拢，毛细血管断面变得扁平且长轴更多地与绒毛表面平行，这使得血管壁与滋养层细胞层之间的间质减少且血管壁与绒毛表面的接触面积增加，也有效增加 VSM。

图解

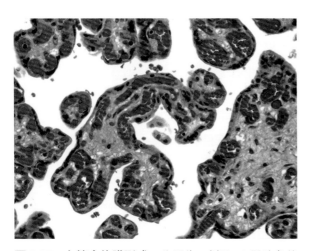

图 2-37 血管合体膜形成 此图为一例孕 40 周胎盘的终末绒毛，绒毛内毛细血管分布于绒毛周边，长轴与绒毛边缘平行，并紧密接触，合体滋养层细胞的细胞核聚集形成合体结节，滋养层细胞扁平，这些改变均有利于增加母–胎交换功能

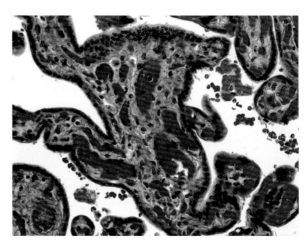

图 2-38 血管合体膜形成不良 此图为一例孕 41 周胎盘的终末绒毛，绒毛内血管壁近中央分布，滋养层细胞的细胞核连续，不利于母–胎交换

参考文献

[1] Benirschke K, Grahan J, Baergen R. Pathology of the human placenta [M]. 6 Ed. Berlin: Springer, 2012.

[2] Kraus FT, Redline RW, Gersell DJ, et al. Placental pathology [M]. Washington D.C.: ARP Press, 2004.

第三章 胎盘滋养层细胞疾病及肿瘤

□ 邢德印 江 炜 李 娟

第一节 水泡状胎块

水泡状胎块是发育异常的胎盘组织，以滋养层细胞不同程度的增生及胎盘绒毛间质水肿为主要表现，具有特征性的遗传学改变。根据临床特点、病理形态及遗传学等方面的差异，分为完全性水泡状胎块及部分性水泡状胎块2类；其发展为持续性或转移性妊娠滋养层细胞疾病（gestational trophoblastic disease，GTD）的风险不同，因此水泡状胎块的准确诊断与分型，以及与其他类似病变的鉴别都具有重要的临床意义。完全性水泡状胎块的危险性远远高于部分性水泡状胎块，后续临床处置也不同。水肿绒毛浸润至子宫肌壁内，则形成侵袭性水泡状胎块，这是一种最常见的持续性GTD的形式。然而，基于单一形态学标准的传统组织病理诊断难以对水泡状胎块进行准确诊断和精确分型，且在不同诊断者之间的重复性较差。当今各种辅助检查尤其是遗传学检查及基因分型技术的引入及应用，为水泡状胎块的病理诊断提供了有力的帮助，也使得该疾病的临床分层治疗更加精准有效。

（一）完全性水泡状胎块（complete hydatidiform mole，CHM）

定义

仅具有父源性染色体/基因组（极罕见情况下可含有双亲源性染色体/基因组，但表观遗传学异常致母源性基因沉默）的异常妊娠。以滋养层细胞异常增生及胎盘绒毛间质广泛高度水肿变性为表现，且无胚胎发育。

发病机制

◎ 纯父源性染色体/基因组

- 单精纯合子：由一个单倍体精子与卵子结合后发生父源性基因组自我复制，或由一个因第二次减数分裂失败所致的二倍体精子与卵子结合，从而形成纯父源性基因组纯合子，核型表现为二倍体，即46，XX；占CHM的80%~90%，该卵子为空卵或在受精后母源性基因组遭到破坏或丢失。
- 双精杂合子：2个单倍体精子与卵子（空卵或受精后母源性基因组破坏或丢失）结合后，形成纯父源性基因组杂合子，核型表现仍为二倍体，即46，XX或46，XY；占CHM的10%~20%。
- 部分CHM可表现为四倍体核型，多余的染色体拷贝仍为纯父源性基因组。

◎ 双亲源性染色体/基因组

- 家族性复发性水泡状胎块占所有水泡状胎块病例的0.6%~2.6%，其中家族性双亲源性完全性水泡状胎块（familial biparental complete hydatidiform mole，FBCHM）是一种非常特殊且罕见的类型，具有正常比例的平衡性双亲基因组，核型表现为二倍体；但由于母体效应基因 NLRP7（又称 NALP7）或 KHDC3L（又称 C6orf221）发生突变，导致母源性基因组沉默而发生 CHM。

临床相关

◎ 流行病学

● 发病率：随地域而异；北美及西欧发达国家约为 1/1000 次妊娠，而东南亚地区比例明显增高，有报道称其发生比例最高的印度尼西亚，可达约 1/100 次妊娠。

● 年龄：最重要的风险因素，呈现 2 个高发年龄段（小于 20 岁及大于 35 岁），其中小于 20 岁发病率增加 1.5~2 倍，大于 35 岁发病率增加 2.5 倍，大于 40 岁发病率增加 5 倍或更高，并且这种风险性差异存在于全球不同国家及人种中。

◎ 临床表现

● 与孕周相关，早期可无明显异常表现。

● 血清 β-HCG 水平异常升高，通常 >100000 IU/L，有报道称可超过 2000000 IU/L。

● 典型症状有子宫体积增大（常超过相应孕周水平）、阴道流血及剧烈的早孕反应（恶心、呕吐等），20 周后常伴发甲状腺功能亢进、卵巢黄体囊肿及早期先兆子痫症状；因社会对孕产期健康关注度提高和孕期检查规范化，以及超声监测的早期介入，病变发展至妊娠中期而出现上述典型症状者现已不多见。

● 部分患者可由阴道自行排出妊娠产物，内见葡萄状水泡样物。

● 罕见情况下可发生于输卵管或卵巢，引起类似普通异位妊娠的急腹症等表现。

● 极其罕见情况下可见双胎妊娠中其一为 CHM 的病例；因伴发于另一个正常妊娠，可见正常妊娠产物及胎儿，常被忽略或误认为部分性水泡状胎块。

◎ 超声检查

● 典型者妊娠早期为"蜂窝状"或"落雪状"声像图；妊娠中期则显示子宫内充满回声物质，由许多大小不等的透声小泡构成；不见胚胎或胎儿。

● 部分患者可伴卵巢黄体囊肿。

● 罕见的其一为 CHM 的双胎妊娠时，在典型水泡状胎块声像表现的同时可见共存的胎儿或胚胎。

◎ 治疗

● 全面彻底的清宫是主要的治疗手段。

● 部分无生育要求或 40 岁以上患者可采用子宫切除的治疗方式。

● 对高风险患者可采用预防性化疗（常用药物为甲氨蝶呤或放线菌素 D）。

● 监测血清 β-HCG，并有计划地推迟下一次妊娠时间。

◎ 预后

● 有文献报道称首次发生水泡状胎块妊娠后，第 2 次发生水泡状胎块妊娠的风险增至 1%~2%，第 3 次发生的水泡状胎块妊娠的风险增至 15%~20%；通常认为有水泡状胎块妊娠史的女性在下一次妊娠时再次发生的风险高于正常人群基线风险的 5~10 倍。

● 继发于 CHM 的持续性 GTD 发生率为 9%~20%，其中绝大部分为侵袭性水泡状胎块，也可发生绒癌（3%~5%）。

● FBCHM 发生持续性 GTD 的风险与散发性 CHM 相似，但该部分患者获得后续正常妊娠的概率极其低下，因此对于已知伴基因突变的复发性 FBCHM 患者，国外建议采用供卵的方式来达到正常妊娠的目的。

大体表现

典型病例为弥漫高度水肿的胎盘绒毛，团簇状聚集，形成肉眼可见的水泡或"葡萄串"；水泡直径随孕周而不同，数毫米至数厘米不等；有时因为负压刮吸操作，水肿绒毛破裂、塌陷，而使大体表现不典型。

早期表现可不典型，绒毛水肿不明显，与血凝块混杂时分辨尤为困难。

罕见情况下，双胎妊娠中其一表现为典型的水泡状或葡萄状外观，另一为正常发育的胎盘，甚至可见到胚胎组织。

镜下表现

病变胎盘绒毛呈一致的高度水肿表现，间质退变，梭形间质细胞稀疏分布，常见中央水池形成，内含透明蛋白液体；因切面原因，也可见到较小的绒毛边缘的横截面，但间质仍呈高度水肿的表现。

滋养层细胞增生显著，由细胞滋养层细胞、合体滋养层细胞以及绒毛型中间型滋养层细胞构成，通常为环绕绒毛周生长，形成花边样突起甚至实性片状增生方式；但有部分病例仅见滋养层细胞局灶性增生。增生的滋养层细胞可有异型性，程度不一，异型明显时与绒毛膜癌相似。

绒毛间质具有不明显的血管结构，通常缺乏有核红细胞（其一为 CHM 的双胎妊娠病例有时可于血管腔中见到胎儿有核红细胞）。

◎ 早期病变

镜下形态改变不典型，但也有一定的形态特征供诊断参考。

- 过多的"球茎状"绒毛生长，水肿不明显。
- 至少局灶可见滋养层细胞增生，位于绒毛表面，或内陷于绒毛间质形成滋养层细胞包涵体。
- 间质细胞较丰富，并含较多细胞外基质，形成蓝染的黏液样基质。
- 绒毛间质内小管样血管系统形成迷路样网状结构。
- 间质内可见核退变及碎片。

辅助检查

◎ 免疫组织化学

- p57：是具有父源性印迹和母源性表达特性 *CDKN1C* 基因的产物，正常情况下仅母源性等位基因表达，绒毛细胞滋养层细胞和间质细胞可呈胞核阳性染色。
  - CHM 因缺乏母源性染色体 / 基因组而使上述 2 种细胞 p57 呈阴性或非常有限（小于 10%）的表达；少数 CHM 病例中 p57 可呈异质性表达，表现为细胞滋养层细胞或间质细胞中仅 1 种细胞类型阴性表达，推测可能与嵌合体核型有关。
  - 判读 p57 染色结果时，将绒毛外滋养层细胞和具有正常双亲源性基因的母体蜕膜组织作为阳性内对照，将会提高 p57 判读的准确性，避免因染色失败造成的假阴性结果。
  - 有罕见病例经分子基因分型确认为 CHM，但病变绒毛的细胞滋养层细胞及绒毛间质呈 p57 弥漫阳性表达，归因为母源性 11 号染色体异常保留，这种情况下必须结合基因分型才能做出 CHM 的正确诊断。
- Ki67：有研究数据显示 Ki67 可能有助于诊断，但也有最新报道认为尽管 Ki67 在 CHM 中的表达明显高于部分性水泡状胎块和非水泡状胎块妊娠流产（nonmolar abortion，NMA），但不具诊断价值。

◎ 分子遗传学分析

- 基于 PCR 技术的 DNA 短串联重复序列（short tandem repeat，STR）基因分型是目前认为比较可靠的检测手段，通过比较病变绒毛和母体组织（如蜕膜或其他组织）每个 STR 位点的等位基因异同，来识别病变绒毛中的异常父源性等位基因。
- 若病变绒毛的 STR 位点检测出全部为父源性等位基因，则对于 CHM 具有确诊价值，这一点在早期 CHM 病例因组织形态不典型而导致病理诊断困难时尤为重要。
- 值得注意的是，在罕见的双亲源性 CHM 中，STR 分型仍显示存在双亲源性平衡性等位基因，与非水泡状胎块妊娠的基因分型结果相同，此时若仅根据 STR 基因分型结果就可能导致误诊，必须结合水肿的绒毛形态和异常的 p57 缺失表达模式才能做出 CHM 的正确诊断。

- 若 CHM 发生于双胎之一及某些基因嵌合体，会使 STR 基因分型结果复杂化，难以判读或更具迷惑性，此时必须结合组织形态学、p57 染色模式及更多的分子检测手段来进行综合分析。

◎ 其他检测方法

- 包括传统的细胞遗传学检查（核型分析）、DNA 倍体分析（流式细胞术和数字图像处理）以及荧光原位杂交等，这些方法虽能检出异常的染色体核型，却无法准确判断染色体的亲本来源，因此，在核型表现为二倍体的 CHM 的诊断中价值有限。

鉴别诊断

◎ 部分性水泡状胎块（表 3-1）

- 临床症状较轻，血清 β-HCG 水平增高程度低于 CHM，甚至可以处于正常或偏低水平。
- 大体观及镜下检查均见 2 种形态的胎盘绒毛，一种类似于正常绒毛，另一种为水肿绒毛，但病变绒毛水肿程度、中央水池形成比例，以及滋养层细胞增生程度均低于 CHM；绒毛间质血管腔内可见胎儿有核红细胞，部分病例可见胚胎成分。
- p57 染色显示细胞滋养层细胞及绒毛间质细胞均为胞核阳性表达。
- 核型分析显示为三倍体或四倍体等异常核型。
- 分子遗传学检测结果示 STR 位点表现为双亲源性非平衡性等位基因表型（大多为 2 个父源性等位基因及 1 个母源性等位基因）。

◎ 水肿性流产（表 3-1）

- 临床症状无或较轻，血清 β-HCG 水平无

异常升高。

- 胎盘绒毛形态正常，可有轻度水肿但一般无中央水池形成；部分病例可见滋养层细胞增生，但程度较轻且无细胞异型性，常呈单极性而非环周性增生模式；绒毛间质血管腔内可见胎儿有核红细胞，部分病例可见胚胎成分。
- p57 染色显示细胞滋养层细胞及绒毛间质细胞均为胞核阳性表达。
- 核型分析显示为二倍体核型。
- STR 基因分型检测结果为双亲源性平衡性等位基因表型。

◎ 其他滋养细胞肿瘤

- 当 CHM 病例出现滋养层层细胞显著增生且伴广泛出血及退变时，需与绒毛膜癌等滋养细胞肿瘤鉴别，此时应广泛取材或在连续切片中寻找残留水肿绒毛以兹鉴别。

（二）部分性水泡状胎块（partial hydatidiform mole，PHM）

1. 定义

具有双亲源性染色体 / 基因组的异常妊娠，以部分水肿变性的胎盘绒毛与正常形态绒毛混杂及滋养层细胞增生为特征，常有胚胎发育。

发病机制

◎ 双亲源性染色体 / 基因组

- 双精杂合子：大部分 PHM（占 90% 以上）起源于 2 个精子与 1 个卵子结合，包含双雄单雌性基因组，核型为三倍体。
- 单精纯合子：小部分 PHM（占 10% 以下）起源于 1 个精子与 1 个卵子结合。精子有 2 种核型形式，一种为单倍体，但受精后发生父系染色体自我复制，另一种为第 1 次减数分裂或第 2 次减数分裂失败形成的二倍体。受精结果均表现为双雄单雌性基因组，核型仍为三倍体。最近有研究报道纯合性三倍体 PHM 相当罕见，而其

中因减数分裂后错误造成的双雄性三倍体可能是不存在的。

- PHM核型比例：70%为69，XXY；27%为69，XXX；3%为69，XYY。
- 罕见情况下四倍体PHM也曾被报道，表现为三雄单雌性基因组，核型可表现为92，XXXX和92，XXYY，以及92，XXXY。

临床相关

◎ 流行病学

- 发病率：包含PHM的流行病学数据的准确性远不如仅含CHM的数据，因为PHM的诊断存在一些明显的问题，包括诊断者自身及诊断者之间的重复一致性问题。有报道称PHM发病率约为3/1000次妊娠。
- 年龄：与CHM不同，PHM发病年龄无明显的差异性，与普通人群中发生的异常受精有关。

◎ 临床表现

- 与孕周相关，早期可无明显异常表现。
- 血清β-HCG水平变化范围较大；部分病例异常升高，但通常滴度低于CHM，部分病例可维持在正常妊娠水平甚至低于正常范围。
- 胚胎发育常在妊娠早期即发生不全流产或稽留流产，因此阴道流血是最常见的临床症状，而子宫体积增大程度常小于相应孕周，偶可超过相应孕周。其他并发症如先兆子痫也可发生，但发生时间常比CHM晚。

◎ 超声检查

- 当胚胎或胎儿发育正常，可见到典型的"落雪状"声像图出现在胚胎或正常胎盘附近。
- 但当胚胎早期退化并被吸收时，典型的声像图很难见到，有时仅能见到局灶的小囊性区域。

◎ 治疗

- 与CHM相同，全面彻底的清宫是主要的治疗手段。
- 监测血清β-HCG并随访。

◎ 预后

- 继发于PHM的持续性GTD发生率为0.2%~4.0%，其中侵袭性水泡状胎块占大部分。
- 虽风险远低于CHM，但与PHM同时或后续发生的转移性GTD和滋养细胞肿瘤（如绒毛膜癌）也有报道，发生恶性转变的风险为0.4%~1.0%。

大体表现

大体改变不如CHM明显，通常仅在胎盘局灶区域见到肿大的水泡样物，水泡直径常小于1 cm，水肿程度轻于CHM。当刮宫标本因手术操作造成水泡破裂时，病变则更不明显而常被忽略。

有时可见胚胎或胎儿，后者有时可伴肉眼可见的畸形。

镜下表现

可见两种形态的胎盘绒毛，其中一种为符合相应孕周的正常形态绒毛，另一种则明显水肿增大，也可见到间质内中央水池形成，但不如CHM明显；水肿绒毛形态不规则，常形成"海湾样"或"扇贝样"轮廓。

滋养层细胞增生不明显，通常表现为细胞滋养层细胞及合体滋养层细胞同时增生，并分布于部分水肿绒毛周围；有时增生的滋养层细胞团因内陷而形成绒毛间质内滋养层细胞包涵体。

绒毛间质血管内有时可见胎儿有核红细胞，这是诊断PHM的一个重要线索。

有时还可见到胎膜或胚胎成分。

辅助检查

◎ 免疫组织化学

- p57
  - 因PHM包含母源性染色体/基因组，故细胞滋养层细胞和间质细胞的胞核均呈 p57 染色阳性；判读 p57 染色结果时，同样应以绒毛外滋养层细胞或母体蜕膜组织作为染色的阳性内对照。由于非水泡状胎块妊娠时同样包含双亲源性染色体/基因组，因此 p57 同样为阳性表达，故仅凭 p57 阳性染色结果无法鉴别 PHM 和水肿性流产等非胎块妊娠。

- 有报道称 2 例经分子检测确认为 PHM 的病例（双雄单雌性三倍体及三雄单雌性四倍体各 1 例）因 11 号染色体上母源性拷贝缺失而导致 p57 阴性表达；此时要正确做出 PHM 的诊断只能依靠基因分型。

- Ki67：有研究表明 PHM 中的 Ki67 表达率高于非水泡状胎块妊娠流产，但差异无统计学意义。

◎ 分子遗传学分析
- 基因分型显示双亲源性三倍体，在 STR 位点可检出 2 个父源性及 1 个母源性等位基因；或是少见的双亲源性四倍体，在 STR 位点可检出 3 个父源性及 1 个母源性等位基因。

◎ 其他检测手段
- 传统的细胞遗传学核型分析、流式细胞 DNA 倍体分析，以及荧光原位杂交法可检出病变组织的异常染色体核型及倍体，因此对于绝大部分都表现为三倍体核型的 PHM 具有较强的诊断价值，在没有条件开展 STR 基因分型时可以起到部分替代的作用。但由于其无法判断染色体的亲源性，因此不能鉴别具有染色体核型或倍体异常的非水泡状胎块妊娠，如具有单雄双雌性基因组的三倍体流产。

鉴别诊断

◎ CHM（表 3-1）
- 临床症状较重，血清 β-HCG 水平增高程度显著。

- 胎盘绒毛呈弥漫性水肿，程度及中央水池形成均较 PHM 明显；滋养层细胞增生亦更明显，并可伴细胞异型性。

- p57 染色显示细胞滋养层细胞及绒毛间质细胞均为胞核阴性表达。

- 核型分析显示为二倍体核型。

- 分子遗传学检测结果示 STR 位点表现为纯父源性基因表型（即 2 个父源性等位基因）。

- 罕见的情况下，其一为 CHM 的双胎妊娠，因 CHM 水肿绒毛与正常妊娠绒毛混杂，形态学上易误为 PHM；此时应结合 p57 在水肿绒毛阴性表达的特征性改变综合考虑，必要时通过 STR 检测进一步确诊。

◎ 水肿性流产（表 3-1）
- 临床症状无或较轻，血清 β-HCG 水平正常。

- 胎盘绒毛形态正常或不规则，有时可见轻度水肿，但一般无中央水池形成。

- 滋养层细胞无增生或仅局灶轻度增生，细胞无异型性。

- 分子遗传学检测结果示 STR 位点表现为双亲平衡性等位基因表型。

◎ 胎盘间叶发育不良
- 是一种少见的病理性胎盘病变。

- 部分区大体可见胎盘绒毛水肿，甚至具有水泡状结构，易与 PHM 混淆。

- 镜下见正常绒毛和异常绒毛混合，病变位于干绒毛，表现为间质疏松水肿、囊性扩张、黏液基质，可见水池形成，但间质中特征性的肌性血管常保留；终末绒毛多数正常，也可出现间充质细胞增生及间质纤维化。

- 具有正常绒毛滋养层，不伴滋养层细胞增生；当继发于父源性、双亲源性染色体同源或异源嵌合时，绒毛间质细胞 p57 可呈阴性表达，而细胞滋养层细胞仍为阳性表达。

表 3-1 CHM、PHM 及水肿性流产的临床、病理特征对比

特征	CHM	PHM	水肿性流产
血清 β-HCG	显著升高	轻度升高	正常
胚胎 / 胎儿	无	可见 / 无	可见 / 无
大体观	绒毛广泛高度水肿	水肿绒毛与正常绒毛混杂	正常或轻度水肿
绒毛水肿	弥漫、显著	部分、轻-中度	一致、轻度
中央水池	明显	不明显	罕见或无
滋养层细胞增生	显著，环绒毛周围	轻度，常为绒毛周围局灶区	一般无
有核红细胞	无	可见	可见
p57	阴性	阳性	阳性
倍体分析	二倍体 / 罕见其他倍体	三倍体 / 偶为四倍体	一般为二倍体
DNA 基因分型	纯父源性基因组	通常为双亲源性双雄单雌三倍体基因组	双亲源性平衡性等位基因组

（三）侵袭性水泡状胎块（invasive hydatidiform mole）

定义

指水泡状胎块绒毛浸润至子宫肌层及（或）肌层内血管，甚至穿透子宫浆膜并累及子宫外其他部位。一般继发于 CHM，也可与 CHM 同时发生，又称"恶性水泡状胎块"。

发病机制

尚不清楚。

临床相关

◎ 流行病学

● 发病率：如前述，水泡状胎块进展为侵袭性水泡状胎块的比例为 7%~17%，其中绝大部分被认为是继发于 CHM。在文献报道的侵袭性水泡状胎块病例中，约 95% 的病例都具有既往水泡状胎块妊娠史，仅 5% 的病例继发于其他形式的妊娠。同时，侵袭性水泡状胎块也是持续性 GTD 最常见的形式，发生率比绒毛膜癌高 6~10 倍。

● 年龄：一般发生于育龄期女性，罕见发生于围绝经期者。

◎ 临床表现

● 一般均有既往妊娠史，尤其是水泡状胎块妊娠史。

● 通常表现为清宫后阴道持续不规则流血；或无明显临床症状，但血清 β-HCG 水平维持在升高状态，或出现清宫后反常升高。

● 因病变穿透子宫肌层而造成子宫破裂，常引起腹痛、腹腔内大量积血等急腹症的症状和体征，严重者可危及生命；但在 GTD 规范化监测及治疗日益完善的今日，这种情况已很少见。

● 可累及子宫外其他部位，以肺最为常见，其次为阴道、外阴及阔韧带等。

◎ 影像学检查

● 超声检查可见子宫肌层内回声改变，表现为不规则的点状、条索状、团状、海绵状或者蜂窝状回声，没有明显的边界。

● CT 平扫可见水样密度影夹杂不同分布的斑点状、片状及环形边缘模糊的等密度影；增强扫描腔内等密度灶显著强化，形似"火焰山"，"葡萄征"显示更明显，腔内轮廓线消失处肌层呈不均质强化。

◎ 治疗

● 常在缺乏病理证据的情况下给予临床诊

断，并采用 GTD 方案进行化疗。

- 根据患者年龄及生育要求等因素决定是否进行子宫切除术。

◎ **预后**

- 在现有规范化治疗下，因侵袭性水泡状胎块所导致的死亡率很低。
- 侵袭性水泡状胎块也可进展为绒毛膜癌，但发生风险并不比 CHM 高。

大体表现

典型者可见由子宫腔内向肌壁延伸的出血性病灶，其内可见水泡样结构。

现今送检常为经化疗后的子宫全切标本，有时仅见子宫肌壁间的病变区伴明显出血及坏死，水肿性绒毛结构不明显甚至已消退。

镜下表现

镜下在子宫肌壁间及（或）血管腔内查见绒毛结构是病理诊断侵袭性水泡状胎块的金标准。绒毛水肿或形态不规则程度的差异较大，但出血坏死的背景常使这些特征不如非侵袭性水泡状胎块显著；在经过化疗后的子宫切除标本中常常仅能见到肌壁间高度退变伴机化的绒毛残影，绒毛轮廓尚存，边界不规则，周围有时可见少量滋养层细胞残存，并常可见钙化灶。

病灶中可见滋养层细胞增生，程度不一，也可伴细胞异型性。但需注意的是，在仅有滋养层细胞尚不足以诊断为侵袭性水泡状胎块的情况下，应广泛取材，必要时行连续间断切片以寻找退变的绒毛以确诊。

侵袭性水泡状胎块的病理诊断一般仅能在子宫全切或病灶及周围肌层的扩大切除标本中做出；诊刮标本常未包含子宫肌壁组织，而仅见伴或不伴水肿的胎盘绒毛，这种情况下根据既往病史、临床表现及影像学检查结果等，可做出"不排除侵袭性水泡状胎块"的诊断或注释，需结合临床综合考虑。

辅助检查

侵袭性水泡状胎块绝大部分继发于 CHM，因此其免疫组织化学、细胞遗传学、倍体分析及基因分型等检测结果都与 CHM 相同（参见 CHM 部分）。

鉴别诊断

◎ **胎盘粘连、胎盘植入**

- 绒毛形态与对应孕周相符，一般无水肿或仅轻度水肿伴退变，滋养层细胞无明显增生，且不伴细胞异型性。
- 发生胎盘粘连时可见绒毛与子宫肌壁直接相连，中间缺乏母体蜕膜间隔；发生胎盘植入时在肌壁间可见绒毛，但绒毛形态正常，与水泡状胎块不同。
- 当仅凭组织形态学鉴别困难时，可行分子遗传学检测，结果显示 STR 位点表现为双亲源性平衡性等位基因表型。

◎ **绒毛膜癌（参见绒毛膜癌章节）**

- 血清 β-HCG 显著升高。
- 在诊刮或子宫全切标本中，均可见双相分化的肿瘤滋养细胞显著增生，细胞异型性大，常伴出血；病灶中无绒毛结构，需广泛取材以排除水泡状胎块伴滋养层细胞增生的情况。

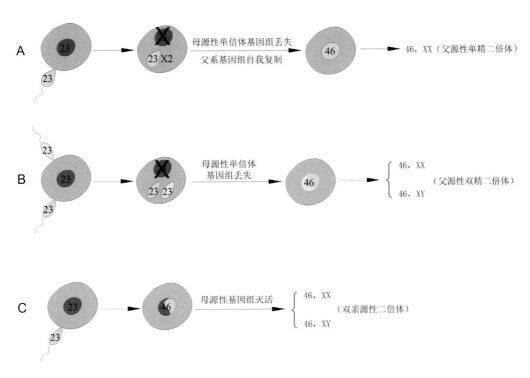

031

图3-1 CHM遗传学发病机制示意图 A. 1个单倍体精子与异常卵子（空卵，或发生了不明原因的母源性基因组丢失、破坏，或被当作极体排出细胞外）结合，精子携带的染色体/基因组发生自我复制而重组成为纯父源性基因组二倍体纯合子。B. 2个单倍体精子同时与异常卵子（原因同前）结合，形成纯父源性基因组二倍体杂合子。C. 在罕见的家族性双亲源性完全性水泡状胎块病例中，因 NLRP7 或 KHDC3L 基因突变而导致母源性基因组沉默，仅有父源性基因组表达，从而形成 CHM 病变；此时运用 STR 基因分型显示为双亲源性平衡性等位基因组，并不能很好地与一些非胎块状妊娠相鉴别，必须结合病理组织形态及 p57 染色综合判断

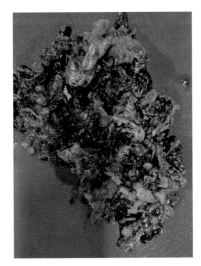

图3-2 CHM 清宫标本大体可见血凝块中弥漫性水肿的胎盘绒毛组织，绒毛直径数毫米至数厘米不等，形似"葡萄状"外观

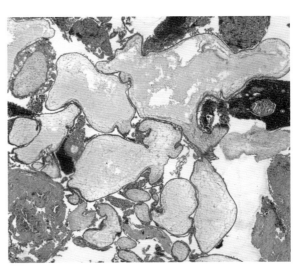

图3-3 CHM 绒毛呈高度水肿状态，间质细胞稀疏，可见明显中央水池形成；绒毛周滋养层细胞增生

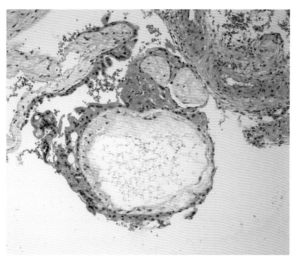

图 3-4 CHM 因切面不同可见直径较小的终末绒毛横截面，注意此时的绒毛间质仍是水肿的，有时也可见到中央水池形成

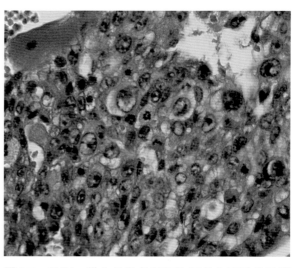

图 3-7 CHM 增生的滋养层细胞可具有明显的异型性，核仁明显，并可见较多核分裂；与绒毛膜癌的肿瘤细胞学特征相似

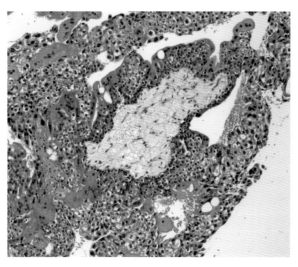

图 3-5 CHM 滋养层细胞增生通常较为显著，并常呈环绕绒毛周的增生模式，以细胞滋养层细胞及合体滋养层细胞为主

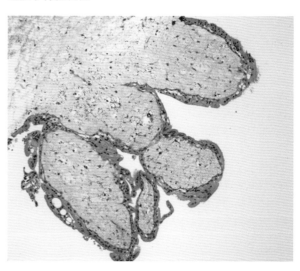

图 3-8 早期 CHM 早期 CHM 绒毛水肿可不明显，但绒毛形态不规则，可形成向外突出的"球茎状"轮廓

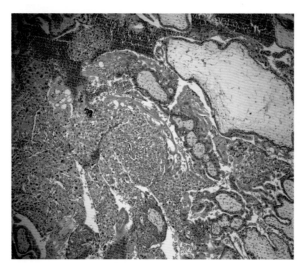

图 3-6 CHM 滋养层细胞增生可非常显著，呈实性或片状生长，有时绒毛水肿可不明显

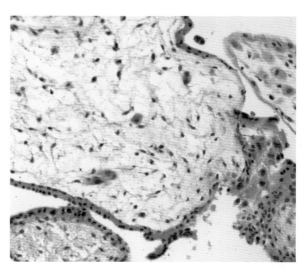

图 3-9 早期 CHM 增生的滋养层细胞可向绒毛间质内发生内陷，形成间质内滋养层细胞包涵体；但这并非 CHM 特有的表现，在 PHM 中也可见到

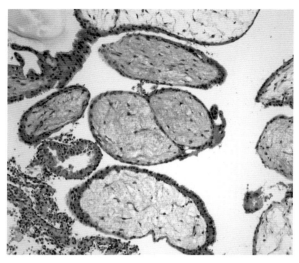

图 3-10　早期 CHM　水肿的绒毛间质因含较多细胞外基质，常呈蓝染的黏液样表现

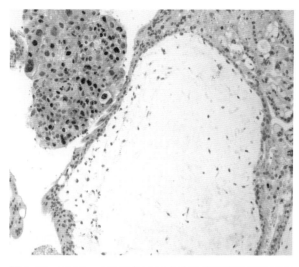

图 3-12　CHM　p57 染色显示水肿绒毛细胞滋养层细胞及间质细胞为阴性，而绒毛外滋养层细胞（左上）作为内对照为阳性表达

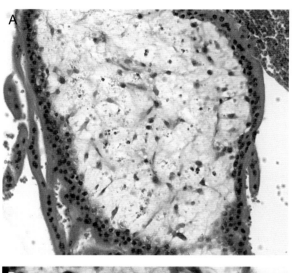

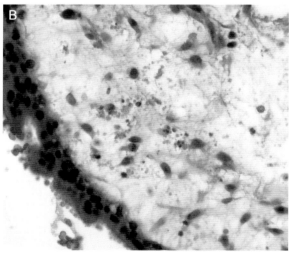

图 3-11　早期 CHM　绒毛间质内可见间质细胞核退变（A），表现为浓聚红染的胞质、固缩的胞核及核碎片（B）

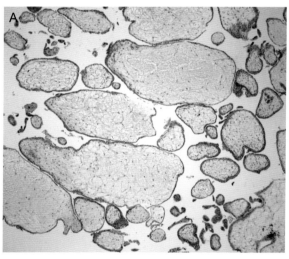

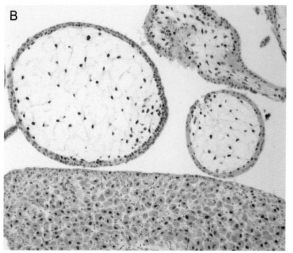

图 3-13　CHM　37 岁女性患者，因"孕 10$^+$ 周 B 超提示无胎心"行清宫术。镜下见绒毛水肿，部分区可见中央水池形成，滋养层细胞增生不明显（A）；p57 染色示绒毛间质及细胞滋养层细胞均呈阳性表达（B），STR 基因分型为纯父源性等位基因，证实为 CHM；未进一步行分子检测，推测为母源性 11 号染色体异常保留的 CHM

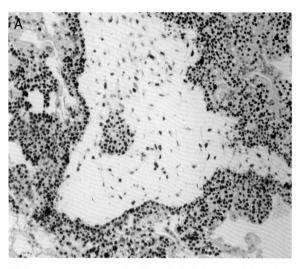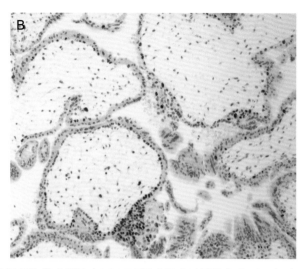

图 3-14 CHM Ki67（MIB-1）染色提示 CHM 中绒毛滋养层细胞增殖活性（A）可明显高于水肿性流产（B），但这种差异不具有诊断意义

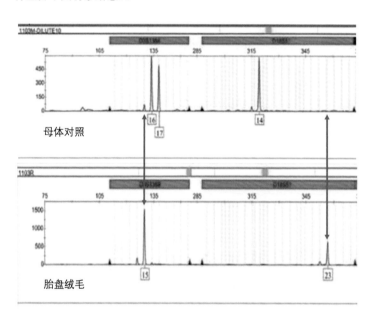

图 3-15 CHM 基因分型 病变绒毛及母体对照组织的 STR 基因座均成功分型，结果显示纯父源性单精型 CHM，蓝色箭头示与母体完全不同的父系基因

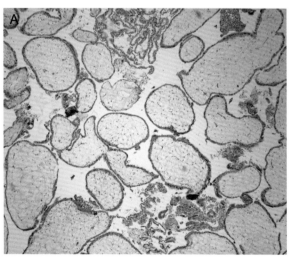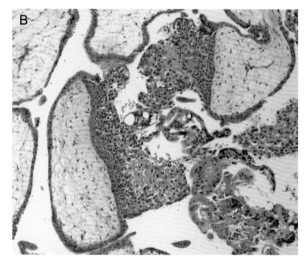

图 3-16 水肿性流产 绒毛可见轻度水肿，且程度较为一致，绒毛轮廓较规则（A），滋养层细胞增生不明显或仅为局灶性增生（B）

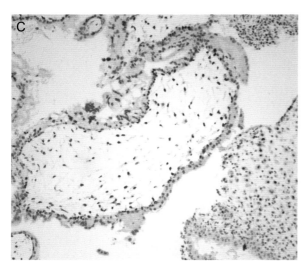

图 3-16 **水肿性流产（续）** p57 染色示绒毛间质及
细胞滋养层细胞均为阳性表达（C）

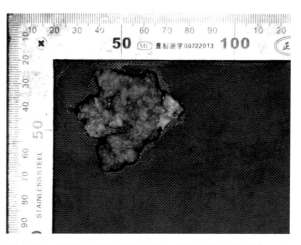

图 3-18　PHM　绒毛水肿变性，局灶可见水泡样物，水
泡直径通常比 CHM 小

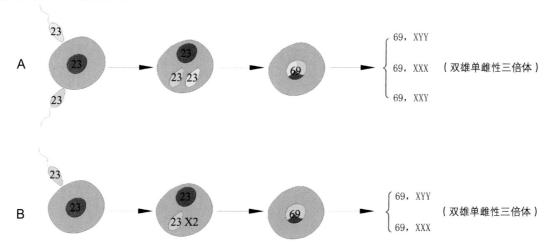

图 3-17　**PHM 遗传学发病机制示意图**　A. 2 个单倍体精子同时与正常卵子结合，可形成 3 种不同的双雄单雌性三倍
体核型。B. 1 个单倍体精子与正常卵子结合后，精子携带的染色体 / 基因组发生自我复制，可形成 2 种不同的双雄单
雌性三倍体核型

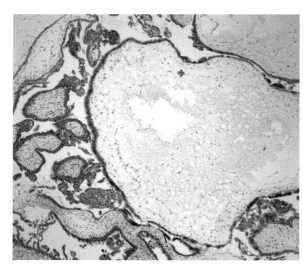

图 3-19　PHM　2 种形态的绒毛组织，其中水肿绒毛也
可有明显的中央水池形成，周围可见形态大小相对正常
的小绒毛

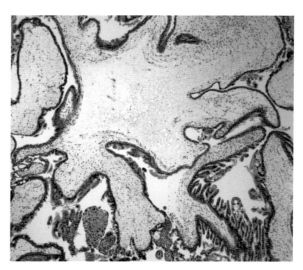

图 3-20　PHM　水肿绒毛形态不规则，可呈 "海湾状"
轮廓，绒毛表面可见滋养层细胞增生

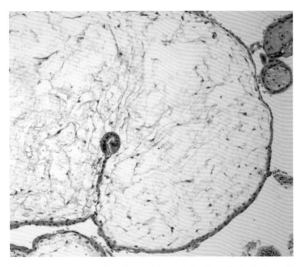

图 3-21　PHM　绒毛表面的滋养层细胞可发生内陷，进入绒毛间质形成滋养层细胞包涵体

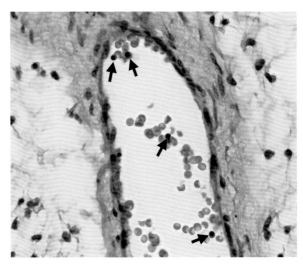

图 3-23　PHM　有时绒毛间质血管内可见胎儿有核红细胞（箭头所示），这是诊断 PHM 的一个有意义的线索

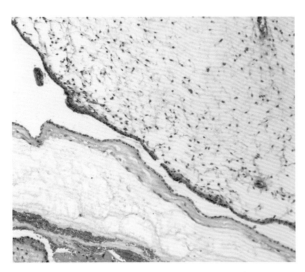

图 3-22　PHM　有时在水肿绒毛旁可见胎膜成分，图中所示为羊膜

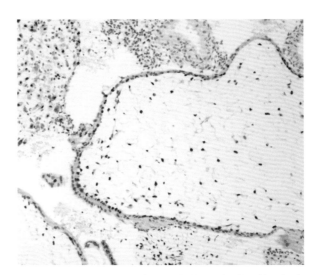

图 3-24　PHM　p57 染色显示水肿绒毛细胞滋养层细胞及间质细胞均为阳性表达，而母体蜕膜组织（左上）作为内对照也为阳性表达

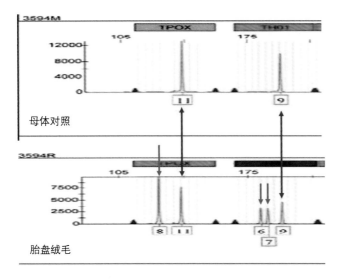

图 3-25　PHM 的基因分型　病变绒毛及母体对照组织的 STR 基因座均成功分型，结果显示为双精单卵型 PHM，红色箭头示为与母体组织相同的基因，而蓝色箭头示为与母体完全不同的父系基因

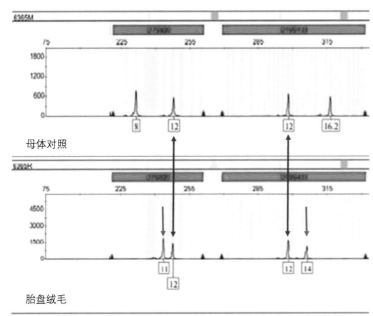

图 3-26 水肿性流产的基因分型 病变绒毛及母体对照组织的 STR 基因座均成功分型，结果显示为双亲源性平衡性等位基因，考虑为非胎块状妊娠的水肿性流产；红色箭头示为与母体组织相同的基因，而蓝色箭头示为与母体完全不同的父系基因

母体对照

胎盘绒毛

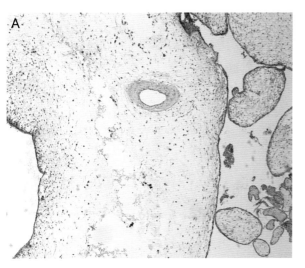

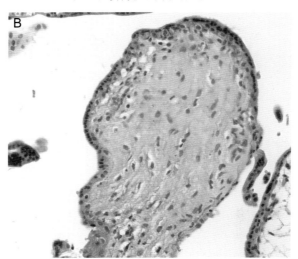

图 3-27 胎盘间质发育不良 绒毛间质水肿，中央可见水池形成，但病变主要累及干绒毛，因此绒毛间质内特征性的肌性血管仍保留（A）；部分绒毛间质可见纤维化（B）

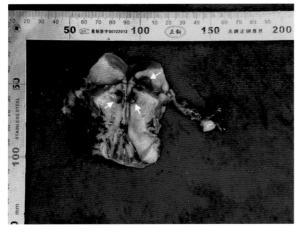

图 3-28 侵袭性水泡状胎块 化疗后全子宫切除标本，肌壁间见出血坏死区（箭头所示），符合化疗后改变，但水肿绒毛结构通常已不明显

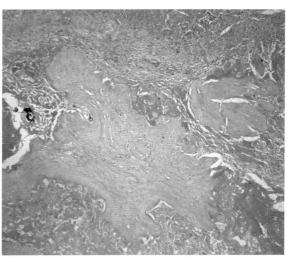

图 3-29 侵袭性水泡状胎块 子宫肌壁间可见高度退变的绒毛残影，轮廓不规则，绒毛间质广泛纤维化；绒毛周见纤维素样坏死物

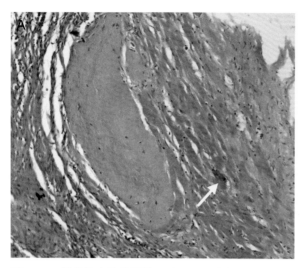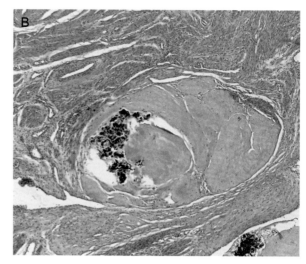

图 3-30　侵袭性水泡状胎块　绒毛周肌壁内有时残存少量的滋养层细胞（箭头所示），伴不同程度的退变（A），并常可见钙化灶（B）

（江炜 李娟）

第二节　滋养细胞肿瘤

　　根据世界卫生组织（Word Health Organization，WHO）关于妊娠滋养层细胞疾病（GTD）的分类，滋养细胞肿瘤包括绒毛膜癌（绒癌）、胎盘部位滋养细胞肿瘤（placental site trophoblastic tumor，PSTT）和上皮样滋养细胞肿瘤（epithelium trophoblastic tumor，ETT）。本节简要概述了这些肿瘤的发病机制、临床表现、治疗和预后，以及大体和微观的形态特征、免疫组织化学、鉴别诊断和病理报告的注意事项。特别指出的是，我们还简略地讨论了非妊娠绒癌及最新的概念非妊娠 PSTT 和 ETT。2 种良性非瘤性病变（胎盘部位结节和胎盘部位超常反应）也在这里一起描述，因为这 2 种良性病变分别具有与 ETT 和 PSTT 相似的谱系特征，且在鉴别诊断之列。

（一）胎盘部位结节 / 斑块（placental site nodule/plaque）

定义

　　良性非瘤性病变，表现为界限清楚的结节或斑块，组成成分为绒毛膜型中间型滋养层细胞及丰富的透明化基质。

发病机制

　　有学者认为胎盘部位结节是既往妊娠过程中未融合的胎盘的一部分。

　　另有观点认为此类病变代表早期终止的、异常的、没有充分发育的妊娠。

临床相关

◎ **临床表现**

● 患者一般处于生育年龄，偶见于绝经后妇女。

● 病变发生与最近一次妊娠间隔时间数周至数年，平均约 3 年。

● 多偶然发现于宫腔或宫颈的诊刮、宫颈活检或子宫切除的标本中。

● 异位妊娠，如输卵管异位妊娠中也可偶尔发现，但极为罕见（少于 4%）。

● 患者多有流产史、剖宫产史、输卵管结扎史。

● 偶尔发现于结果显示为异常的宫颈涂片细胞学检查的标本。

◎ **治疗**

● 由于病变通常较小且界限清楚，一般在发现时已被完全去除。

- 一般不会复发或发展成持续性滋养层细胞疾病。
- 不需要特殊的治疗或随访。
- 值得注意的是，非典型性胎盘部位结节 / 斑块的生物学行为和临床行为还没有被深入研究。

大体表现

胎盘部位结节通常很小，长径 1~14 mm（平均 2.1 mm）。

当肉眼可见时，胎盘部位结节表现为黄白色坏死性小结节。

镜下表现

一般呈小结节状或斑块状病灶，边界清晰。

结节有时被慢性炎症包围，边缘偶见蜕膜组织。

绒毛膜型中间型滋养层细胞，单个散在分布或形成小团簇和条索状。这些细胞通常分布于结节的外围，中央被透明化细胞外基质占据。

有丝分裂相一般不可见。极为罕见的情况下，可见有丝分裂。

大多数细胞的细胞核较小且相对均匀。少数细胞的细胞核较大，轮廓不规则，深染，散布于呈嗜酸性的透明基质中，在低倍镜下容易看到。较大滋养层细胞的胞质丰富，呈嗜酸性或嗜酸碱双性，而较小的细胞胞质则含有丰富的糖原。

有时可见小范围的中央坏死。

多核细胞偶见。

辅助检查

胎盘部位结节中的中间型滋养层细胞的免疫表型与胎盘种植部位的中间型滋养层细胞不同。

细胞表达 p63，但与 ETT 不同，一般缺乏细胞周期蛋白 E 的表达。

细胞同时广泛表达 GATA3 和 HSD3B1，局部表达 hPL、HLA-G 和 CD146（Mel-CAM），HCG 一般阴性或个别细胞阳性。

Ki67 增殖指数一般较低，低于 8%。值得注意的是，Ki67 在标记时会同时标记滋养层细胞和炎症细胞，所以正确解读非常重要。在 HSD3B1/Ki67 的双染色中，只有 HSD3B1 阳性细胞的 Ki67 升高才有意义。

鉴别诊断

◎ ETT
- 胎盘部位结节病变较小，有明显的边界；ETT 肿瘤体积较大并显示肿瘤凝固性坏死。
- 胎盘部位结节细胞密度一般比 ETT 稀疏。
- ETT 的细胞异型性明显，有丝分裂相常见。如果存在钙化，则病变很可能是 ETT。

◎ 胎盘部位超常反应和 PSTT
- 形态和免疫组织化学染色可以区分。

◎ 宫颈鳞癌
- p16 弥漫强阳性以及人类乳头瘤病毒原位杂交可以帮助确诊。
- HSD3B1 阴性。

◎ 非典型胎盘部位结节 / 斑块（atypical placental site nodule/plaque）
- 与典型的胎盘部位结节 / 斑块相比，非典型病变一般具有以下特征。
  - 病变范围增大，病变组织丰富。在有限的活检或诊刮标本中，正常组织较少。
  - 呈更广泛的斑块状生长；细胞密集，成片分布；坏死的程度更大，分布更广。
  - 可见有丝分裂相。
  - Ki67 增殖指数大于典型胎盘部位结节 / 斑块中的通常水平。
  - 非典型性程度增加，病变部位较深。
  - 综合特征不足以诊断 ETT。
  - 异位妊娠也可出现非典型胎盘部位结节。
- "非典型胎盘部位结节 / 斑块"用于描述具有上述特征的病变。但是，此诊断主观性较强，正式诊断标准尚未建立。因此，该诊断在不同病理医生之间的可重复性尚未确定。

- 目前非典型胎盘部位结节／斑块的定义不明确，存在并发或随后发生中间型滋养细胞肿瘤的风险，因此，建议结合临床以评估病变是否已完全切除，并通过影像学检查是否存在相关肿块。因为病变可能是异质性的，所以不完全切除的病变，即使是良性病变，也可能持续、复发或进展为恶性。
- 有学者推测极少数胎盘部位结节／斑块随着时间的推移发展为 ETT。非典型胎盘部位结节／斑块可能是后者的中间过渡形式和潜在前体。

病理报告及注意事项

如果标本含有典型特征，给出诊断即可，一般不需要注释。

一旦出现非典型特征，如上所述，则需要明确说明潜在的风险。建议结合临床做进一步处理。

（二）胎盘部位超常反应（exaggerated placental site/exaggerated implantation site）

定义

良性非瘤性病变，表现为大量种植部位的中间型滋养层细胞累及内膜或植入肌层。

发病机制

认为是胎盘植入部位的极端表现，但仍在允许的正常范围之内。

界定是否是正常反应或者超常反应有一定的主观性，没有具体的量的标准。

临床相关

◎ **临床表现**

- 病变与正常妊娠或水泡状胎块有关，没有特定的临床症状。

◎ **治疗**

- 不需要特殊的治疗或随访。

大体表现

无肿块形成。

镜下表现

胎盘种植部位子宫的整体结构不改变。

表现为活跃的种植部位中间型滋养层细胞浸润，以单核细胞为主，常伴有多核细胞。

子宫内膜腺体和螺旋动脉有时被滋养层细胞吞噬，但是没有肿瘤凝固性坏死。

单个滋养层细胞，或呈索状、巢状排列的滋养层细胞簇侵入肌层，分隔平滑肌细胞，但无坏死。

核异型性类似于 PSTT，但不存在有丝分裂。

细胞含有丰富的嗜酸性胞质，细胞核深染，不规则。

低 Ki67 标记指数（小于 1%，接近 0）。

偶尔，胎盘种植部位中间型滋养层细胞表现出"分泌样"形态特征。

绝大多数 CHM 伴有非典型胎盘部位超常反应。

和水泡状胎块相关的非典型胎盘部位超常反应的 Ki67 会略有升高（5%~10%）。患者的临床处理仍根据水泡状胎块来进行。

辅助检查

HSD3B1、细胞角蛋白、GATA3 和 hPL 呈弥漫阳性表达。

鉴别诊断

◎ PSTT

- 二者具有相似的形态和免疫组织化学染色特征。
- 胎盘部位超常反应不形成肿块，PSTT 有肿物形成。
- PSTT 肿瘤表现为细胞密度增加，成片生长，伴有坏死。

● 易见有丝分裂相。

◎ **奇异核型平滑肌瘤**

● 存在绒毛膜绒毛，中间型滋养层细胞浸润性生长，特征性血管侵袭，HSD3B1、细胞角蛋白、hPL 阳性表达，都支持胎盘部位超常反应。

病理报告及注意事项

如果标本含有典型特征，给出诊断即可，一般不需要注释。

水泡状胎块，特别是 CHM 相关的胎盘部位超常反应一般为非典型性超常反应，但是需要指出的是，临床医生不会对其加以特殊处理。患者按照水泡状胎块来治疗和随访。

（三）绒毛膜癌（choriocarcinoma）

定义

由细胞滋养层细胞、合体滋养层细胞以及中间型滋养层细胞组成的高度恶性的滋养细胞肿瘤。

发病机制

绒癌的主要成分是单核滋养层细胞和合体滋养层细胞，从形态学方面来说，其与胎盘发育过程中绒毛形成之前的原始滋养层细胞类似。

近期一项研究对 22 例绒癌病例进行了基因分型分析，结果显示 19 例与妊娠相关。其中，14 例染色体组分是纯父系来源的（性染色体均为 XX），与 CHM 类似；5 例染色体组分是双亲来源；3 例绒癌与妊娠无关，可能是生殖细胞来源。

研究表明大多数绒癌缺失 Y 染色体，其遗传学基础可能是绒癌的前体病变 CHM 的基因型多为 XX 型。

有研究显示绒癌具有复杂核型，包括染色体 7p 的扩增和 8p 的缺失。

基于二代测序的基因突变分析显示绒癌的体细胞突变率较低。这说明表观遗传学的改变，如甲基化和基因印迹异常可能是绒癌发生发展的主要机制。

绝大多数的绒癌与妊娠相关，极少数为生殖细胞来源或来自体细胞癌的分化或逆分化。虽然表型相同，但这些绒癌具有完全不同的发病机制，预后也不同。

临床相关

◎ **流行病学**

● 在美国和欧洲，绒毛膜癌（绒癌）的发病率是（2~5）/10 万妊娠者；在东南亚国家，发病率高达（40~200）/10 万妊娠者。

● 早期的一项研究表明，绒癌的发病率（美国）是 1/16 万正常妊娠者、1/15386 流产者、1/5333 异位妊娠者、1/40 水泡状胎块者。

● 在临床应用化疗治疗持续性滋养层细胞疾病之前，50% 的绒癌继发于完全性水泡状胎块，25% 继发于流产，22.5% 继发于足月妊娠，2.5% 继发于异位妊娠；化疗应用之后，目前统计表明 50% 的绒癌继发于足月妊娠，25% 继发于水泡状胎块。

● CHM 发生持续性滋养层细胞疾病的风险接近 20%；2%~3% 的 CHM 发展为绒癌，而 PHM 发展为绒癌的概率小于 0.5%。

◎ **临床表现（表 3-2）**

● 绒毛膜癌通常发生在育龄妇女（平均 29~31 岁）。罕见病例发生在十几岁女性和绝经后的妇女。

● 水泡状胎块或足月分娩后绒癌的潜伏期从数周到数年不等。平均来说，绒癌常发生在 CHM 的 13 个月之后，足月分娩的 1~3 个月之后。有的潜伏期可以达到 10 年以上。

● 最常见的症状是阴道出血和（或）宫外出血，但有时子宫病变局限于子宫肌层而无症状。

● 有的绒癌表现为转移癌的特征，但子宫内

表 3-2　滋养细胞肿瘤的临床特征

特征	绒癌	PSTT	ETT
年龄	多为育龄（平均 20~31 岁）	平均 30~32 岁	平均 36 岁
临床表现	持续性滋养层细胞疾病，阴道出血	流产，闭经	阴道异常出血
末次妊娠	数月至 10 年以上（平均足月分娩 2 个月后，CHM 13 个月后）	2 周至 10 年以上（平均 12~18 个月）	1~20 年及以上（平均 6.2 年）
妊娠史	足月分娩，CHM	足月分娩	足月分娩
血清 β -HCG（IU/L）	> 10000	<1000	<3000
临床行为	如果不治疗，恶性度高；如果积极治疗多可治愈	自愈、持续，或复发转移	自愈、持续，或复发转移
化疗敏感性	高	个体差异大	个体差异大
基本治疗方式	化疗	子宫切除或局部病变切除	子宫切除或局部病变切除

无原发。可能原因包括子宫内原发绒癌发生退化、异位妊娠、生殖细胞来源或体细胞癌的分化。

- 偶见转移癌是绒癌的最初临床表现。其最常见的转移部位是肺，其他部位包括阴道、肝脏、脑、肾脏，甚至皮肤，都有转移的可能。
- 有个别病例报道母亲的绒癌可以转移至足月产的婴儿，但这种现象极为罕见。
- 有时临床症状会伴有甲状腺功能亢进。
- 有时出现中枢神经系统、肝脏、胃肠道或泌尿系统出血。

◎ 治疗和预后

- 在化疗之前行子宫切除术，有时联合放疗，是治疗绒癌的主要方式。通过子宫切除手术治疗绒癌，其 5 年生存率只有 30% 左右。目前通过联合化疗或序贯化疗，以及通过 β -HCG 水平监测治疗效果，90% 的患者可以治愈。
- 在未经治疗的情况下，绒癌的首要死亡原因是出血或肺功能不全。致命性出血通常发生在中枢神经系统或肺，但腹腔内和胃肠道出血也会导致死亡。肺功能不全可能是由于肿瘤转移累及肺部或放化疗的毒副作用导致。
- 治疗失败的患者多有肝或脑转移。

- 持续升高的 β -HCG 水平常提示有转移的可能。
- 预后良好的指标包括近期妊娠（少于 4 个月）、治疗前 β -HCG 水平 <40000 IU/L、无脑转移或肝转移。
- 少数患者可能复发并发展成化疗耐药性绒癌，预后较差。
- 非妊娠性绒癌的预后较差。
- 子宫切除可以缩短住院时间和减少化疗剂量。
- 肺部转移病灶切除在特定的情况下有治疗作用。适应证包括肺功能良好、局灶转移瘤、无其他部位肿瘤、β -HCG 水平低。
- 放疗结合化疗对脑转移有治疗效果，但不适用于其他部位。
- 新近的研究表明，大多数绒癌强阳性表达 PD-L1，这提示免疫治疗可能有效。
- 风险评估因素见表 3-3。

大体表现

绒癌呈单个或多个暗红色肿物，表面不规则，常伴不同程度的出血和坏死。偶有病变没有明显的出血。

肿瘤可能出现在异位妊娠涉及的部位，如输卵管和卵巢。

转移瘤一般界限分明且常见出血。

表 3-3　滋养细胞肿瘤的风险评估指标（FIGO/WHO）

预后因素	0分	1分	2分	3分
年龄（岁）	<40	≥40	–	–
妊娠史	水泡状胎块	流产	足月产	–
末次妊娠（月）	<4	4~6	7~12	>12
肿瘤大小（cm）	<3	3~5	>5	–
治疗前血清 β-HCG（IU/L）	$<10^3$	10^3~10^4	10^4~10^5	$\geq 10^5$
转移部位	肺	脾、肾	胃肠道	肝、脑
转移数目（个）	–	1~4	5~8	>8
化疗失败史	–	–	单一用药	两种或更多联合用药

注：总分 ≤ 6 分为低风险，总分 ≥ 7 分为高风险。

罕见胎盘绒癌，肉眼有时不易诊断为肿瘤，因为病变可能很小并大体类似非恶性疾病，如胎盘梗死或机化的陈旧性出血坏死。

镜下表现

绒癌由细胞滋养层细胞、合体滋养层细胞和中间型滋养层细胞组成，呈弥漫性浸润性生长或成片生长，形成肿块。

细胞滋养层细胞和中间型滋养层细胞趋向于成片生长，合体滋养层细胞将之分隔，形成双态生长模式。合体滋养层细胞有时相互连接形成丛状。

有的绒癌以细胞滋养层细胞和中间型滋养层细胞为主，合体滋养层细胞的成分较少，称之为单一形态绒癌（monomorphic choriocarcinoma）。

绒癌的中间型滋养层细胞体积较大，胞质丰富，紧邻细胞滋养层细胞，可能来自后者的分化。

常见出血、坏死以及淋巴血管侵袭。一般出血坏死在中央，周边存活的肿瘤细胞形成薄的边缘。

细胞的异型性极为显著。偶见奇特的细胞结构以及多型的大细胞核。

核染色质为粗颗粒状，不均匀分布，偶见核仁。

有丝分裂，特别是非典型有丝分裂较常见。

多核巨细胞多为合体滋养层细胞；有的二核细胞或多核细胞为中间型滋养层细胞，其特征是胞质缺乏致密的嗜酸性小体和空泡，且表达 CD146（Mel-CAM）。

肿瘤本身没有内在的间质或血管成分，也缺乏新血管形成。

在肿瘤内部，滋养层细胞形成假血管网络和血池，而且没有血管上皮细胞的参与。这些由滋养层细胞构成的假性血管与绒癌周围的真性血管相通，进行血液交换。这种由滋养层细胞组成微血管网络的现象称之为"模拟血管生成"（vasculogenic mimicry）。

与其他实性肿瘤不同，绒癌内假性血管网缺乏足够的间质支持，因而表现为广泛出血坏死。

绒癌可发生自胎盘。

转移常见。

有的病理医生认为如果存在绒毛，无论滋养层细胞增殖的程度和外观如何，甚至侵袭性水泡状胎块也存在时，都不能诊断绒癌；其他病理医生，包括本章作者，则认为可以给出诊断。

绒癌有时合并 PSTT 或 ETT，甚至三者共存，称之为混合性滋养层细胞肿瘤。

辅助检查

所有的滋养层细胞都表达细胞角蛋白（AE1/AE3），细胞增殖指数 Ki67 显著升高。

HCG 在合体滋养层细胞呈弥漫强阳性，但由于分泌蛋白的存在，大多时候表现为整个背景阳性。

HSD3B1 和 GATA3 标记所有滋养层细胞。

中间型滋养层细胞表达 CD146（Mel-CAM）、HLA-G、MUC-4、hPL（种植部位中间型滋养层细胞）、p63（绒毛膜型中间型滋养层细胞）。

鉴别诊断

◎ **其他类型的滋养细胞肿瘤（表 3-4）。**

◎ **低分化癌**

- 通常，绒癌的诊断需要滋养层细胞生长的双相模式（合体滋养层细胞和单核滋养层细胞）和明显的出血坏死，加之可使用免疫组织学染色因此，绒癌与低分化癌鉴别相对容易。

- 以单核滋养层细胞为主的单一形态绒癌有时与低分化癌形态重叠，应加以注意。诊断应结合病史（水泡状胎块妊娠）、临床表现（β-HCG 水平）以及应用免疫组织化学染色。

◎ **绒毛缺乏或仅有少量绒毛的 CHM**

- CHM 相关的滋养层细胞增生有时异常活跃，且伴有不同程度的细胞异型性，这些形态会疑似绒癌。尽管有些病理医生认为绒毛一旦存在则可排除绒癌，但其他病理医生认为如果符合绒癌的形态则可以诊断。在这种情况下，绒癌的诊断需要存在与绒毛分离的异型性非常明显的滋养层细胞（合体滋养层细胞和单核滋养层细胞），在形态学上与典型绒癌没有区别（表现出明显的恶性细胞学特征），最好还具有破坏性组织浸润的表现。

- 对于一些具体病例，非典型的滋养层细胞增生尚不符合绒癌的明确诊断特征，但是，由于普遍接受的早期绒癌的诊断标准尚未建立，因此不能排除 CHM 引起的早期绒癌的可能性。因此，建议进行影像学检查以评估是否有宫外疾病，并随访血清 HCG 水平，结合病理和临床表现做进一步治疗。

◎ **早期妊娠的非成熟滋养层细胞（特别是在异位妊娠部位的）**

- 偶尔，妊娠早期刮宫时可见滋养层细胞却

表 3-4　滋养细胞肿瘤的宏观和微观的形态特征

特征	绒癌	PSTT	ETT
大体形态	边界清晰或浸润性出血肿物	外展型或浸润型实性肿瘤	外展型实性肿瘤
肿瘤部位	宫体	宫体	宫颈，子宫下段，宫体
肿瘤边界	浸润	浸润	挤压扩展
细胞组成	合体滋养层细胞，细胞滋养层细胞，中间型滋养层细胞	种植部位中间型滋养层细胞	绒毛膜型中间型滋养层细胞
细胞的大小和形状（异型性）	不规则，异型性显著	中度至重度异型，细胞稍大	轻度至中度异型，细胞稍小、圆形、均一
胞质	嗜酸碱双性	丰富，嗜酸性	嗜酸性或透明
细胞坏死	广泛	罕见	广泛
钙化	无	无	常见
血管侵袭	可见瘤栓	可见	罕见
纤维蛋白样改变	无	可见	可见
有丝分裂	（2~22）/10 个高倍视野	（0~6）/10 个高倍视野	（1~10）/10 个高倍视野
间质	无内在性间质和血管	浸润分隔平滑肌束	邻近蜕膜样间质细胞
绒毛	极为罕见	无	无
免疫组织化学染色	HCG 阳性，HSD3B1 阳性，Gata3 阳性，Ki67>90%	hPL 和 Mel-CAM 强阳性，HCG 局部阳性，Ki67 5%~10%	p63 强阳性，hPL 和 Mel-CAM 局部阳性，Ki67>10%

没有绒毛。在这种情况下，滋养层细胞应该只是少量的。如果对蜡块深切，更深的部分则可能有绒毛存在。早期妊娠的正常滋养层细胞虽有增殖，但没有非典型特征的表现，包括明显的细胞增大和绒癌中出现的核异常，排列也较规则，也没有肿瘤细胞坏死或损毁性侵袭。大量的滋养层细胞表现出非典型性特征时应考虑绒癌的可能。增殖滋养层细胞与绒毛共存通常提示流产。

- 输卵管异位妊娠时，滋养层细胞增生明显，有时甚至不见绒毛。这是因为异位妊娠的临床表现比宫内妊娠出现得早，所以被发现和诊断得也早。与宫内妊娠的植入部位相似，异位妊娠有时显示中间滋养层细胞对周围组织的局部侵袭。这些特征应与水泡状胎块或滋养层细胞肿瘤包括绒癌进行鉴别诊断。

◎ **生殖细胞来源的非妊娠绒癌**
- 由细胞滋养层细胞和合体滋养层细胞组成生殖细胞来源的恶性肿瘤。
- 非常罕见，占卵巢恶性生殖细胞肿瘤的1%以下，以纯绒癌方式或与其他生殖细胞肿瘤混合存在。
- 患者通常是儿童和年轻成人，偶见于绝经后妇女。
- 患者的临床表现包括性早熟、阴道出血和（或）出现异位妊娠症状。
- 血清 β-HCG 水平范围从数百到 2000000 IU/L 以上。
- 肿瘤通常较大，切面为实性或实性和囊性混合，通常带有出血和坏死。
- 肿瘤由单核滋养层细胞和合体滋养层细胞组成，后者有时呈典型的丛状分布。
- 出血常见。
- 时常伴有其他生殖细胞肿瘤成分，如畸胎瘤。
- 基因分型技术可以帮助确定是否为生殖细胞来源。

- 预后较妊娠性绒癌差。

◎ **体细胞来源的非妊娠绒癌**
- 与妊娠性绒癌和生殖细胞绒癌不同，体细胞来源的绒癌通常发生于绝经后妇女。
- 此类肿瘤非常罕见，但涉及部位广泛，包括乳腺、肺、胃肠道（食管、胃、结肠）、泌尿系统（膀胱、肾盂）和女性生殖道（宫颈、子宫内膜和卵巢）。
- 体细胞肿瘤中的绒癌成分表现出与妊娠绒癌相同的形态特征，以及表达相同的肿瘤标志物。
- 在女性生殖系统，已报道的可以发生绒癌的体细胞肿瘤的病理类型包括子宫内膜样癌、透明细胞癌、浆液性癌和恶性混合苗勒瘤（癌肉瘤）。
- 一般肿瘤在发现时已发生转移，绒癌的成分较体细胞癌更易发生转移。
- 预后极差，患者多在一年左右病死。
- 最近的分子生物学和遗传学研究表明，体细胞癌和绒癌具有相同的基因突变和单核苷酸多态性，支持克隆起源。

病理报告及注意事项

如果标本含有典型特征，给出诊断即可，完成肿瘤分级分期报告，一般不需要特殊注释。

绒毛缺乏或仅有少量绒毛的 CHM 伴疑似绒癌特征，需要给出鉴别诊断，建议结合临床（见上述鉴别诊断）。

体细胞来源的绒癌，应重点描述体细胞癌，但不可遗漏绒癌成分。绒癌的存在提示特殊肿瘤标志物及不良预后。

（四）胎盘部位滋养细胞肿瘤（placental site trophoblastic tumor, PSTT）

定义

由种植部位中间型滋养层细胞组成的滋养细胞肿瘤。

此肿瘤被 Kurman 和 Scully 描述为滋养细胞假性肿瘤，而后被 Scully 和 Young 命名为胎盘部位滋养细胞肿瘤（PSTT）。

发病机制

有学者认为细胞滋养层细胞具有干细胞的功能。细胞滋养层细胞发生恶性转化之后，向绒毛外种植部位中间型滋养层细胞方向分化，进而形成 PSTT，是滋养细胞肿瘤的一种相对罕见的形式。

比较基因组杂交分析显示染色体相对稳定，扩增和缺失较少，没有明显的核型异常。

一项研究表明 85% 的患者曾分娩过女性婴儿或流产过女性胎儿。

分子遗传学研究显示，PSTT 缺乏 Y 染色体，说明父系来源的 X 染色体可能在肿瘤的发生发展过程中起重要作用；还有一种可能就是有的病例与以前的水泡状胎块妊娠有关。

临床相关

◎ 临床表现（表 3-2）

- 年龄范围 20~63 岁（平均 30 岁）。
- 2/3 的病例有足月妊娠史，中位潜伏期为 12~18 个月。
- 最常见临床症状是阴道出血，其他症状包括闭经、腹痛和子宫增大。
- 偶见雄性化性征、肾病综合征和红细胞增多症。
- 80% 的患者血清 HCG 显示轻度至中度升高，一般小于 1000 IU/L（平均值 680 IU/L）；尽管患者血清 β-HCG 水平较低，但仍可用于监测病程。
- 肿瘤被发现时，超过 80% 的病例属于 FIGO 分期 I 期。FIGO 分期 II 期肿瘤通常累及附件、盆腔淋巴结和宫旁组织。
- PSTT 有时会通过子宫肌层侵入浆膜，因此刮诊时可能导致子宫穿孔破裂。

◎ 治疗和预后

- 刮除术和局部子宫切除可以用于治疗 PSTT，但是这种治疗手段应用有限。如果子宫疾病持续存在，血清 β-HCG 持续升高，需行子宫切除术。
- 尽管侵入肌层，大多数患者可通过简单的子宫切除而治愈。
- 约有 10%~15% 的 PSTT 在临床上是恶性的；25%~30% 的 PSTT 可能发展为复发性疾病，其中大约 50% 的患者可能死于肿瘤。
- 分布广泛的肿瘤和转移瘤需要手术治疗和化疗。虽然大多数 PSTT 对联合化疗反应敏感，通常会使长期复发和转移患者获得缓解，但只有少数患者可获得完全缓解。
- 与预后相关的因素包括肿瘤分期、是否转移、末次妊娠间隔时间，年龄在 35 岁以上、肿瘤细胞具有透明胞质、浸润深度、肿瘤大小、HCG 水平大于 1000 IU/L、坏死和有丝分裂数（大于 5/10 个高倍视野），以及 p53 免疫组织化学呈现交变表型。
- 高 FIGO 分期、末次妊娠间隔超过 48 个月，以及肿瘤细胞具有透明胞质是独立的预后预测因素。
- FIGO 分期 I ~ II 期患者子宫切除后的预后较好；而 FIGO 分期 III ~ IV 期患者的生存率为 30%。
- 一项回顾性研究表明，10 年总体生存率和无复发生存率分别为 70% 和 73%。
- 与绒癌类似，转移的部位包括肺、肝、腹腔以及脑，转移瘤的组织学形态与原发肿瘤相同。
- 风险评估因素见表 3-3。

大体表现

肿瘤一般为直径 1~10 cm 的实性肿物。

50% 的肿瘤有深肌层浸润；经常延至子宫浆膜，在极少数情况下，延伸至附件和阔韧带。

肿瘤切面一般实性、柔软、肉质，呈棕褐色至浅黄色。

有一半的肿瘤可以有出血和（或）坏死，但

非常局部，与绒癌不同。

镜下表现

与绒癌不同，PSTT 肿瘤主要由单一形态的、成片的多边形和圆形的单核种植部位中间型滋养层细胞组成，分散的多核细胞（仍为中间型滋养层细胞，非合体滋养层细胞）也很常见。

肿瘤呈浸润性生长，周边肿瘤细胞通常浸润和分离肌层平滑肌纤维。

此类肿瘤较为独有的特征是肿瘤细胞和纤维蛋白样物质可能会完全取代肌层血管的血管壁。这种血管改变非常独特，具有诊断性。

肿瘤细胞具有丰富的嗜酸碱双性、嗜酸性或透明胞质，偶见空泡。

细胞核异型性明显，经常出现大且深染、具有曲折环绕的不规则细胞核。

大多数肿瘤有丝分裂计数低，（2~4）/10 个高倍视野。

个别 PSTT 病例几乎完全由分散的肿瘤细胞或小巢状细胞簇广泛浸润组成，不形成肿块。

肿瘤细胞往往浸润较深，甚至穿透子宫壁。

偶见出血和（或）坏死，广泛坏死与肿瘤的恶性行为有关。

与正常胎盘部位类似，丰富的细胞外嗜酸性纤维蛋白物质也存在于 PSTT 肿瘤中。

蜕膜样改变或 Arias-Stella 反应可能出现在邻近的未受累的子宫内膜中，但不会存在绒毛。

PSTT 可以合并绒癌或上皮样滋养层细胞肿瘤，或三者并存，称之为混合性滋养层细胞肿瘤。

辅助检查

肿瘤细胞广泛表达 hPL、Gata3、MUC-4、HSD3B1、HLA-G 和 CD146（Mel-CAM）。

HCG 和 Inhibin 局部表达。

增殖指数呈中度增高，Ki67 在 10%~30% 的细胞中表达。

鉴别诊断

◎ **其他类型的滋养细胞肿瘤（表 3-4）**

- 与绒癌的双相形态不同，PSTT 由相对单一形态的中间型滋养层细胞组成。PSTT 中的多核中间型滋养层细胞不应与绒癌中的合体滋养层细胞混淆。与相互交错的合体滋养层细胞不同，多核中间型滋养层细胞为多边形或圆形，相互分离。
- PSTT 的 hPL 呈弥漫阳性；β-HCG 呈局部阳性，主要局限于多核中间滋养层细胞。
- Ki67 标记指数不同。PSTT 的滋养层细胞 Ki67 标记（小于 30%）明显低于绒癌（大于 40%）。
- 血清 β-HCG 水平不同，但此指标不能用于鉴别诊断。

◎ **低分化癌和转移性黑色素瘤**

- 低分化癌和转移性黑色素瘤有时会与 PSTT 混淆。PSTT 有明显的血管侵犯，以及特征性子宫肌层浸润和纤维蛋白样物质的广泛沉积。滋养层细胞标志物 AE1/AE3、HLA-G、Gata3、HSD3B1、HCG、hPL 和黑色素瘤标志物 Sox10、S100、HMB-45 等有助于区分 PSTT 与低分化癌和黑色素瘤。

◎ **上皮样平滑肌瘤或平滑肌肉瘤**

- 浸润肌层的 PSTT 有时需要与上皮样平滑肌肿瘤进行鉴别。PSTT 独特的血管入侵模式以及纤维蛋白物质的沉积是有助于鉴别的形态学特征。PSTT 肿瘤细胞的 HSD3B1、细胞角蛋白和 hPL 免疫组织化学染色呈阳性以及平滑肌标志物为阴性，这可为鉴别诊断提供参考。

◎ **胎盘部位超常反应**

- 两种病变均表现为中间型滋养层细胞浸润，且免疫组织化学表型类似。
- 倾向于 PSTT 的组织学特征包括滋养层细胞形成肿块、明确的有丝分裂相和缺乏绒毛；相反，胎盘部位超常反应病变较小、缺乏有丝分裂，而中间型滋养层细胞由基质分隔，通常混有蜕膜和绒毛。
- 胎盘部位超常反应所含有的多核滋养细

胞数量多于 PSTT。

- Ki67 的免疫组织化学染色可以辅助鉴别诊断，且优于有丝分裂指数。
- 胎盘部位超常反应的 Ki67 接近于零；PSTT 中该指数显著升高，一般高于 10%。
- 建议采用 HSD3B1/Ki67 双染或者 HLA-G/Ki67 双染以排除增殖活跃的炎性细胞的干扰。

◎ **生殖细胞来源的非妊娠 PSTT**

- 极为罕见，仅有数例报道。
- 作为一类单独的肿瘤，此类病变最先由本节作者和同事描述。
- 患者通常是儿童和年轻成人。
- 发生于卵巢，由种植部位中间型滋养层细胞组成的生殖细胞来源的肿瘤，时常伴有其他生殖细胞肿瘤成分，如畸胎瘤。
- 基因分型技术可以帮助确定是否是生殖细胞来源。
- 长期预后效果尚不明确。

如果标本含有典型特征，给出诊断即可，完成肿瘤分级分期报告，一般不需要特殊注释。

如果是混合性滋养细胞肿瘤，建议分辨所有成分。

（五）上皮样滋养细胞肿瘤（epithelioid trophoblastic tumor，ETT）

定义

由绒毛膜中间型滋养层细胞组成的滋养细胞肿瘤。

此肿瘤最早为美国约翰斯·霍普金斯大学 Kurman 和 Shih 描述，命名为上皮样滋养细胞肿瘤（ETT）。

发病机制

类似于 PSTT，有学者认为细胞滋养层细胞具有干细胞的功能。细胞滋养层细胞发生恶性转化之后，向绒毛外绒毛膜中间型滋养层细胞方向分化，进而形成 ETT，是滋养层细胞肿瘤的一种相对罕见的形式。

ETT、PSTT 和绒癌之中的 2 种肿瘤甚至 3 种有时共存，也符合上述假说。

比较基因组杂交分析显示染色体相对稳定，没有明显的核型异常。

有个别报道显示胎盘部位结节可以转化为 ETT。

临床相关

◎ **临床表现（表 3-2）**

- 多发生于 15~48 岁的女性（平均 36 岁）。
- 阴道出血或月经过多是最常见的症状。
- 妊娠史包括足月妊娠（67%）、流产（16%）、水泡状胎块（16%）。
- 末次妊娠至肿瘤发生时间 1~15 年，平均 6.2 年。
- 血清 HCG 轻度至中度升高，80% 的病例低于 2500 IU/L。
- 个例报道显示 ETT 可以发生在子宫外，包括卵巢、输卵管、阔韧带、膀胱等处。在排除转移和生殖细胞来源后，可能与异位妊娠有关。

◎ **治疗和预后**

- ETT 的预后与 PSTT 相似。约 25% 的肿瘤可发生转移，约 10% 的患者死亡。
- 非转移病例的生存率将近 100%，但一旦发生转移，生存率则下降为 50%~60%。
- 有研究表明，高有丝分裂计数（大于 6/10 个高倍视野）是预后的不利因素。
- 血清 β-HCG 水平可用于监测治疗情况。
- 不同于绒癌，ETT 似乎只是对化疗有部分反应。尽管进行联合化疗，ETT 仍可复发或转移。
- 风险评估因素见表 3-3。

大体表现

肿瘤通常形成结节或囊性出血性肿块，侵及周围组织。

近一半的肿瘤发生在子宫颈或子宫下段。

肿瘤的切面实性或囊性，实性区域为棕色至棕褐色，常伴有不同量的出血和坏死。

有时可见溃疡和瘘管形成。

宫外 ETT 的大体特征与宫内肿瘤相似。

镜下表现

ETT 呈结节状生长，由中等大小的单核肿瘤细胞排列成巢状或条索状。

细胞大小相对均一，胞质含有一定数量的细颗粒，呈嗜酸性，有时因富含糖原而透明。

ETT 肿瘤细胞一般略大于细胞滋养层细胞，但小于种植部位中间型滋养层细胞。

细胞膜界限清晰，圆形细胞核时常可见小的核仁，染色质细致分散。细胞核多显示中等程度的异型性。

有丝分裂数一般较低，但可以达 9/10 个高倍视野。

肿瘤中央和肿瘤细胞之间沉积嗜酸性透明质样物质是 ETT 的一个典型特征；透明基质由 IV 型胶原和纤维粘连蛋白组成，在形态上模拟细胞角蛋白。

坏死常表现为特征性的"地图样"坏死（geographic necrosis），以及环绕存活细胞岛的区域性坏死。

通常，肿瘤中有小血管分布，血管壁有纤维蛋白样物质沉积。

在大多数情况下，凋亡细胞散布在整个肿瘤中。

肿瘤周围可见蜕膜化的基质细胞和淋巴细胞分布。

钙化是 ETT 的较为独有的特征，一般不存在于 PSTT 和绒癌中。

宫颈受累时，肿瘤细胞贴附于黏膜表面，模拟高级别鳞状上皮内病变。

宫外 ETT 的显微特征与宫内肿瘤相似，如异位妊娠相关 ETT。

常见转移部位为肺。

ETT 可能与其他滋养细胞肿瘤（包括 PSTT

和绒癌）共存。

辅助检查

弥漫或强阳性表达 AE1/AE3、H3D3B1、Gata3、p63、Cyclin E 和 α-inhibin。HLA-G 一般不呈强阳性。一小部分细胞表达 CD146（Mel-CAM）和 hPL，二者强阳性表达于 PSTT。

Ki67 标记指数 >10%。

鉴别诊断

◎ 其他类型的滋养细胞肿瘤（表 3-4）

- ETT 呈结节状生长，经常在肿瘤和子宫肌层之间形成推进性边界。相反，PSTT 的肿瘤细胞渗透到子宫肌层，分布于肌束和纤维之间。
- ETT 的肿瘤细胞小于 PSTT 的细胞，倾向于呈巢状和条索状生长。
- ETT 常有"地图样"坏死和钙化。
- ETT 的肿瘤细胞被纤细的嗜酸性物质包围，而包围 PSTT 肿瘤细胞的是均一的纤维蛋白样物质。
- ETT 的血管常被肿瘤细胞包围，但相比之下，血管浸润并不是一个显著特征；PSTT 常见血管侵袭，血管壁被肿瘤细胞和透明基质所替代。
- 免疫组织化学染色有助于鉴别诊断。

◎ 上皮样平滑肌肿瘤

- 除上皮样区域外，一些区域呈现典型的平滑肌特征。
- 平滑肌标志物 Desmin、SMA、h-Caldesmon 等呈阳性表达；不表达 HSD3B1、GATA3、p63 等 ETT 标志物。

◎ 角化的鳞状细胞癌

- ETT 可在子宫下段和宫颈生长，并累及宫颈上皮。在这种情况下，免疫组织化学染色对鉴别诊断尤其重要。
- HPV 原位杂交帮助确诊宫颈鳞癌。

◎ 肺转移 ETT 和原发肺鳞癌

- 支持诊断 ETT 的特征包括肿瘤细胞之间

缺乏细胞间桥，以及肿瘤细胞侵袭入肺泡间隙而肺泡间隔完整。

- 免疫组织化学染色对鉴别诊断有重要帮助。

◎ **生殖细胞来源的非妊娠 ETT**

- 极为罕见，仅有数例报告。
- 作为一类单独的肿瘤，此类病变最先由本节作者和同事描述。
- 发生于卵巢，由绒毛膜中间型滋养层细胞组成的生殖细胞起源的肿瘤。

- 基因分型技术可以帮助确定是否是生殖细胞来源。
- 长期预后效果尚不明确。

病理报告及注意事项

如果标本含有典型特征，给出诊断即可，完成肿瘤分级分期报告，一般不需要特殊注释。

如果是混合性滋养细胞肿瘤，建议分辨所有成分。

图解

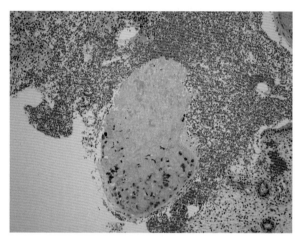

图 3-31　胎盘部位结节　胎盘部位结节一般呈小结节状或斑块状病灶，边界清晰

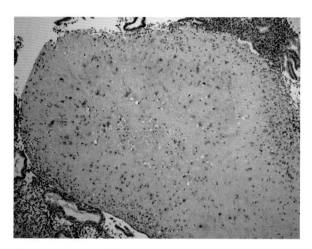

图 3-32　胎盘部位结节　绒毛膜型中间型滋养层细胞或呈单个散在分布，或形成小团簇和条索状。这些细胞通常分布于结节的外围

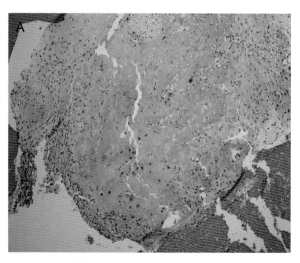
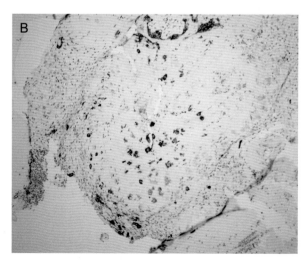

图 3-33　胎盘部位结节　表达 HSD3B1 和其他绒毛膜型中间型滋养层细胞标志物，如 p63 和 Gata-3。A. HE 染色；B. 免疫组织化学染色

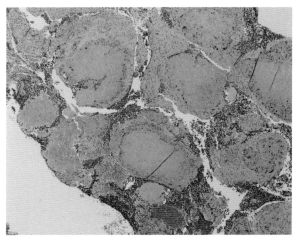

图 3-34　非典型胎盘部位结节　与典型的胎盘部位结节 / 斑块相比，非典型病变一般病变范围增大，病变组织丰富。在有限的活检或诊刮标本中，正常组织较少。随后的子宫切除标本确诊上皮样滋养细胞肿瘤

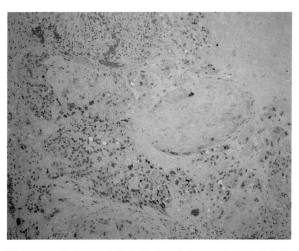

图 3-35　非典型胎盘部位结节　病变呈更广泛的斑块状生长，细胞密集，成片分布，坏死的程度更大，分布更广，非典型性程度增加。与图 3-34 为同一患者，随后的子宫切除标本确诊上皮样滋养细胞肿瘤

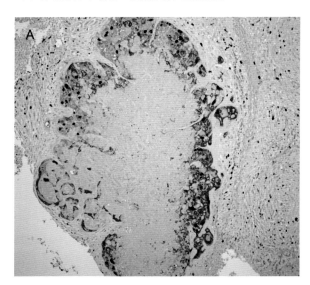
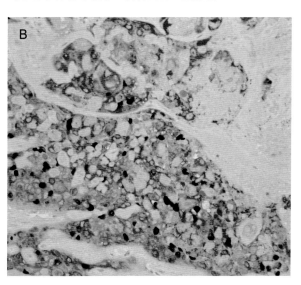

图 3-36　非典型胎盘部位结节　Ki67 增殖指数大于典型胎盘部位结节 / 斑块中的通常水平。Ki67 在标记时会同时标记滋养层细胞和炎症细胞，所以正确解读非常重要。本例为 HSD3B1/Ki67 的双染色，只有 HSD3B1 阳性细胞的 Ki67 升高才有意义。才可以计数在内。与图 3-34 和图 3-35 为同一患者，随后的子宫切除标本确诊上皮样滋养细胞肿瘤。A. 10×；B. 20×

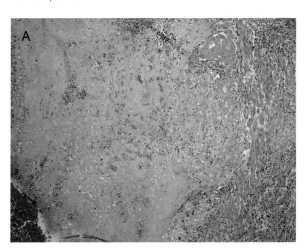
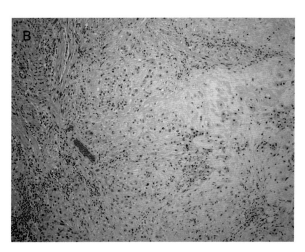

图 3-37　非典型胎盘部位结节　细胞出现异型，病变部位较深。A. 10×；B. 10×

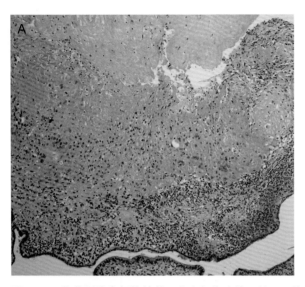
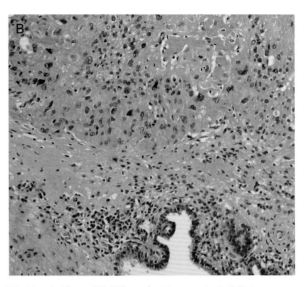

图 3-38　非典型胎盘部位结节　发生部位为输卵管，异位妊娠相关。细胞异型性增加，出现坏死，但这些特征不足以诊断上皮样滋养细胞肿瘤。A. 10×；B. 20×

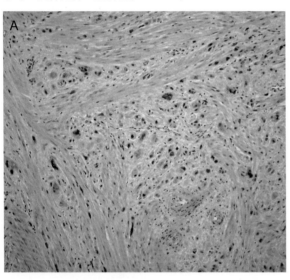
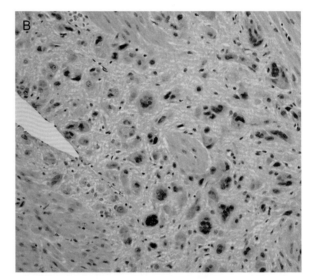

图 3-39　胎盘部位超常反应　胎盘种植部位的整体结构不改变表现为活跃的种植部位中间型滋养层细胞浸润，以单核细胞为主，常伴有多核细胞。A. 10×；B. 20×

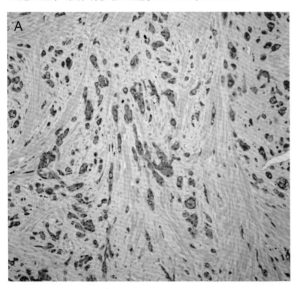
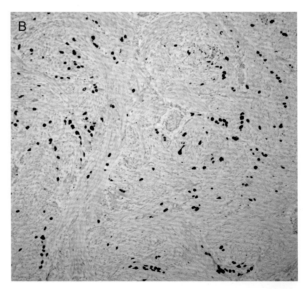

图 3-40　胎盘部位超常反应　本例与图 3–39 为同一患者。A. HSD3B1/Ki67 的双染色，只有 HSD3B1 阳性细胞的 Ki67 升高才有意义，才可以计数在内。胎盘部位超常反应的 Ki67 增殖指数应近于零。B. Gata3 免疫组织化学染色标记的中间型滋养层细胞

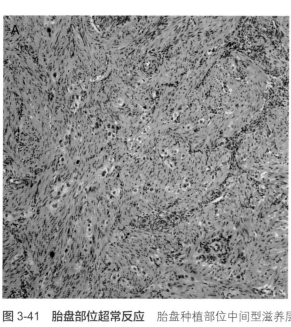

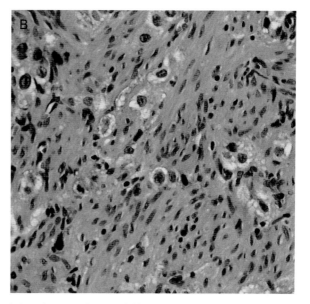

图 3-41　胎盘部位超常反应　胎盘种植部位中间型滋养层细胞表现出"分泌样"形态特征。A. 10×；B. 20×

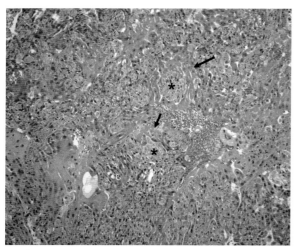

图 3-42　绒癌　细胞滋养层细胞和中间型滋养层细胞趋向于成片生长（＊处），合体滋养层细胞（箭头所指处）将之分隔，形成双态生长模式。合体滋养层细胞有时相互连接形成丛状

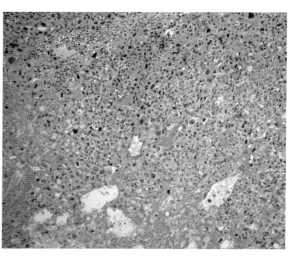

图 3-44　绒癌　本例以细胞滋养层细胞和中间型滋养层细胞为主，合体滋养层细胞的成分较少，称之为"单一形态绒癌"

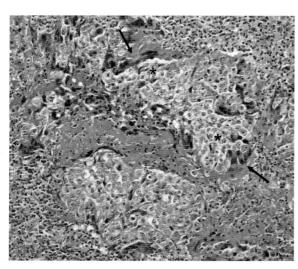

图 3-43　绒癌　细胞滋养层细胞和中间型滋养层细胞趋向于成片生长（＊处），合体滋养层细胞（箭头所指处）将之分隔，形成双态生长模式

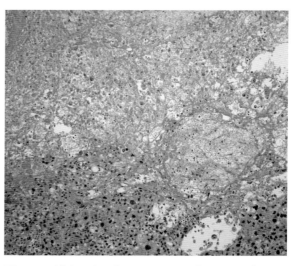

图 3-45　绒癌　常见出血、坏死以及淋巴血管侵袭

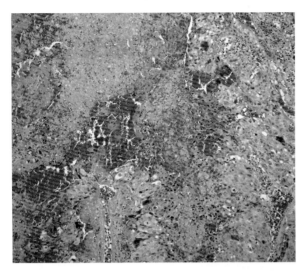

图 3-46　绒癌　常见出血、坏死以及淋巴血管侵袭。一般出血坏死区域在中央，周边存活的肿瘤形成薄的边缘

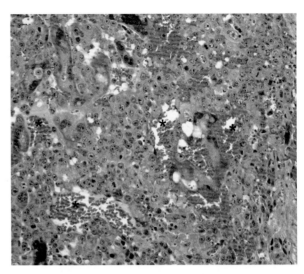

图 3-48　绒癌　肿瘤本身没有内在的间质或血管成分，也缺乏新血管形成。绒癌内由滋养层细胞形成假血管网络和血池（＊处），而没有血管上皮细胞的参与。这些由滋养层细胞构成的假性血管与绒癌周围的真性血管相通，进行血液交换

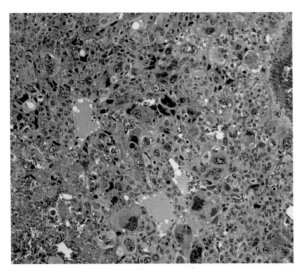

图 3-47　绒癌　肿瘤细胞的异型性极为显著。偶见奇特的细胞结构以及多型的大细胞核

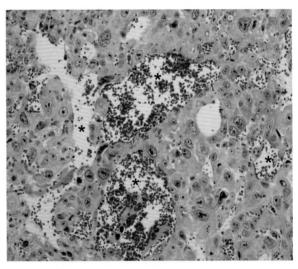

图 3-49　绒癌　绒癌内由滋养层细胞形成假血管网络和血池（＊处），而没有血管上皮细胞的参与。这种由滋养层细胞组成微血管网络的现象称之为"模拟血管生成"

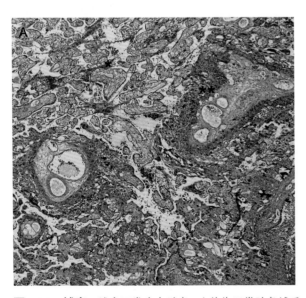

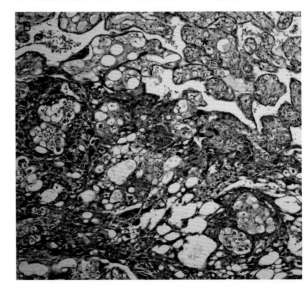

图 3-50　绒癌　绒癌可发生自胎盘。＊处为正常胎盘绒毛；＊＊处为绒癌肿瘤细胞环干绒毛生长。A. 4×；B. 20×

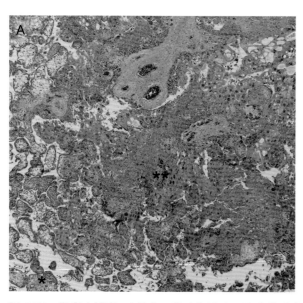

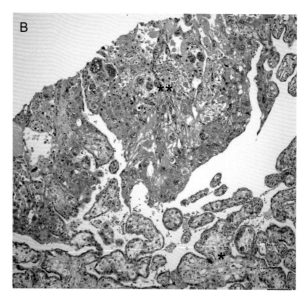

图 3-51　**胎盘内绒癌**　* 处为正常胎盘绒毛；** 处为绒癌肿瘤细胞。A. 4×；B. 20×

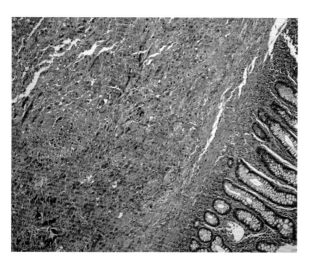

图 3-52　**转移性绒癌累及结肠**

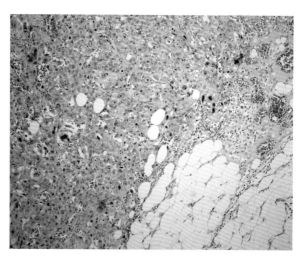

图 3-53　**非妊娠性绒癌（生殖细胞来源）**　由细胞滋养层细胞和合体滋养层细胞组成生殖细胞起源的恶性肿瘤。分子分型分析显示没有外源性染色体（即父源性遗传物质）

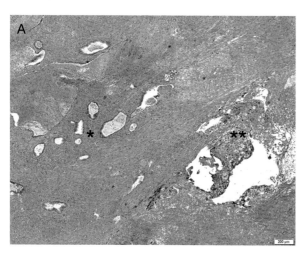

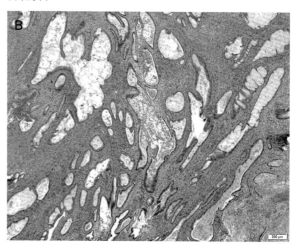

图 3-54　**非妊娠性绒癌（体细胞来源）**　谱系基因突变分析和单核苷酸多态分子分析显示体细胞癌和绒癌同源。A. 低倍镜下子宫内膜样癌（* 处）和绒癌（** 处）；B. 子宫内模样癌伴黏液分化

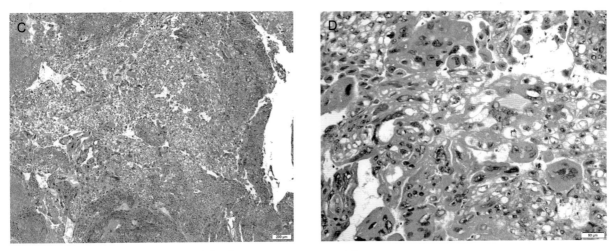

图 3-54 非妊娠性绒癌（体细胞来源）（续） C. 绒癌，4×；D. 绒癌，20×

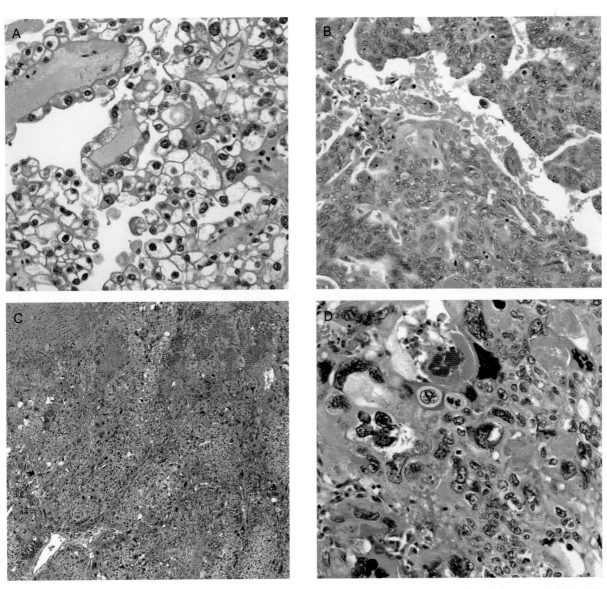

图 3-55 非妊娠性绒癌（体细胞来源） 谱系基因突变分析和单核苷酸多态分子分析显示体细胞癌（透明细胞癌和子宫内膜样癌）和绒癌同源。A. 透明细胞癌；B. 子宫内模样癌；C. 绒癌，4×；D. 绒癌，20×

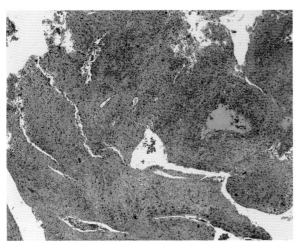

图 3-56　胎盘部位滋养细胞肿瘤（PSTT）　与绒癌不同，PSTT 肿瘤主要由单一形态的、成片的种植部位中间型滋养层细胞组成

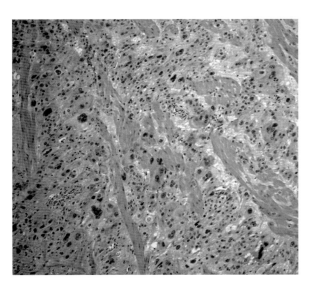

图 3-57　胎盘部位滋养细胞肿瘤（PSTT）　肿瘤呈浸润性生长，周边肿瘤细胞通常浸润和分离肌层平滑肌纤维

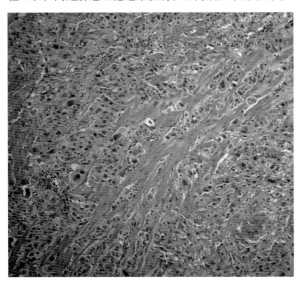

图 3-58　胎盘部位滋养细胞肿瘤（PSTT）　肿瘤呈浸润性生长，通常浸润和分离肌层平滑肌纤维

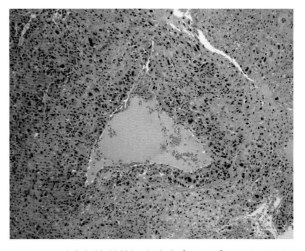

图 3-59　胎盘部位滋养细胞肿瘤（PSTT）　此类肿瘤较为独有的特征是肿瘤细胞和纤维蛋白样物质可能会完全取代肌层血管的血管壁，这种血管改变非常独特，具有诊断性

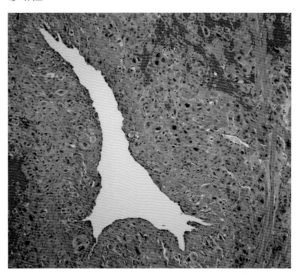

图 3-60　胎盘部位滋养细胞肿瘤（PSTT）　肿瘤细胞完全取代肌层血管的血管壁

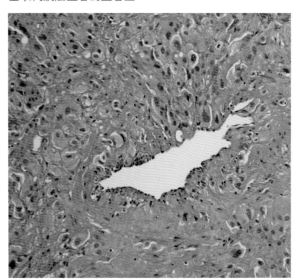

图 3-61　胎盘部位滋养细胞肿瘤（PSTT）　肿瘤细胞完全取代肌层血管的血管壁，这种血管改变类似于早期妊娠部位的血管特征，具有诊断性

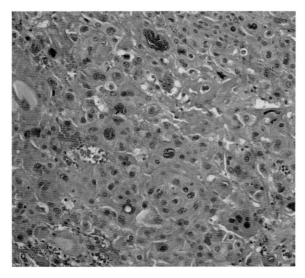

图 3-62　胎盘部位滋养细胞肿瘤（PSTT） 肿瘤细胞具有丰富的嗜酸碱双性、嗜酸性或透明胞质。PSTT 肿瘤主要由单一形态的、成片的多边形和圆形的单核种植部位中间型滋养层细胞组成，分散的多核细胞（仍为中间型滋养层细胞，非合体滋养层细胞）也很常见

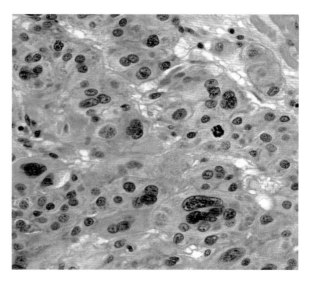

图 3-63　胎盘部位滋养细胞肿瘤（PSTT） 细胞核异型性明显，经常出现大且深染、具有曲折环绕的不规则细胞核。大多数肿瘤有丝分裂计数低，（2~4）/10 个高倍视野

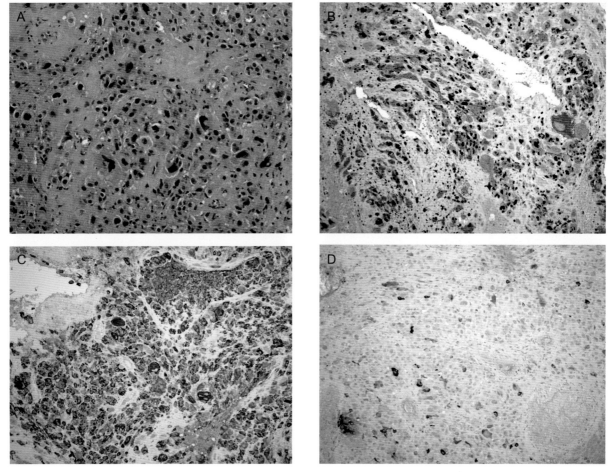

图 3-64　胎盘部位滋养细胞肿瘤（PSTT） 肿瘤细胞（A，HE 染色）增殖活跃（B，HSD3B1 阳性的细胞 Ki67 升高）。种植部位中间型滋养层细胞标志物 hPL 弥漫阳性（C），而 HCG 仅呈局部散在阳性表达（D）

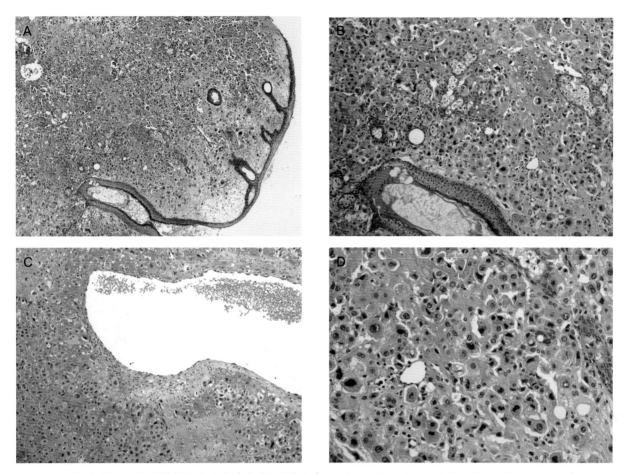

图 3-65　非妊娠性胎盘部位滋养细胞肿瘤（生殖细胞来源）　发生于卵巢，由种植部位中间型滋养层细胞组成的生殖细胞起源的肿瘤，时常伴有其他生殖细胞肿瘤成分，如畸胎瘤。分子分型分析显示没有外源性染色体（即父源性遗传物质）。可见皮肤畸胎瘤成分（A. 4×；B. 10×）。肿瘤细胞环血管生长（C）。高倍镜下显示肿瘤由成片的多边形和圆形的单核种植部位中间型滋养层细胞组成（D）

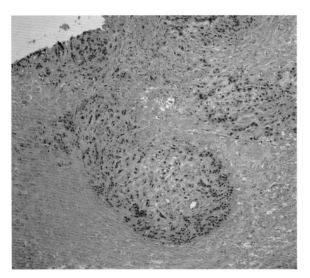

图 3-66　上皮样滋养细胞肿瘤（ETT）　肿瘤呈结节状生长，由中等大小的单核肿瘤细胞排列成巢状或条索状

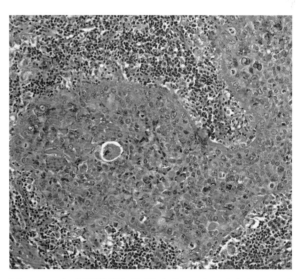

图 3-67　上皮样滋养细胞肿瘤（ETT）　肿瘤中央和肿瘤细胞之间沉积嗜酸性透明样物质是 ETT 的一个典型特征；透明基质由Ⅳ型胶原和纤维粘连蛋白组成，在形态上模拟细胞角蛋白

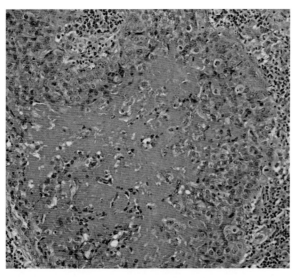

图 3-68　上皮样滋养细胞肿瘤（ETT） 肿瘤中央和肿瘤细胞之间沉积嗜酸性透明质样物质，这些物质由Ⅳ型胶原和纤维粘连蛋白组成，在形态上模拟细胞角蛋白

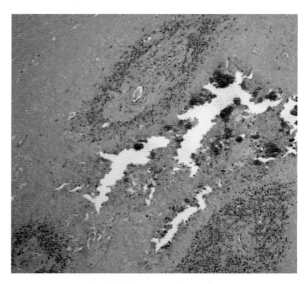

图 3-70　上皮样滋养细胞肿瘤（ETT） 钙化是 ETT 的较为独特的特征，一般不存在于 PSTT 和绒癌中

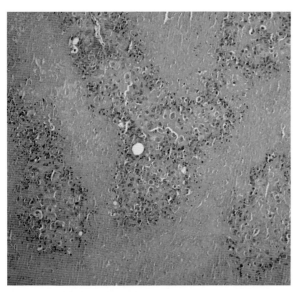

图 3-69　上皮样滋养细胞肿瘤（ETT） 坏死常表现为特征性的"地图样"坏死，表现为环绕存活细胞岛的区域性坏死

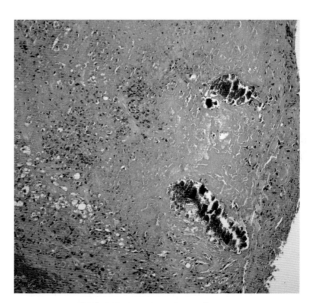

图 3-71　上皮样滋养细胞肿瘤（ETT） 显示散在钙化

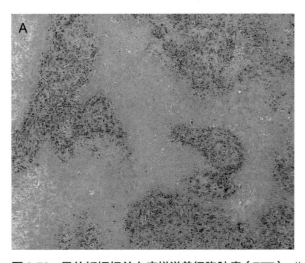

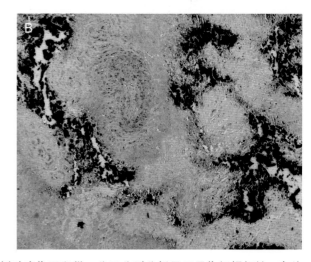

图 3-72　异位妊娠相关上皮样滋养细胞肿瘤（ETT） 此例肿瘤位于卵巢，分子分型分析显示异位妊娠相关。宫外 ETT 的镜下特征与宫内肿瘤相似。有 ETT 特征性的"地图样"坏死（A），钙化是 ETT 的较为独有的特征（B）

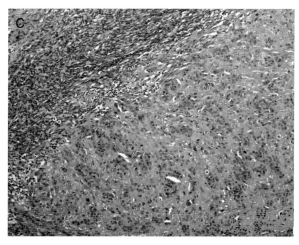

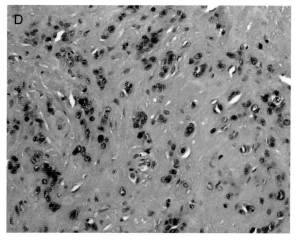

图 3-72　异位妊娠相关上皮样滋养细胞肿瘤（ETT）（续）　低倍镜下，肿瘤由中等大小的单核肿瘤细胞排列成巢状或条索状（C）。高倍镜下，细胞膜界限清晰，细胞核多显示中等程度的异型性（D）

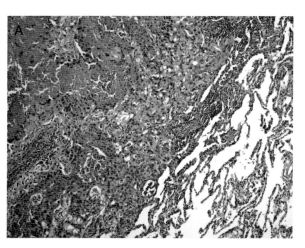

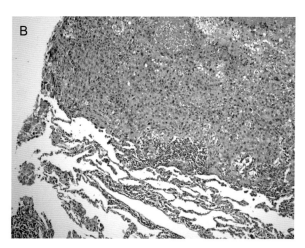

图 3-73　上皮样滋养细胞肿瘤（ETT）发生肺转移　A. 10×；B. 10×

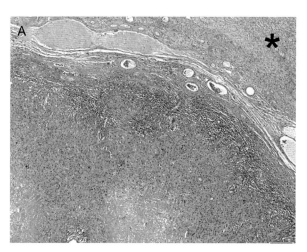

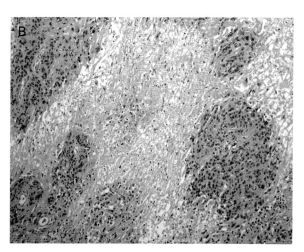

图 3-74　非妊娠性上皮样滋养细胞肿瘤（ETT）（生殖细胞来源）　发生于卵巢，由绒毛型中间型滋养层细胞组成的生殖细胞起源的肿瘤。分子分型分析显示没有外源性染色体（即父源性遗传物质）。A. 卵巢内 ETT 呈结节状生长（ * 处显示正常卵巢组织）；B. ETT 特征性的"地图样"坏死

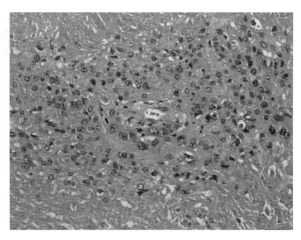 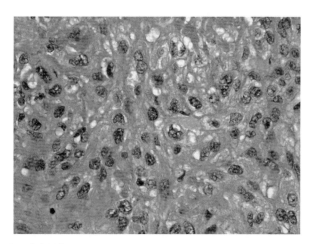

图 3-74 非妊娠性上皮样滋养细胞肿瘤（ETT）（生殖细胞来源）（续） C（10×）、D（20×）。可见 ETT 肿瘤细胞一般略大于细胞滋养层细胞但小于种植部位中间型滋养层细胞，细胞膜界限清晰，圆形细胞核时常可见小的核仁，染色质细致分散。细胞核多显示中等程度的异型性

（邢德印）

参考文献

[1] Hui P, Buza N, Murphy KM, et al. Hydatidiform moles: genetic basis and precision diagnosis[J]. Annu Rev Pathol, 2017, 24: 449-485.

[2] Ronnett BM. Hydatidiform moles: ancillary techniques to refine diagnosis[J]. Arch Pathol Lab Med, 2018, 142(12): 1485-1502.

[3] Banet N, DeScipio C, Murphy KM, et al. Characteristics of hydatidiform moles: analysis of a prospective series with p57 immunohistochemistry and molecular genotyping[J]. Mod Pathol, 2014, 27(2): 238-254.

[4] Alwaqfi R, Chang MC, Colgan TJ. Does Ki-67 have a role in the diagnosis of placental molar disease?[J]. Int J Gynecol Pathol, 2020, 39(1): 1-7.

[5] Savage J, Adams E, Veras E, et al. Choriocarcinoma in women: analysis of a case series with genotyping[J]. Am J Surg Pathol, 2017, 41(12): 1593-1606.

[6] Xing D, Zhong M, Ye F, et al. Ovarian intermediate trophoblastic tumors: genotyping defines a distinct category of nongestational tumors of germ cell type[J]. Am J Surg Pathol, 2020, 44(4): 516-525.

[7] Xing D, Zheng G, Pallavajjala A, et al. Lineage-specific alterations in gynecologic neoplasms with choriocarcinomatous differentiation: implications for origin and therapeutics[J]. Clin Cancer Res, 2019, 25(14): 4516-4529.

[8] Kurman RJ, Scully RE, Norris HJ. Trophoblastic pseudotumor of the uterus: an exaggerated form of "syncytial endometritis" simulating a malignant tumor[J]. Cancer, 1976, 38(3): 1214-1226.

[9] Scully RE, Young RH. Trophoblastic pseudotumor: a reappraisal[J]. Am J Surg Pathol, 1981, 5: 75-76.

[10] Hui P, Parkash V, Perkins AS, et al. Pathogenesis of placental site trophoblastic tumor may require the presence of a paternally derived X chromosome[J]. Lab Invest, 2000, 80(6): 965-972.

[11] Shih IM, Kurman RJ. Epithelioid trophoblastic tumor: a neoplasm distinct from choriocarcinoma and placental site trophoblastic tumor simulating carcinoma[J]. Am J Surg Pathol, 1998, 22(11): 1393-1403.

[12] Kurman RJ, Shih IM. Discovery of a cell: reflections on the checkered history of intermediate trophoblast and update on its nature and pathologic manifestations[J]. Int J Gynecol Pathol, 2014, 33(4): 339-347.

[13] Kurman RJ, Carcangiu ML, Herrington CS, et al. WHO classification of tumors of female reproductive organs[R]. 2 Ed. Lyon: IARC, 2014.

[14] Kurman RJ, Ellenson LH, Ronnett MR. Blaustein's pathology of the female genital tract[M]. 7 Ed. Springer International Publishing, 2019.

第四章 脐带异常

□ 王 昀 赵澄泉 陶 祥

脐带是连接胎儿与胎盘，并与母体进行物质转运的唯一通道。脐带的状态，尤其是病理性的改变，可以直接影响胎儿的血供情况。因此对脐带的全面检查是十分重要的。

第一节 大体可见的脐带异常

脐带是由羊膜包裹形成的圆柱状结构，妊娠末期正常脐带长度为 40~60 cm（平均约 50 cm），直径约为 2 cm。脐带的大体检查内容主要包括长度及直径的测量、螺旋方向及圈数、有无打结（真结/假结）、插入部位、血管数量、其他异常所见。

（一）脐带长度异常（abnormal length of umbilical cord）

超过或不足正常范围的脐带长度都属于异常。脐带的发育在受精卵形成后 41 天时可见，约为 0.5 cm，妊娠 4 个月时为 16~18 cm，妊娠 6 个月时为 33~35 cm，在妊娠 7 个月前脐带长度发育基本完成，以后仅有少量增加。

脐带过长

定义

脐带过长的定义有不同的标准，一般认为长度大于 70 cm，称为脐带过长。

当脐带长度大于 95 cm 时，称为脐带极度过长。

需要确认脐带送检是否完整。

发病机制

脐带过长与胎儿在宫内的运动活跃度增加有关，如男性胎儿、胎动频繁等。

遗传因素，脐带过长的孕妇下一次妊娠出现脐带过长的概率为一般人群的 2 倍。

临床相关

过长的脐带本身会导致流经脐带的血流阻力增大。

脐带过长时容易发生脐带绕颈、与肢体缠结、打结及脐带隐性脱垂（脐带部分位于胎先露部的下方或一侧）和显性脱垂（胎膜破裂后脐带脱出于宫颈口外），这些都可能造成血流阻力的进一步增加甚至阻断，导致胎儿宫内缺血缺氧、窒息。

相应的临床改变有胎粪污染、胎儿生长受限、神经系统损伤甚至死亡。

大于 90 cm 的脐带常与不良预后相关。

大体表现

脐带测量长度超过 70 cm。

可伴有过度螺旋、打结。

脐带过长导致血流受阻时，可继发脐带水肿、淤血、出血或血栓形成。

可见到绒毛膜板血管怒张、绒毛膜板血栓。

血流受阻严重时胎盘剖面上可见相应的缺血性或出血性病灶。

注意事项

需要注意由于甲醛固定剂会造成组织的轻度脱水，导致固定后的脐带长度可减少约 12%，因此测算脐带长度时要注意标本是否已固定，对固定后的标本，脐带长度需要按比例进行估算。

Manci 等研究发现在分娩数小时后，未经固定的脐带可缩短 7 cm，故推荐分娩后立即测量才可获得准确结果。

脐带过短

定义

脐带过短的定义有不同的标准，一般认为足月胎儿脐带长度不足 35 cm，称为脐带过短。

发病机制

胎儿在宫内的活跃度减低。

◎ **主动因素**
- 遗传因素，如特纳综合征、唐氏综合征。
- 孕期服用某些药物。
- 吸烟。
- 胎儿宫内慢性缺氧。

◎ **被动因素**
- 羊膜束带粘连。
- 子宫畸形。
- 子宫占位性病变。
- 多胎妊娠。
- 羊水过少。

临床相关

主要是由于脐带过短导致过度牵拉引起相应的临床症状，如胎盘早剥、脐带出血、脐带血肿，甚至发生脐带断裂等。

导致产程出现异常，如胎儿下降过程受阻。

胎儿可能出现腹壁发育不全或宫内窘迫以及出生后的中枢神经系统发育迟缓。

大体表现

脐带全长小于 35 cm。

过度牵拉时脐带可出现出血、根部撕脱等表现。

其他可见的相关联的大体改变，如继发胎盘早剥时注意有无胎盘底板部位血肿及对胎盘实质的压迹，伴羊水过少时注意检查有无羊膜结节等。

注意事项

诊断脐带过短时首先需要确认脐带是否完整送检（一般来说很少有完全送检的脐带）。通常在距脐轮 4~7 cm 处断开脐带。部分脐带因其他检查而被临床医生取走。分娩数小时后，未经固定的脐带以及组织固定会造成脐带缩短。所以如怀疑脐带过短时最好是在分娩时进行测量。

（二）脐带直径改变（abnormal thickness of umbilical cord）

构成脐带重要的结缔组织成分叫华通胶，是一种含水量丰富的胶状物，由纤细的微纤维网状结构及分布于其中的开链多糖基质组成。华通胶内细胞稀少，无淋巴管结构。因华通胶内水分多少或其他物质成分的改变等因素导致的脐带直径增加或减少都属于异常改变。

脐带水肿

定义

脐带华通胶内含有过多的水分，而导致肉眼可见的脐带增粗。可表现为脐带全段水肿或局部水肿。

发病机制

水肿是导致脐带直径增加的最常见原因。约 10% 的胎儿伴有脐带水肿，早产儿中更多见。

脐带水肿病因尚不明确，脐带水肿可能与羊水过多、妊娠期糖尿病、胎儿心脏衰竭所致的全身性水肿、母胎 ABO 或 Rh 血型不合或某些脐带肿瘤（如血管瘤）伴发有关。

临床相关

轻度脐带水肿不会对胎儿产生不良影响，但如果脐带出现重度水肿使血流受阻，可能会导致胎儿宫内缺氧，随后可能出现胎儿宫内窘迫，甚至死胎。

大体表现

水肿的脐带可以是弥漫性的或节段性的，直径增粗，切面呈果冻状。

注意事项

发生水肿时，华通胶的间质裂隙间水分积聚，可能导致裂隙增大，不要误认为是淋巴管结构，脐带及胎盘中不存在淋巴循环。

因为正常华通胶富含水分，如果大体上脐带无增粗，由于脱水造成的镜下局灶华通胶的裂隙改变不能诊断为脐带水肿。

血肿

定义

脐带血管完整性受损，血液在华通胶中聚集的占位性病变。

发病机制

继发性脐带血肿常见于宫内操作后的脐带误伤，如羊膜穿刺、脐带穿刺或胎儿输血等。

自发性脐带血肿是一种罕见的妊娠并发症。自发出血的原因尚不明确，可能与脐带血管壁结构的先天异常、肌层和弹性纤维发育不良有关，也可能与脐血管黏液脂肪变或华通胶、凝血因子 XII / VII 缺乏、血栓、感染等因素相关。

如存在脐带附着异常，如帆状附着、间位附着等，在分娩过程中血管受到撕拉也可能导致血管破裂发生羊膜内血肿。

脐带的血管源性肿瘤也可以导致血肿。

临床相关

如果血肿范围较大，脐带血管会受到压迫，胎儿-胎盘循环受到影响，进而会造成胎儿缺血缺氧、宫内窘迫或围生期窒息，甚至死亡。

因此，脐带血肿是否会导致不良临床结局与血肿形成的范围和对血管造成的压迫程度密切相关，产科的超声检查需要注意评估脐带血管和血流量，大体检查时也应重点描述其累及范围和累及的血管（动脉或静脉周围的血肿）。

注意要与产后钳夹脐带造成的出血区分开来，取材时不要取有手术钳夹痕迹的区域。

大体表现

脐带增粗，见暗红色区域，切面见脐血管周围血肿形成。

脐带过细

定义

足月胎儿脐带 2 个断面上的直径均小于 0.8 cm。

发病机制

通常是子宫-胎盘灌注不良时华通胶的水分丢失造成。

临床相关

华通胶对脐血管的保护不足，血管受压或受损影响胎儿血流灌注。

临床上常与胎儿生长受限、早发型子痫前期、低 Apgar 评分相关。

大体表现

脐带直径变细多见于近脐带根部处，由于华通胶变少导致直径减小，罕见情况下合并 1 根脐动脉闭锁。

胎盘及胎儿的重量可能均偏小，提示胎盘发育不良。

脐带华通胶变少。血管轮廓突出于脐带表面。

常伴有胎儿血管灌注不良的表现。

（三）螺旋异常（abnormal umbilical cord coiling）

一般来说脐带左右螺旋比例大约为 4：1，螺旋数量随孕周逐渐增加，至妊娠晚期时最明显。脐带螺旋是胎儿宫内活动的结果，脐带保持轻度螺旋状态，此时由 2 根脐动脉环绕脐静脉走行，脐静脉处于螺旋的中央，保持拉直状态，可避免脐静脉的暴露，保护脐静脉不受挤压，脐静脉的回流阻力最小。另外，处于正常螺旋状态时的脐带类似于电话线，在胎儿运动牵拉脐带时，可以自由地伸缩而避免缠绕。脐带螺旋卷曲程度用螺旋指数来评估，正常情况下平均螺旋指数为 0.2，即大约每 10 cm 有 2 个螺旋。

螺旋过多

定义

平均每 10 cm 脐带超过 3 个螺旋称为螺旋过多。

发病机制

螺旋过多可能与胎儿的运动量增加有关，常出现于经产妇、男性胎儿和脐带过长者。

脐带过度螺旋时，脐静脉受牵拉变长变细，同时也随着螺旋而扭转，造成脐静脉回流血流阻力增大，从而引起胎儿缺血缺氧，甚至导致不良结局。

临床相关

通常与不良妊娠结局有关，如胎儿生长受限、围生期窘迫和死胎。

大体表现

螺旋过多大体表现为脐带螺旋数量增多，可以是脐带全长均匀改变或节段性改变。

程度也可有所不同，发生极度螺旋的时候甚至可能出现脐带局部变细、缩窄（尤以近胎儿端多见，因为此处华通胶较少）。

扭转处附近静脉淤血或血栓形成。取材时注意应在螺旋明显或狭窄处及周围取材，以便镜下观察有无继发改变。

脐带或胎盘表面血管淤血、扩张。

镜下改变

脐血管、绒毛膜板或干绒毛可出现血栓形成或附壁血栓。

胎盘实质可见到整体部分性胎儿循环障碍的镜下改变，如血管 – 间质核碎裂、无血管绒毛等。

螺旋过少

定义

平均每 10 cm 脐带不足 1 个螺旋称为脐带螺旋过少，有时甚至脐带全长无螺旋。

发病机制

脐带螺旋过少主要是由于胎儿宫内被动或主动原因导致胎儿活动减少所致，如子宫肌层占位性病变、子宫畸形、双胎或胎儿染色体异常。

脐带螺旋过少时脐静脉会失去脐动脉的保护作用，导致在宫缩或其他外力压迫时脐带对抗压力的耐受能力降低，造成静脉回流受阻，S/D 值（收缩期峰值 / 舒张期低值）增高，从而影响胎儿血供及正常发育。

局部的螺旋减少可伴有扁平脐带，是由于脐带缠绕颈部或身体压迫所形成。

单脐动脉也常常伴随螺旋过少。

临床相关

通常与不良妊娠结局有关，如胎儿生长受

限、围生期窘迫和胎死宫内。

扁平脐带常与脐带绕颈、脐带绕身有关。

染色体异常的胎儿可能出现相应的畸形或发育异常。

螺旋过少大体表现为脐带螺旋数量减少、甚至无螺旋，可以是脐带全长或节段性改变。

局部的螺旋减少可伴有扁平脐带。

如果脐带的血流回流受阻，脐带或胎盘表面血管可出现淤血、扩张。

主要是血管受压后形成的各级胎盘血管的血栓形成性病变。

胎盘实质可见到整体部分性胎儿循环障碍的镜下改变，如血管–间质核碎裂、无血管绒毛等。

（四）附着部位异常

◎ 正常

脐带附着于胎盘胎儿面，正常情况下附着在胎盘中央 2/3 区域内，足月时与胎盘边缘的距离大于 3 cm，附着处华通胶包裹完整。

◎ 异常

异常的脐带附着包括附着部位的异常，如边缘附着、帆状附着；附着处结构的异常，如脐带系带、叉状附着、间位附着等。

- 近边缘附着（peripheral cord insertion）：脐带附着位置与胎盘边缘的距离小于或等于 3 cm 且大于 1 cm。
- 边缘附着（marginal cord insertion）：脐带附着位置与胎盘边缘的距离小于或等于 1 cm 或附着于胎盘边缘，此时可称为"球拍样"胎盘。
- 帆状附着（velamentous cord insertion）：脐带附着位置位于胎膜上，此时连接脐带

根部的绒毛膜板血管走行于胎膜上，由于缺乏保护而容易断裂。

- 叉状附着（furcate cord insertion）：罕见的脐带异常附着，接近脐带根部的脐血管在进入胎盘前就已分支，周围无华通胶包裹。
- 脐带系带（cord web）：指在脐带下段出现一段羊膜反折的延伸。
- 间位附着（interpositional cord insertion）：帆状附着的脐带，但在进入胎盘前有华通胶的包裹。

早期胎盘附着部位因存在内膜损伤，底蜕膜血供不良，继而胎盘向血供好的区域发生单向偏移生长，使得原来正常附着的脐带逐渐偏移至边缘部位形成边缘附着。

如果附着部位的边缘萎缩十分明显，则进一步形成帆状脐带。此学说与连续超声影像图观察到的胎盘生长发育过程是符合的。

种植异常所致，胚泡着床时内细胞团正常处于近蜕膜一侧，因此，胚胎发生后，脐带即朝向蜕膜一方的丛密绒毛膜（即胎盘实质）。如果种植时内细胞团处于侧方位或蜕膜对侧，导致胚胎发生后，脐带连于平滑绒毛膜，即形成帆状附着的脐带，但目前还没有足够的证据支持这一学说。

附着部位的异常主要影响脐血流，其原因可以是部分绒毛膜板血管至胎盘小叶距离延长，如近边缘、边缘附着；可以是由于胎儿运动造成脐带根部扭转，如叉状附着、边缘附着；也可能是脐带系带使脐带附着部位限制在一定角度内，使血管受到压迫。

各类不受华通胶保护的血管，如叉状附着和帆状附着的血管，易受到外力的作用而撕裂，导致胎儿出血，特别是胎膜上的血管如果走行于胎先露的前方（称为前置血管），则会因分娩时胎膜破裂而发生急性出血，导致围生儿失血性休克和死亡。

需要注意胎膜上走行的血管也可以出现于近边缘甚至是正常附着的脐带的病例，因此剪除胎膜前，需要注意胎膜上有无血管及血管是否有破裂。

临床相关

对胎儿循环的影响。由于脐带附着位置和脐带根部的异常形态，对胎儿的循环造成不同程度的影响，一般近边缘附着或间位附着对胎儿循环的影响较小，对胎儿的生长发育没有明显的影响；如果附着于胎盘边缘或胎膜，或根部华通胶减少，则脐带根部易发生扭曲而引起回流受阻，这与胎儿宫内生长受限、胎儿宫内窘迫和早产有关。

血管破裂先造成胎儿失血。当脐带附着部位异常，以及脐带正常附着但有异常的胎膜上血管时，走行于胎膜上的血管或缺乏华通胶保护的血管会因外力牵拉或局部感染被炎症破坏而发生破裂，从而导致胎儿急性失血。根据失血的量及失血快慢不同，可出现新生儿贫血、缺血缺氧性脑病或死胎。羊水可呈血性。

双胎及多胎妊娠、单脐动脉时，较易出现脐带帆状附着，单胎中的发生率仅约 1%。

大体表现

每一例胎盘的大体观察均应详细记录脐带附着点的位置，如为近边缘附着或帆状附着，还需要测量脐带根部距胎盘实质边缘的距离。

附着点位置一般显而易见，而脐带系带则在牵拉脐带朝向某一方向时，出现根部以上的一段脐带一侧的羊膜不平整，由羊膜的游离缘、胎盘表面及脐带共同围成近三角形的双层羊膜。脐带向某一方向上的活动度受此羊膜的牵拉限制。

间位附着：脐带在进入胎盘前有一段走行于胎膜内，但华通胶完整，无血管裸露，需要与帆状附着相鉴别。

叉状附着：脐带根部脐血管裸露，入胎盘前血管周围无华通胶包裹，轻者可能存在少量华通胶，根部变细，见到血管轮廓。

各种附着方式均可伴有动脉或静脉内血栓形成。如有急性破裂出血，可见羊膜内出血造成羊膜表面含铁血黄素沉积而形成的黄染，也可见羊膜下出血，形成羊膜下血肿，此时需要有临床表现的支持，如新生儿失血的症状，因为在胎盘娩出时过度牵拉脐带也可造成人为的假象。

非帆状附着的胎盘也需要仔细观察胎膜上是否有血管走行，以及这些血管的完整性如何。注意应在血管断裂处取材。

各种附着异常均不同程度地影响胎儿血流回流，胎盘表面的血管可有不同程度的怒张，血流淤滞也促使血栓形成。

镜下表现

各级血管形成血栓或附壁血栓。

胎盘实质均可出现整体部分性胎儿灌注异常的表现，如无血管绒毛和血管-间质核碎裂。

血管完整性受损后可见到血管壁坏死及中性粒细胞在肌层聚集，管腔见早期血栓形成的血小板聚集和纤维素渗出，胎膜或羊膜、绒毛膜板可见含铁血黄素沉积及组织细胞浸润，但急性出血少见，需要结合临床病史。

（五）血管数量异常

孕 8 周后第 2 根脐静脉会发生生理性萎缩，也就是说正常情况下脐带内华通胶包绕的应该有 2 根动脉和 1 根静脉。动脉的平均直径约 3 mm，静脉的直径大约是脐动脉的 2 倍，且静脉管壁较薄。

血管减少

定义

脐动脉缺少 1 根，临床称之为单脐动脉（single umbilical artery，SUA）。

发病机制

单脐动脉的发病机制尚不明确。正常的 2 根脐动脉是髂内动脉的分支，从胚胎的尿囊两侧进入脐带，可能由于一侧的形成动脉的间充质发育不良而导致1根脐动脉不发育，或1根发育正常的脐动脉发生继发性萎缩。可能为血栓因素，也可能为1根脐动脉发育上处于劣势，出现废用性萎缩。

罕见的情况下脐动脉为卵黄管血管来源，起源于肠系膜上动脉或腹主动脉，则发育上为真性的单脐动脉。

罕见情况下会出现2根动脉局部发生融合导致部分切面缺少1根动脉，这一融合常出现于近附着点3 cm内，也可以于更高位置出现，称为Hyrtl吻合。

临床相关

单脐动脉是人类脐带最常见的解剖学异常，双胎中的发生率更高。

常与胎儿多发畸形相关，可发生于多个系统，且以中胚层发育的器官为主。有研究认为左支缺失者更多见，且更易合并多发畸形及复杂性心血管畸形。

超声产前筛查将单脐动脉作为判断胎儿先天性畸形、染色体异常的"软"指标。

其他可能出现的问题包括新生儿出生体重较低、5分钟Apgar评分低、早产概率增高。

大体表现

切面仅见2根血管。由于胎盘侧3 cm内脐动脉发生融合的概率较高，不要通过近脐带根部的切片来判断是否为单脐动脉。

常常合并螺旋减少及扁平脐带。

镜下表现

镜下见脐带内缺少1根脐动脉，需要在完整的脐带切面中判断，偶尔由于包埋方向的误差，特别是小孕周的脐带较细，易造成包埋时倒伏而导致切面不全，容易误诊为SUA。

临床超声诊断的单脐动脉，可能存在脐带血栓导致1条血管萎缩，若在脐带的多个部位取材，有可能发现血栓和闭锁的动脉。

血管增多

定义

全长或部分脐带中脐血管的数量超过3根。

发病机制

一般是在近胎盘处出现，这是绒毛膜血管提前分支形成的，属于假性血管增多。

罕见情况下出现真性血管增多是因为出现了持续性右脐静脉，即第2根（右）脐静脉持续存在，导致血管数量增多。

临床相关

一般无特殊临床后果。

大体表现

真性血管增多者切面可见4根血管。

假性血管增多者在近附着部位的切面可见4根及以上的血管。

脐带假结容易造成切面多条血管，但并非真正的血管增多。

镜下表现

真性血管增多者可见管腔及管壁结构完整、明确的4根血管。

（六）其他异常

脐带打结

定义

脐带发生真正的打结（true knot），一般结打得较为松弛，对胎儿循环的影响不大；如果结打得紧则胎儿循环中断，导致死胎。

假结（false knot）是由于脐静脉迂曲而在脐带表面形成的突起。

发病机制

脐带真结的发生率约0.4%，主要是与脐带过长、胎儿宫内运动发生脐带缠绕有关，进一步拉扯后导致真结形成。男性胎儿略多，与羊水过多可能也有一定的相关性。

假结的形成是由于脐静脉长度大于脐带长度，部分脐静脉迂曲，形成类似静脉曲张的表现。

预后影响主要与结的松紧有关，脐带真结过紧，甚者会阻断血流，导致胎儿血供减少，发生宫内窘迫甚至死胎。较松的真结则对临床结局无明显影响。

假结通常没有相关的临床表现。

较紧的真结会压迫血管，在脐带的近胎盘侧发生静脉淤滞甚至血栓形成，如慢性血栓形成可能伴有钙化或管腔狭窄及机化，也可能出现继发出血及血肿形成。

对真结的大体描述应着重记录结的松紧状态、有无血流淤滞、血栓形成现象。

假结表现为脐带局部不规则的隆起，直径增粗，由于脐静脉局部迂曲，切面的血管数量可能超过 3 根。

一般无明显镜下表现，真结脐血管可见血栓形成或附壁血栓形成、管壁纤维化及黏液变性。

脐带假结处切面见多条血管，但非假结处血管数目正常。

华通胶发育不全

华通胶是脐带重要的支撑结构，具有重要的血管保护作用，如华通胶发育不全，出现华通胶薄弱甚至缺失，则失去了对血管的保护，容易在脐带牵拉过程中发生血管损伤、部分性及完全性断裂，甚者导致致死性不良结局。

（七）脐带肿瘤（tumors of umbilical cord）

血管瘤

脐带中由良性增生的毛细血管所构成的肿瘤，一些病例可伴发间质富含黏液样基质，称为脐带血管黏液瘤（angiomyxoma）。

可能为错构瘤性质，增生的血管可围绕脐动脉或脐静脉生长。

一部分病例中，增生的血管与脐血管无关，可能发生于卵黄管血管，在病变中可发现成对的卵黄管血管或卵黄管残迹。

动静脉瘘也可表现为扩张迂曲的血管杂乱分布。

脐带血管瘤好发于脐带的胎盘端。

可随胎儿生长逐渐增大。

小的血管瘤可以无症状，大的脐带血管瘤常与脐带出血、血肿、低阻力性心力衰竭、母体甲胎蛋白升高、弥散性血管内凝血、胎儿血管瘤病相关。

体积大的血管瘤可能会压迫脐带动、静脉，使血流动力学改变进而对胎儿产生不良影响。

文献报道脐带血管瘤可能巨大（直径达十多厘米）。

局限性的脐带明显增粗。

表面呈暗红色，切面呈蜂窝状或可见出血、血肿形成。

镜下为增生一致的毛细血管性肿瘤或海绵状血管瘤。

增生的血管围绕其中 1 根脐血管或与血管无关，后者常可见到肿瘤内的 2 根卵黄管血管或卵黄管残迹。

如有间质伴黏液样变性则称之为血管黏液瘤。

可伴有肿瘤内及周围出血和血肿形成。

畸胎瘤

定义

由成熟的外、中、内胚层的组织构成的结节状肿块。

发病机制

脐带畸胎瘤非常罕见，与胚胎发育密切相关，可能是由于妊娠早期原肠陷入脐带，原始生殖细胞从原肠游走进入脐带结缔组织中进一步发展为畸胎瘤。

临床相关

脐带畸胎瘤会导致胎儿的死亡率升高，如果畸胎瘤较大并伴有胎儿的腹壁缺损提示胎儿可能合并染色体异常，预后不佳。

大体表现

常见于脐带根部，也可见于中部，可表现为脐带的明显膨大或脐带呈有蒂的外生性肿物，切面大体特点同其他部位的畸胎瘤。

镜下表现

镜下表现与其他部位的畸胎瘤相似，可见 3 个胚层的组织成分。

单胚层畸胎瘤及原始神经上皮成分（未成熟畸胎瘤）罕见。

图 解

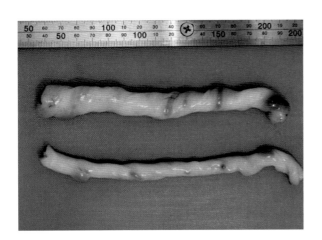

图 4-1 脐带节段性水肿 截取的上段脐带为水肿段，直径明显增粗；对照下段为其余直径正常的部分

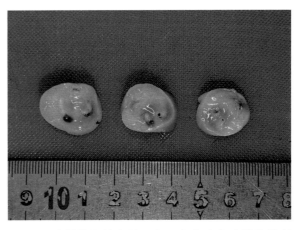

图 4-2 脐带节段性水肿 上图中水肿段脐带的横断面，华通胶因水肿呈半透明状。切面可见明显的 3 根血管管腔

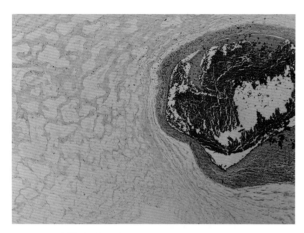

图 4-3　脐带水肿　镜下华通胶内水分聚集，形成波纹状的裂隙（图左侧），不要误认为是淋巴管结构

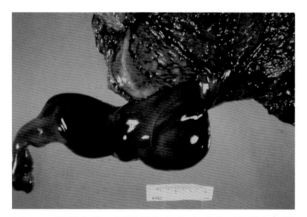

图 4-4　脐带血肿　近脐带根部血肿形成，脐带直径增粗，呈暗红色

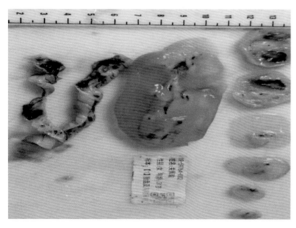

图 4-5　脐带血管瘤大体图　脐带华通胶水肿，脐动脉周围可见一暗红区域

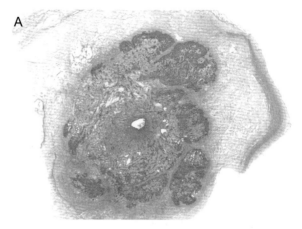

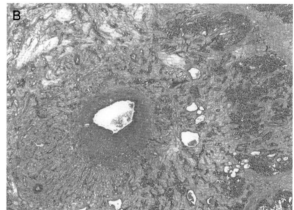

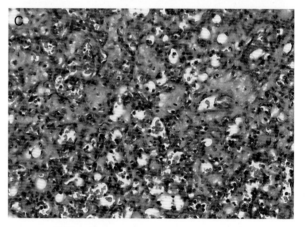

图 4-6　脐带血管瘤镜下图　A. 病变位于脐带，周界清楚，分叶状；B. 显示脐带血管瘤围绕脐动脉生长，周围可见增生的小血管；C. 肿瘤主要由相互吻合的毛细血管所组成

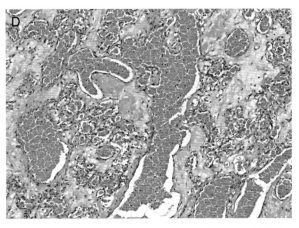

图 4-6 脐带血管瘤镜下图（续） D. 局部肿瘤血管扩张

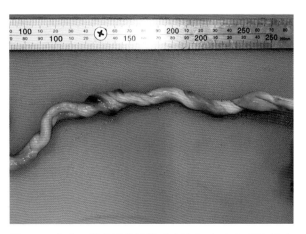

图 4-9 大致正常的脐带螺旋（右旋） 近根部螺旋轻度增多，可见血管淤血

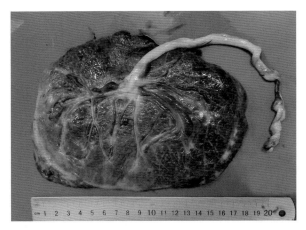

图 4-7 脐带过细 此为 1 例孕 38 周胎儿生长受限的胎盘。胎盘直径最大处约 0.8 cm，部分区域更细，胎儿面血管部分增粗，可能与脐带过细引起的回流受限有关。（图由厦门大学附属妇女儿童医院郑良楷惠赠）

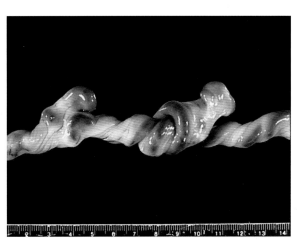

图 4-10 脐带螺旋过度 每 10 cm 脐带长度的螺旋数明显超过 3 个，伴静脉迂曲，假结形成

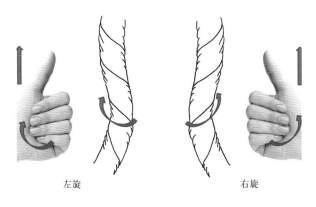

左旋　　　　　　右旋

图 4-8 脐带螺旋方向判断示意图 无需关注脐带的朝向，只要保持四指与拇指都指向向上的方向，"左"或"右"手即代表螺旋的方向

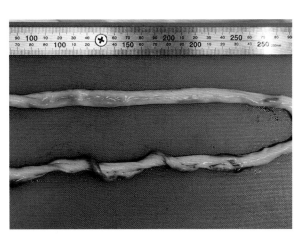

图 4-11 脐带螺旋过少 图中示脐带螺旋节段性减少，上半部分螺旋几近消失

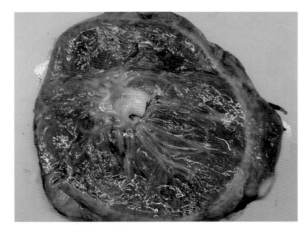

图 4-12 脐带中央附着

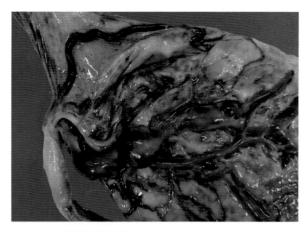

图 4-15 脐带帆状附着

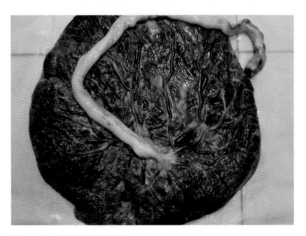

图 4-13 脐带偏心附着

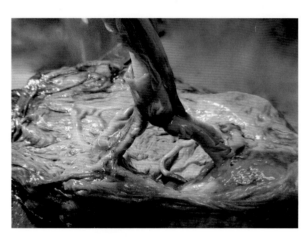

图 4-16 脐带叉状附着 4 根脐血管（双动脉双静脉）。（此图由云南省禄丰县人民医院病理科吴美仙医生惠赠）

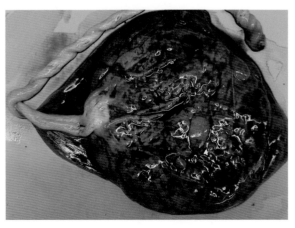

图 4-14 边缘附着（"球拍样"胎盘） 脐带附着部位在胎盘边缘或近边缘 1 cm 以内

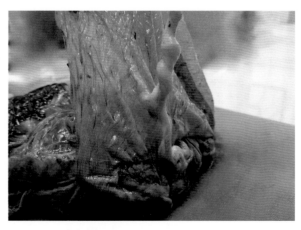

图 4-17 脐带间位附着 可见在胎膜内走行的脐带仍有华通胶包裹，对胎盘功能的影响较小

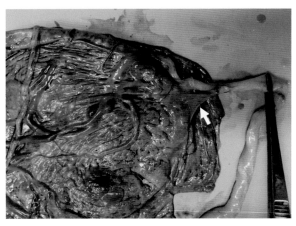

图 4-18　脐带系带　脐带根部的羊膜反褶形成的类三角形的区域，对脐带部分方向上的活动度有限制作用（箭头所示）

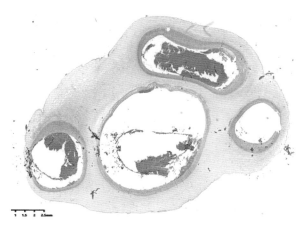

图 4-21　真性血管增多　可见 2 根脐动脉及 2 根脐静脉。（此图由云南省昆明市寻甸县第一人民医院胡祖洪医生惠赠）

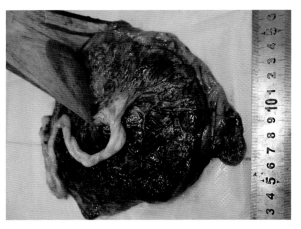

图 4-19　羊膜撕脱　形成假系带状，注意胎盘左半部分表面的羊膜缺失，血管裸露

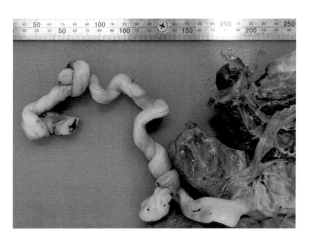

图 4-22　脐带真结　图右上方可见脐带真结，但结较松，胎儿无明显异常，周围脐带未见淤血及血栓形成

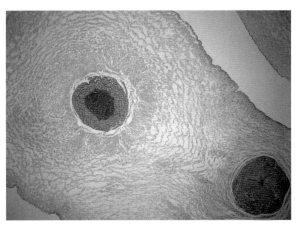

图 4-20　单脐动脉　在完整的脐带断面上仅见到 2 根血管

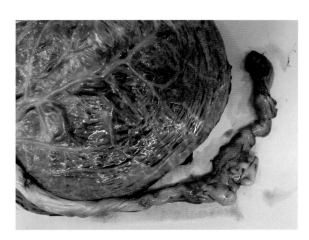

图 4-23　脐带假结　脐带局部增粗，表面呈不规则突起

（一）胎粪性肌坏死（meconium-associated vascular necrosis）

定义

胎粪污染发生较长时间后，脐带、脐血管及其胎盘表面分支发生肌纤维的退变及坏死。

发病机制

胎粪主要由来自消化道内的多种物质组成，妊娠中期及以后可见于胎儿肠道内，正常情况下在分娩后才会排出。

胎粪中成分复杂，其中含有大量的由细胞碎片组成的内源性蛋白质及胆汁成分，研究表明在体外胎粪可明显激活补体系统。

如果因为各种原因，胎粪过早排出至羊膜腔，会导致胎盘组织（如羊膜、脐血管）出现退行性改变，早则发生在污染发生后几个小时，时间较长者会诱导脐血管及其分支的平滑肌纤维发生退变甚至坏死。

临床相关

目前尚不清楚血管暴露于胎粪后多长时间会出现组织形态学上的改变，但估计为较长的时间。估测胎粪排出时间与分娩时间的间隔大致为以下几个时间段。

小于 1 小时：胎盘表面的胎粪易清洗，不留染色，镜下无明显异常改变。

1~3 小时：羊膜被染色（绿色），但绒毛膜无染色，镜下见羊膜内有吞噬色素的巨噬细胞。

大于 3 小时：羊膜及绒毛膜均肉眼可见染色，镜下见吞噬色素的巨噬细胞。

4~6 小时：胎儿的手脚指（趾）甲被染色。

12~14 小时：胎脂被染色。

由于胎粪对脐血管管壁平滑肌组织的损伤，会导致血管的收缩能力受损，这可能会进一步加重胎儿的缺血缺氧。

胎粪在宫内排出最多见于成熟胎儿及发生宫内窘迫的胎儿，这是因为这两种情况下胎儿体内的动能素水平升高（促使肠壁收缩推动胎粪在肠腔内移动的重要内分泌因子之一）。所以，虽然胎粪排出与宫内窘迫呈正相关，是提示胎儿宫内缺血缺氧的重要指征，但是当见到胎粪排出的相关改变时，也要结合临床的围生期胎儿及新生儿的具体情况判断其诱因。

镜下表现

脐血管及其胎儿面分支的平滑肌纤维出现退行性变，表现为平滑肌纤维聚集，细胞收缩呈圆形、椭圆形，胞质嗜酸性增强，可见核固缩，甚至灶状肌纤维坏死，细胞核消失仅残留退变的胞质碎片。

（二）血 栓（umbilical vascular thrombosis）

定义

指脐动脉或脐静脉内血栓形成，可分为闭塞性和非闭塞性。

发病机制

如前文所述，脐带真结、过度扭转、脐带缩窄、异常附着或炎症等原因都可能导致脐血管受压或管腔狭窄，使血流淤滞，进而导致脐血管（主要是脐静脉）及胎盘表面血管内血栓形成。

其他原因造成的血流速度降低、高凝状态和血管异常（静脉血栓形成的 Virchow 三联征）也会导致血栓形成。

临床相关

妊娠妇女中脐血管血栓形成的发生率约为 0.08%。

死婴尸检中发现脐血管血栓概率大约为 0.1%。

临床表现与血栓形成于脐动脉还是脐静脉有关，也与血栓阻塞血管腔的程度有关。

血栓形成后，脐血流受阻，胎儿继发严重的缺血缺氧改变，可能导致胎儿器官梗死、脑瘫或神经功能障碍、脑出血和严重胎儿宫内生长受限、胎儿对产程的不耐受（胎儿窘迫）、新生儿肝病，以及死产的风险增加。

脐血管血栓形成与不良的围生期结局有关，通常发生于脐静脉，占 2/3 病例，往往导致胎儿死亡。脐动脉血栓形成后的活胎的概率大于脐静脉血栓。

镜下表现

脐血管血栓与绒毛膜板和干绒毛内形成的血栓相似，附壁处可见管壁不规则增厚，管壁内肌纤维母细胞增生或黏液变性。

管壁平滑肌由于得不到血液营养，故发生退行性变或坏死。

鉴别诊断

血凝块：胎盘分娩后，残留在脐带中的血液凝固，纤维素渗出形成。围生儿没有严重的临床症状。由于摆放位置的缘故，凝血块常常分层，下方为红细胞，上方为纤维素。血管平滑肌完好，无坏死。

（三）脐带炎症（funisitis）

脐带炎症常与急性绒毛膜羊膜炎、急性绒毛膜血管炎伴发，是反映胎儿炎症反应的重要指标之一，且胎儿的炎症反应常伴随母体炎症反应，少数情况下也可单发。在 Redline 等提出的胎儿炎症反应分类标准中提道：炎症累及脐血管的数量越多，分期越高；炎症浸润血管外的范围越广，分级越高。

脐血管炎

定义

指脐静脉或脐动脉中的 1 根或数根血管中出现不同程度的中性粒细胞浸润。

发病机制

脐血管炎常是急性上行性感染或血行感染累及胎儿的表现，属于胎儿炎症反应。其致病微生物很多，包括多种细菌及真菌。

临床相关

部分病例可出现急性绒毛膜羊膜炎的症状。

镜下表现

1 期：脐静脉或绒毛膜板血管中出现中性粒细胞浸润。

2 期：1 根或 2 根脐动脉管壁中出现中性粒细胞浸润，也可见少量中性粒细胞出现在血管周围的华通胶中。

3 期：坏死性脐带炎，退变坏死的中性粒细胞和嗜伊红的细胞碎屑呈一条或多条带状结构同心圆状环绕脐血管周围。

坏死性脐带炎

定义

也称亚急性脐带炎和向心性脐血管周围炎，具有特殊的形态学特点。是梅毒螺旋体和单纯疱疹病毒感染的特征性改变。

发病机制

细菌、真菌、原虫或病毒的长期感染都可以导致坏死性脐带炎，常见于梅毒螺旋体和单纯疱疹病毒感染，钙化坏死性脐带炎也可见于弓形虫感染。形成机制是来自羊水的微生物抗原与来自母体的抗体结合，形成免疫复合物沉积。

临床相关

大多数病例是非特异性的慢性的宫腔感染导致。

1/3 的宫内梅毒螺旋体感染的病例中会出现坏死性脐带炎。

疱疹病毒感染也常出现坏死性脐带炎。

镜下表现

坏死性脐带炎中见炎症细胞带和核碎片以及有时伴随产生的钙化物，围绕脐带和绒毛膜板血管定向朝向羊膜腔分布。

（四）胚胎残迹（vestigial remnants）

定义

指在胚胎发育过程中一些正常应该逐渐闭锁或消退的组织结构持续存在。严格意义上讲胚胎残迹不属于脐带的异常改变，临床上比较常见，且一般无临床意义。

尿囊柄残迹（allantoic remnant）：尿囊柄大约出现在受孕后第 16 天，为卵黄囊尾部残余的外翻部分，正常情况在孕 15 周时就完全闭塞，其残迹部分连接脐与膀胱称为正中韧带。

卵黄管残余（omphalomesenteric remnant）：在胚胎发育早期，中肠经脐带与卵黄囊沟通，随着胚胎发育，中肠与卵黄囊之间的连接越来越细，形成脐肠系膜的管及卵黄管。在妊娠第 7~16 周，中肠旋转、撤退至原来的腔内，卵黄管也随之萎缩。

临床相关

尿囊柄残迹：约 15% 的正常胎盘内可见尿囊柄残迹，且男性更多见。一般无临床意义，有时钳夹脐带时可见尿液排出。如果合并囊肿形成者可能会持续至成年，罕见病例并发肾盂肾炎及脓肿。

卵黄管残迹：约 1.5% 的脐带中可见卵黄管残迹，如残迹管腔不与胎儿的肠道相通则无临床意义。卵黄管残迹者可能伴有小肠闭锁或 Meckel 憩室，临床上会出现腹胀症状。

镜下表现

尿囊柄残迹：可见于脐带各段，最常见于脐带近端，多位于 2 根脐动脉之间，在中央处。镜下见立方或扁平的上皮细胞聚集，多为移行上皮，偶见黏液上皮细胞，一般不形成管腔，罕见周围有平滑肌。可见毛细血管丛分布在脐血管周围，罕见伴髓外造血。

卵黄管残迹：卵黄管残迹也常见于男性胎儿的脐带，更多见于脐带的胎儿端。卵黄管残迹多位于脐带的外周区（与尿囊柄残迹不同），形成管腔结构，管腔内衬覆肠道的黏液柱状上皮，常伴有肌层结构，并可成对发生。有时也可含有其他内胚层的组织结构，如肝、小肠、胰腺、胃黏膜等。卵黄管残迹还常伴卵黄血管，内含红细胞，但缺乏肌层结构。

图 解

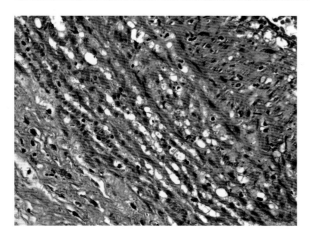

图 4-24 胎粪性肌坏死 脐血管外层的平滑肌部分皱缩，核圆，均一深染，为平滑肌退变表现，近左侧见数个吞噬胎粪类颗粒（胞质略黄）的组织细胞

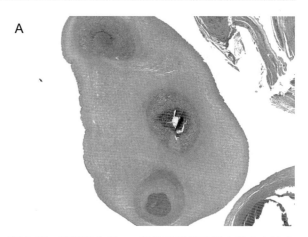

图 4-25 脐动脉血栓 1 根脐动脉管腔被血栓完全阻塞（A）

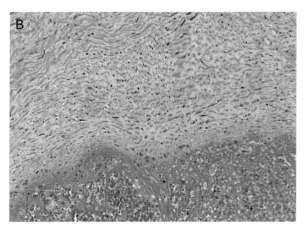

图 4-25　脐动脉血栓（续） 血管壁的平滑肌部分核溶解（B），部分细胞皱缩，提示因缺血缺氧而导致坏死

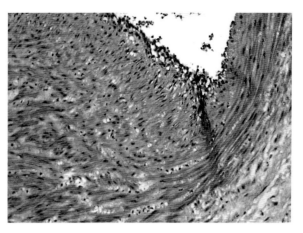

图 4-28　脐动脉炎 血管管壁肌束间见极少量的有核成分，可与近右侧的正常肌束对比。这是在低倍镜下发现炎症的线索

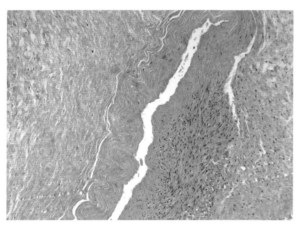

图 4-26　脐动脉血栓 偶尔未取到血栓的位置，但通过坏死的血管壁，管腔下塌陷，提示血栓出现在该血管的其他部位

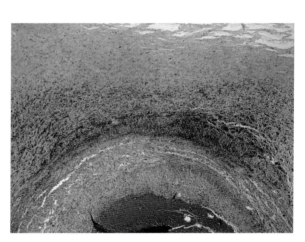

图 4-29　坏死性脐血管炎 华通胶内弥漫性环血管的中性粒细胞浸润，伴组织坏死

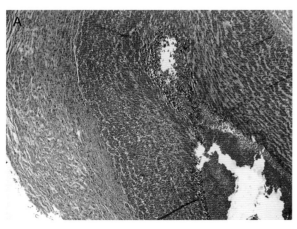

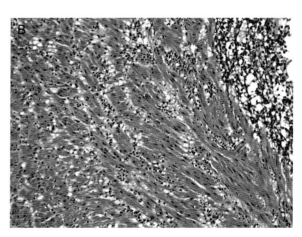

图 4-27　脐静脉炎 A. 低倍镜下静脉管壁平滑肌束间充满中性粒细胞，血管腔缘可见聚集的炎症细胞，注意左侧为脐带边缘，此侧管壁炎症更明显；B. 高倍镜下可见右侧管腔缘聚集的中性粒细胞及肌束之间的炎细胞

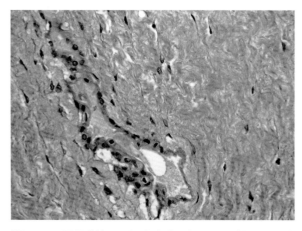

图4-30 尿囊残迹 2根脐动脉之间的一小簇上皮细胞巢，细胞扁平或立方状，形成狭长管腔

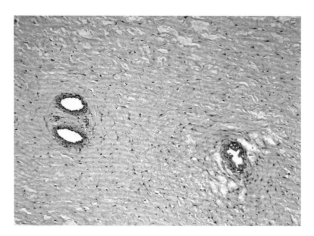

图4-32 卵黄管及相应的一对卵黄管血管残迹

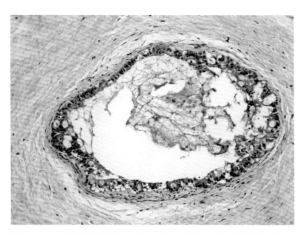

图4-31 卵黄囊残迹 华通胶内见由黏液柱状上皮围成的腺腔

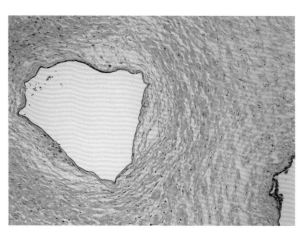

图4-33 脐带包涵囊肿 不属于残迹。是由于表面上皮的凹陷而形成，靠近脐带边缘，与表面羊膜上皮一致

参考文献

[1] Baergen RN. Manual of pathology of the human placenta[M]. 2 Ed. Springer, 2011.

[2] Kaplan CG. Color atlas of gross placental pathology[M]. 2 Ed. Springer, 2007.

[3] Kurman RJ, Ellenson LH, Ronnett, BM. Blaustein's pathology of the female genital tract[M]. 7 Ed. Springer International Publishing, 2019.

[4] Redline RW, Boyd TK, Roberts DJ. Placental and gestational pathology[M]. London: Cambridge University Press, 2018.

[5] 陈乐真. 妇产科诊断病理学 [M]. 2 版. 北京：人民军医出版社，2010.

[6] Castellheim A, Lindenskov PH, Pharo A, et al. Meconium is a potent activator of complement in human serum and in piglets[J]. Pediatr Res, 2004, 55(2): 310-318.

[7] 孙倩，金镇. 脐血管栓塞的诊治现状 [J]. 现代妇产科进展，2019, 28(5): 393-395.

第五章　胎膜及胎盘胎儿面异常

□ 李　娟　赵澄泉

胎膜与胎盘表面相连续，游离胎膜分为羊膜、绒毛膜、蜕膜及血管；胎盘胎儿面（即绒毛膜板）包括羊膜和绒毛膜层，脐带血管的动脉、静脉相伴随着进入到绒毛膜板，动脉骑跨在静脉之上。这个部位容易受到来自羊膜腔的胎粪、微生物等影响，发生反应性改变。

第一节　色素性改变

胎膜及绒毛膜板的色素性改变主要有胎粪污染、含铁血黄素沉积、脂褐素等，有时不易区分，但其临床意义有所不同，需要进行鉴别诊断。

（一）胎粪相关改变

定义

胎粪是胎儿肠道内容物，包括肠道分泌物、黏液、胎毛、胆汁及上皮细胞。宫内胎粪排出是由于肠蠕动和肛门括约肌的放松所致。

发病机制

大多数情况下，胎粪在出生后排出是生理成熟的标志。但对于胎儿在产前排出胎粪的原因有不同的观点，有的研究认为所有胎粪都是异常的，也有些研究认为妊娠晚期少量胎粪排出可能是生理性的。

◎ 宫内胎粪排出与胎儿窘迫的相关性（存在不同意见）

- 胎儿窘迫和继发的交感神经刺激引起胎粪排入羊水中。
- 胎粪吸入综合征也会在没有明显胎儿窘迫的情况下发生。

◎ 胎粪污染和羊膜腔感染常共同存在

尚不清楚是胎儿对感染的反应导致胎粪污染，还是因为胎粪为细菌的繁殖和引发感染创造了一个更适宜的环境。

- 有些胎盘只有胎儿炎症反应，而没有母体炎症反应，可能是胎粪引起炎症因子的释放，长时间胎粪暴露对脐带和绒毛膜板血管具有毒性。
- 也有研究认为胎粪污染的羊水比清亮的羊水更容易受到细菌、病毒的感染，也易伴有炎症相关的临床表现。

临床相关

宫内胎粪排出在所有分娩的新生儿中占10%~15%，早产儿中少见，多发生在足月儿，尤其是过期产儿发生率约31%。

临床上将羊水污染分为3度：Ⅰ度，羊水呈现浅绿色；Ⅱ度，黄绿色并浑浊；Ⅲ度，棕黄色且稠厚。宫内胎粪排出可能是胎儿窘迫的标志，需要进行更密切的胎儿监测和胎儿心率监测。

发生胎粪污染的胎儿有 1.2%~5% 会发生胎粪吸入综合征，病情程度与胎儿炎症反应有相关性。新生儿易出现严重呼吸衰竭，病死率为 7%~15.8%。伴有胎儿不良结局时易引起医疗纠纷，病理医生结合临床病史寻找胎粪污染发生的原因和持续时间具有重要意义。

羊水和胎膜中胎粪的增加，尤其胎粪相关的血管坏死，与胎儿围生期相关疾病的发病率和死亡率以及长期的神经损伤有关。

胎粪引起的羊膜上皮细胞坏死可能与羊水过少有关。

大体表现

胎粪早期呈亮绿色，随着胎粪暴露时间的延长，变为暗棕色。

体外实验表明，羊膜染色在 1 小时内发生，绒毛膜染色在 3 小时内发生，病理医生要检查羊膜、绒毛膜是否都有染色。新鲜绿色的胎粪污染，镜下大多找不到胎粪色素。脐带胎粪污染时注意有无溃疡和血栓，应该多点取材进行组织学检查。

羊膜常伴有水肿，表面有黏滑感。羊膜常与绒毛膜分离，注意两层膜组织都要取材。随着胎粪暴露时间延长，胎膜从透明变得不透明。

羊膜腔感染的胎盘常有相似的大体表现，两种病变常同时存在；依沙吖啶（利凡诺）引产的胎盘常呈黄绿色，色彩较为鲜亮，而胎粪污染和羊膜腔感染的胎盘较为灰暗。

镜下表现

◎ 游离的胎粪颗粒

羊膜下可以见到游离的胎粪颗粒，由无定形物质和无核的鳞状上皮细胞组成。

- 含胎粪的吞噬细胞出现的部位。
  - 含胎粪的吞噬细胞可以出现在游离胎膜、绒毛膜板、脐带。
  - 距离胎儿最近的是羊膜，含胎粪的吞噬细胞最先出现在羊膜，随着暴露时间推移，逐渐向蜕膜移动。

- 1 小时：反应性羊膜增生或坏死。
- 1~3 小时：含胎粪的吞噬细胞出现在羊膜或绒毛膜间质。
- 大于 3 小时：含胎粪的吞噬细胞出现在绒毛膜上皮和蜕膜。
- 大于 6 小时：含胎粪的吞噬细胞出现在脐带华通胶。
- 大于 12~16 小时：胎粪性血管坏死。

◎ 含胎粪的吞噬细胞

- 多呈球形、泡沫样；颜色呈浅至深褐色，但受到光照作用影响，颜色会变浅。
- 含有胎粪的吞噬细胞的密度通常可反应羊水中胎粪的黏稠度，黏稠的胎粪更容易引发新生儿的不良结局。

◎ 伴随的病理性改变

- 羊膜上皮的变化。
  - 羊膜上皮呈反应性改变：上皮细胞从低柱状变为柱状或假复层上皮增生，胞质空泡化，偶尔伴有上皮增生。
  - 羊膜上皮细胞坏死：早期核的嗜碱性消失，后期细胞脱落。
  - 羊膜水肿：基膜变厚及呈嗜酸性，羊膜与绒毛膜分离。
- 胎儿血管损伤，主要为胎粪引起血管收缩。
  - 胎粪相关性血管坏死：占胎粪污染胎盘的 1%，脐带血管和绒毛膜板血管最靠近羊水的肌细胞先受到损伤，表现为细胞变圆，胞质嗜酸性更强，伴有核固缩。
  - 在血管坏死区域可能伴有溃疡。
  - 胎儿血管发生非感染性炎症反应，表现为急性和慢性炎细胞浸润，可以出现胎儿炎症反应而没有母体炎症反应。
  - 可出现闭塞性和非闭塞性血栓。

辅助检查

Luna-Ishak 染色阳性，铁染色阴性。

免疫组织化学染色：Zinc coproporphyrin I 阳性。

（二）含铁血黄素

定义

含铁血黄素（hemosiderosis）：是红细胞被巨噬细胞溶酶体降解形成的棕色并具有折光性的颗粒。

弥漫性绒毛膜板含铁血黄素沉着症（diffuse chorioamniotic hemosiderosis，DCH）：是含铁血黄素在绒毛膜板或胎膜中的广泛沉积。

发病机制

由于胎盘边缘或绒毛膜下出血，血细胞迁移到羊水中，红细胞、血红蛋白的组成成分（铁）会弥漫地沉积在绒毛膜板或胎膜中。

退变的红细胞可能产生超氧自由基，由巨噬细胞识别并吞噬，血红蛋白被裂解为血红素和珠蛋白，血红素进一步分解为铁和卟啉。

活化的巨噬细胞释放多种产物，从而损伤细胞引起炎症反应，如白介素、补体、酶和活性氧。

含铁血黄素在组织中形成估计需要 3~8 天，但清除时间不确定。

临床相关

与早产伴中期妊娠反复阴道流血病史、褐色羊水有关，胎盘边缘静脉的慢性剥离常伴有羊水过少。

由于长期暴露于退变的红细胞可导致羊膜、胎儿肺泡上皮细胞的损伤，进而可能引发绒毛膜羊膜和新生儿器官的功能障碍。

DCH 可能与新生儿持续性肺动脉高压、肝肺综合征有关，出生体重低的婴儿可能发展为慢性肺病，对 DCH 的新生儿应该加强护理。

大体表现

胎盘可能呈棕色外观。

以下表现提示可能存在含铁血黄素：轮廓胎盘、胎盘边缘陈旧性出血；胎膜蜕膜层增厚，有暗红色坏死组织。

镜下表现

可在胎膜、绒毛膜板或底板中观察到含铁血黄素，在巨噬细胞中或细胞外松散存在，常呈多边形，是具有折光性的棕色颗粒。

轮廓胎盘常见局部含铁血黄素沉积，严重时可以累及整个胎盘边缘。

DCH 多伴有陈旧性边缘血块、绒毛膜绒毛巨噬细胞增多，这些提示胎盘慢性出血。

在急性出血时，如果存在含铁血黄素，则可能表现为急性出血前有少量出血，这对于推测出血时间有意义。

在绒毛间质中也可以观察到含铁血黄素，其为绒毛间质血管破坏所致。

胎儿死亡后绒毛纤维化，需要与胎儿死亡前的血栓性病变导致的无血管绒毛鉴别，如果间质中存在含铁血黄素则提示胎儿死亡前伴有血栓性疾病。

含铁血黄素沉积可以根据其程度和密度进行分级：局部性和低密度的分级为轻度；弥漫性和高密度的分级为重度，介于两者之间为中度。

其程度的定义：当在 5 个或 5 个以上相邻的高倍视野（20×）可见血红蛋白沉积时称为弥漫性；当少于 5 个高倍视野可见血红蛋白沉积时称为局部性。

其密度的定义：1 个高倍视野中可见 10 个或更多的含铁血黄素细胞为高密度；1 个高倍视野中可见少于 10 个含铁血黄素细胞则为低密度。

辅助检查

当临床提示可能是慢性胎盘早剥或陈旧性出血时可使用铁染色。

鉴别诊断

胎粪色素：镜下常为近圆形淡黄色，位于羊膜下，随着时间延长可以出现在蜕膜或底板中。但含铁血黄素颗粒多位于胎膜蜕膜层中，附近多有陈旧性出血或坏死组织，铁染色可以鉴别。

脂褐素：妊娠 32 周以后可能出现，黄色至浅棕色，不伴有羊膜反应性改变。

甲醛色素：固定剂产生的人工假象，常在血液附近出现的黑色斑点。

图 解

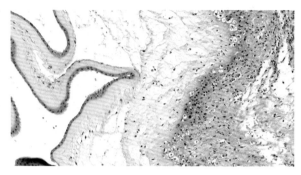

图 5-1 羊膜下少量的胎粪颗粒 正常时羊膜下细胞少，此低倍镜下可以见到羊膜下细胞增多，其中少量细胞呈椭圆形，提示可能存在胎粪颗粒，需要用高倍镜观察，易于漏诊，由于在光照下色素会变浅，参考临床提示对于提高胎粪检出率很重要

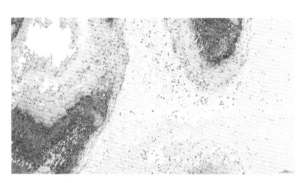

图 5-2 浓稠胎粪的污染 胎膜水肿，羊膜与绒毛膜分离，绒毛膜间质层中见大量褐色含胎粪的巨噬细胞，提示胎粪浓稠，如果发生胎粪吸入，难以清理呼吸道

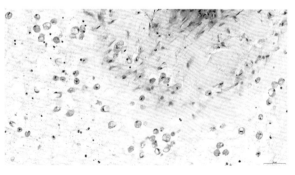

图 5-3 高倍镜下胎粪空泡样改变 图 5-2 的高倍图像，细胞呈褐色，胞质泡沫样改变，这是典型的含胎粪的巨噬细胞，易于辨认

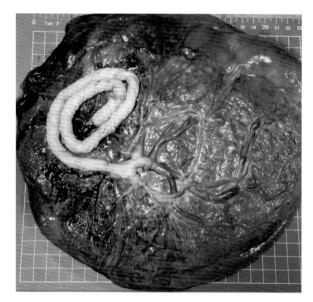

图 5-4 轻度胎粪污染 孕 40 周，因胎儿窘迫、羊水污染行剖宫产。右侧胎膜轻度黄染，左侧胎膜两层分离，上方有数个羊膜鳞化结节，脐带螺旋增多，根部较细，胎儿窘迫可能与脐带有关

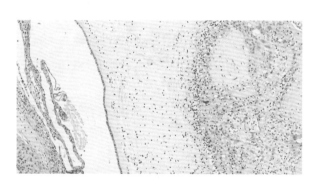

图 5-5 炎症较重时易于漏诊 胎粪污染与羊膜腔感染常共同存在，当炎症严重时易于掩盖胎粪颗粒，需要于高倍镜下仔细辨认，可以看到淡黄色的近圆形含胎粪的巨噬细胞。此例炎症细胞位于羊膜下，为母体炎症反应 2 期 1 级

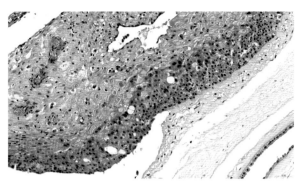

图 5-6 蜕膜中的胎粪 随着胎粪排出时间的延长,胎粪从羊膜向蜕膜迁移,出现在蜕膜中的含胎粪的巨噬细胞相对较少,这个过程大约需要 3 小时以上,这可为临床估计胎粪排出时间提供参考

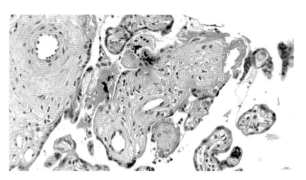

图 5-9 绒毛间质含铁血黄素 在巨细胞病毒感染的病例中常可见到绒毛内含铁血黄素,伴有绒毛纤维化或核碎裂,这可能是绒毛间质血管破坏后形成的

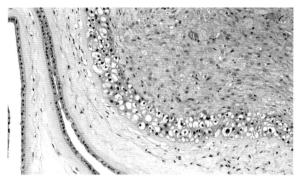

图 5-7 胎粪伴未成熟绒毛外滋养细胞 羊膜下、蜕膜中均可以见到少量胎粪颗粒,上皮没有明显的反应性改变,绒毛膜滋养层细胞呈空泡样,胞质透亮

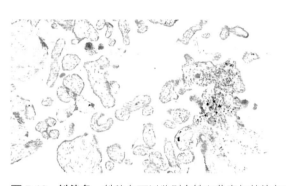

图 5-10 铁染色 铁染色可以鉴别含铁血黄素与其他色素

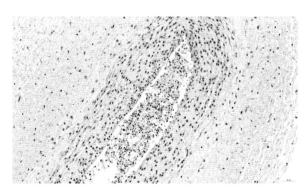

图 5-8 胎粪血管损伤 严重的长时间的胎粪污染,脐带和绒毛膜平板血管可能表现为胎粪相关性血管坏死,单个血管平滑肌细胞变圆形且有核固缩

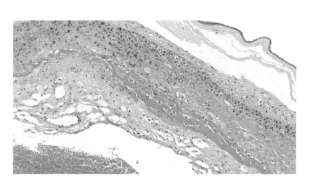

图 5-11 胎膜中的含铁血黄素 孕 35 周早产病例,见红后临产,羊水清。胎盘无炎症表现,在绒毛膜下方见条带状坏死,其内较多棕黄色颗粒,颜色鲜亮,呈多边形,此为含铁血黄素颗粒

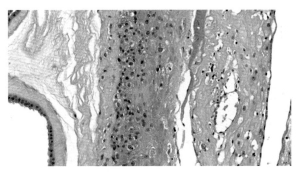

图 5-12　胎膜含铁血黄素（高倍镜下）　与图 5-11 为同一病例，胎膜中有广泛的含铁血黄素沉积，主要在绒毛膜与蜕膜之间呈条状分布，提示胎膜有陈旧性出血，早产与此有关

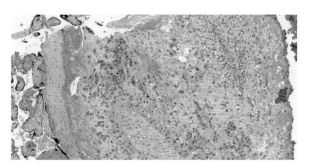

图 5-15　胎儿血管灌注不良伴出血　中央见绒毛外滋养层细胞岛，其内含铁血黄素颗粒散在分布，与图右侧的绒毛间隙血栓出血有关。图左侧为大灶无血管绒毛，符合胎儿血管灌注不良表现

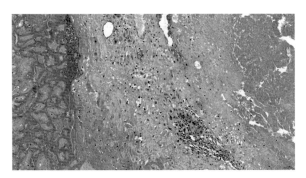

图 5-13　亚急性胎盘早剥　此例孕期有先兆早产保胎病史。图右侧为胎盘母体面陈旧性血块，中间底板见滋养层细胞及蜕膜细胞，含铁血黄素颗粒散在分布，小血管周围见炎症细胞浸润。图左侧为梗死的绒毛，符合亚急性胎盘早剥的表现

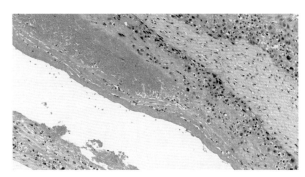

图 5-16　先兆子宫破裂中的含铁血黄素　孕妇因瘢痕子宫，先兆子宫破裂行剖宫产，术中见子宫仅剩一层浆膜。切片中在胎膜蜕膜层有陈旧性出血灶，其边缘查见含铁血黄素沉积，呈深褐色，多边形。含铁血黄素形成估计需要 3 天以上的时间，提示临床上此患者应提早积极处理，避免发生不良结局

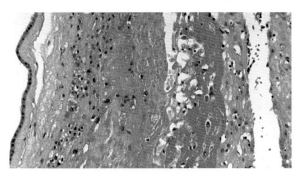

图 5-14　亚急性胎盘早剥的胎膜出血　在胎膜中有大量含铁血黄素沉积，呈亮丽的黄色，多在细胞外游离松散分布，呈多边形，而胎粪多呈椭圆形

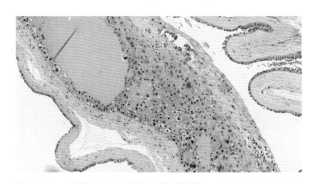

图 5-17　成簇分布的含铁血黄素颗粒　深褐色粗颗粒状的 2 处含铁血黄素病灶，仅位于蜕膜中，而胎粪色素是从羊膜迁移到蜕膜中，所以在羊膜下也经常可以找到。图左上方有一个绒毛外滋养层细胞微囊肿，囊内为均一的物质，图下方见一绒毛膜绒毛，可见间质细胞，两者需要鉴别

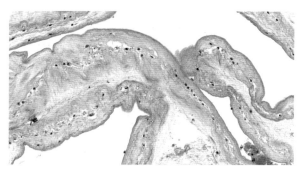

图 5-18　引产后的色素　孕 17 周稽留流产引产病例。羊膜内的细胞均呈黄褐色，是雷夫诺尔引产药物所致，有时细胞可以为亮丽的黄色

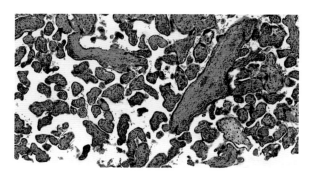

图 5-19　绒毛内的黑素细胞　多个绒毛间质中见深褐色的色素沉着，呈粗颗粒状，此为黑色素，可以在 Hofbauer 细胞中、退变的合体结节或者绒毛周围纤维素中，常见于母亲有慢性皮炎病史的病例

第二节　羊膜上皮病变

羊膜是存在于胎盘内侧面并形成羊膜腔的薄膜，持续存在于羊水中，在胚胎的生理维持和保护中起重要的作用。羊膜上皮的形态变化反映羊膜上皮物质的运输，包括细胞损伤、细胞间水分积累和细胞内色素积累。羊水生理和病理改变可引起羊膜明显的反应性改变，其功能障碍被认为对妊娠的延续有不利影响。

（一）羊膜上皮反应性改变

定义

羊膜上皮反应性改变：羊膜上皮细胞受到刺激引起的一系列改变。

羊膜上皮鳞化：胎盘胎儿面或脐带表面羊膜鳞状上皮发生局灶性成熟角化。

发病机制

◎ 羊膜上皮反应性改变

- 来自羊膜腔的微生物、胎粪等因素刺激羊膜上皮发生反应性改变。
- 胎盘出血时，血细胞的分解产物引起氧化应激反应，羊水中铁离子的持续存在也可能引起羊膜上皮的氧化损伤。

◎ 羊膜上皮鳞化

- 羊膜上皮与胎儿皮肤鳞状上皮是连续的，

并非真正的鳞化，因为正常羊膜是不成熟的鳞状上皮。

- 这是一种生理性改变，并非由慢性刺激或炎症造成。

临床相关

◎ 羊膜上皮反应性改变

- 羊膜上皮的紊乱可能破坏羊水体积的平衡，导致羊水过少。
- 由于羊膜上皮坏死，含有铁的羊水容易穿透绒毛膜，导致含铁血黄素弥漫性沉积。

◎ 羊膜上皮鳞化

- 多见于足月妊娠，大约 1/4 成熟胎盘中可以见到。
- 与不良结局没有明显相关性。

大体表现

◎ 羊膜上皮反应性改变

- 羊膜常伴有水肿，可以因为伴有炎症或胎粪而呈黄绿色或褐色。
- 表面有黏滑感，严重时糟烂。

◎ 羊膜上皮鳞化

- 灰白色不透明的斑点，大小为 1~2 mm，与羊膜不易分离。

- 多出现在脐带根部。

镜下表现

◎ **羊膜上皮反应性改变**
- 羊膜的低立方上皮变为柱状上皮或假复层柱状上皮。
- 细胞质呈空泡状。

◎ **羊膜上皮水肿**
- 羊膜下方水肿，与绒毛膜分离。
- 基底膜变厚，呈嗜酸性。

◎ **羊膜上皮坏死**
- 早期羊膜基底膜增厚，呈嗜酸性改变。
- 后期细胞坏死脱落。

◎ **羊膜上皮鳞化**
- 羊膜弥漫性增厚，局灶呈角化的复层鳞状上皮。

鉴别诊断

◎ **羊膜结节**
- 位于羊膜表面，易于剥离。
- 显微镜下含有鳞状碎片、毳毛、胎脂等。

◎ **绒毛膜板下纤维素沉积**
- 羊膜可以在这些沉积物表面滑动。
- 镜下可以见到绒毛膜板下浅粉色纤维素斑块。

（二）羊膜上皮溶酶体贮积症

定义

羊膜上皮溶酶体贮积症（lysosomal storage disease，LSD）：是由溶酶体酶、膜转运蛋白或参与溶酶体生物学的其他蛋白质缺乏引起的一组疾病

发病机制

溶酶体是大分子分解代谢、循环及控制营养传感、氨基酸代谢信号传递的关键细胞枢纽，可维持细胞内稳态。

编码溶酶体蛋白的基因发生突变，会影响编码蛋白的功能，导致溶酶体功能失调，使机体中的大分子不能正常降解而在溶酶体中贮积，从而导致细胞功能障碍和细胞死亡。

其具体发病机制是复杂的，目前尚不完全清楚。

临床相关

多为常染色体隐性遗传，为单一酶的缺乏所致，活产儿中发生率为 1/7000~1/5000。

疾病按照积累的物质进行分类，临床具有异质性，与特定的遗传缺陷和贮积的大分子生化性质有关。

常伴有胎儿水肿或者胎儿生长受限。

大多数 LSD 有进行性神经退行性改变的临床过程，常伴有脏器肿大。

对心脏造成损害，包括肥厚型心肌病和扩张型心肌病，以及冠状动脉疾病和瓣膜疾病。

大体表现

胎盘较大，颜色较浅，胎儿 – 胎盘重量比低。

镜下表现

滋养层细胞和间质 Hofbauer 细胞胞质呈弥漫性空泡化，应该怀疑胎儿患有代谢贮积性疾病。

合体滋养层细胞层明显增厚，细胞核数目增加，间距相等。

代谢物质贮积的程度可能随着孕周而改变。

不同疾病的镜下表现有所不同：I 细胞疾病和涎酸贮积症，具有广泛的合体滋养层细胞空泡化；GM1 神经节苷脂和 II 型糖原贮积症，可能与弥漫性滋养层细胞、间质细胞和羊膜空泡化有关；有些疾病的液泡有黏脂形成，可能在常规切片中看不到。

辅助检查

PAS 和（或）银染色可能有助于确定细胞内包涵体。

电子显微镜有助于检测细胞内的超微结构。

诊断是通过生化酶学检测和（或）分子遗传学检测来确定。

均匀、广泛的空泡化，但胎盘绒毛的细胞并不呈现空泡化。

未成熟绒毛外滋养层细胞空泡化：滋养层细胞呈片状聚集，胞质呈嗜酸性或空泡化，空泡较大，并且干净；而 LSD 的空泡中有贮积的物质。

鉴别诊断

羊膜上皮空泡变：常见于腹裂畸形儿，脐腹插入的右侧腹壁被破坏。羊膜上皮细胞呈细腻、

图解

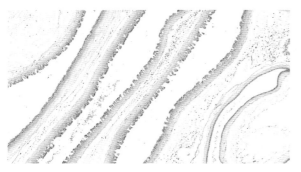

图 5-20　羊膜上皮增生　羊膜水肿，与绒毛膜分离，图中右下角为正常的低柱状羊膜上皮细胞，而大部分上皮变为假复层

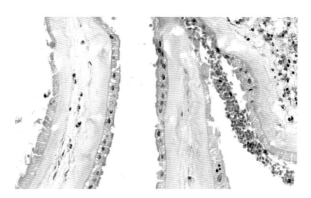

图 5-23　羊膜上皮细胞坏死　孕 33 周，羊膜腔感染病例。图中右侧的羊膜下见中性粒细胞浸润，上皮呈反应性改变，部分细胞失去细胞核，出现坏死

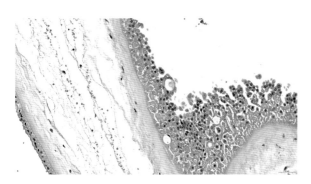

图 5-21　羊膜上皮增生　与图 5-20 为同一病例。羊膜上皮增生更加明显，部分呈乳头状改变，表面细胞脱落

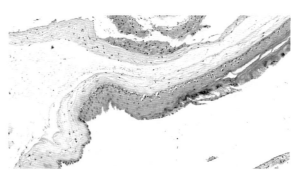

图 5-24　羊膜上皮鳞化　羊膜上皮增厚，伴有角化的复层鳞状上皮细胞，基膜未发生嗜酸性变，鳞化为生理性改变

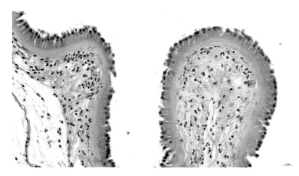

图 5-22　羊膜基膜增厚　羊膜基膜明显增厚，呈嗜酸性改变，其下方见中性粒细胞浸润，此为炎症刺激引起的反应性改变

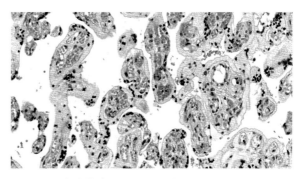

图 5-25　溶酶体病　绒毛周围合体滋养层细胞呈明显的空泡样改变，空泡内有物质贮积，绒毛之间似相互连接，呈迷路样

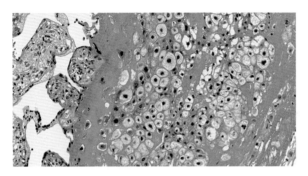

图 5-26　溶酶体滋养层细胞　绒毛外滋养层细胞呈空泡样改变，胞质中有颗粒状物，与未成熟滋养层细胞的空泡有所不同，后者空泡内更加透亮

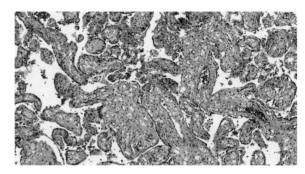

图 5-27　涎酸贮积症溶酶体病　绒毛间质细胞明显呈空泡样改变，合体滋养层细胞呈轻微空泡样变，细胞间距相对较一致。不同溶酶体病的贮积物质不同，其镜下表现也不完全一致

第三节　羊膜破裂及羊膜带序列征

胎膜在妊娠期间不断地适应来自免疫、内分泌等的变化，在机械和生物化学上保持胎儿生长过程中所需的弹性，如果出现早期破裂，则会对胎儿发育造成影响。

定义

羊膜破裂：羊膜或羊膜绒毛膜破裂可以导致羊膜上皮部分缺失，早发性羊膜破裂出现羊膜带序列征，迟发性羊膜破裂绒毛膜结缔组织可以嵌入胎脂鳞屑。

羊膜带序列征（amniotic band sequence）：从胎盘的胎儿面延伸出来的衬覆羊膜上皮的结缔组织带，有可能会缠绕并截断胎儿肢体、缠绕脐带限制血流，或阻断胎儿的器官发育。

羊膜结节（amnion nodule，AN）：胎盘羊膜表面附着的大量含有胎脂、毳毛的小结节。

绒毛膜结节（chorionic nodule，CN）：胎儿角化的鳞状上皮嵌入绒毛膜间质中形成的结节。

发病机制

◎ 羊膜带综合征

- 无明确的危险因素，可能是偶发事件，复发风险可以忽略，可能与孕妇高血糖、创伤、手术病史有关。
- 羊膜带序列征的原因尚不清楚，包括内源性因素和外源性因素。
  - 内源性因素可能是发育中的胚胎盘的破坏形成羊膜带。
  - 外源性因素被更广泛地接受，如妊娠期间羊膜退化与绒毛膜分离，或羊膜破裂，羊水瞬间流失（通过绒毛膜初始吸收），在绒毛膜外侧与羊膜之间形成中胚层纤维带。

◎ 羊膜结节

- 是一种病理性改变，形成机制有争议。
- 在严重的长时间羊水过少时出现，可能的原因有以下两点。
  - 高浓度的羊水中的鳞状上皮可能附着在羊膜表面，使羊膜上皮发生继发性变性。
  - 胎儿运动可能擦伤羊膜上皮，导致胎儿鳞状上皮与羊膜接触，暴露的羊膜中胚层增生。

◎ 绒毛膜结节

- 早期血管破裂、羊膜剥离，导致胎儿鳞状上皮与绒毛膜长时间直接接触而形成。

◎ 羊膜带综合征

- 发病率 1/15000~1/1200 不等，对胎儿的损害程度不同，从相对较轻到致命，没有一致的解剖学异常。
- 胎儿缺陷包括截肢、切割，这些缺陷通常分布不对称，最常见的是肢体畸形。
- 羊膜带可能包围脐带并导致胎儿死亡，剥脱的绒毛膜板可能附着在胎儿表面。
- 在不伴有胎儿畸形时，不能做羊膜带综合征的诊断。

◎ 羊膜结节

- 与严重的羊水过少、长时间胎膜早破、慢性双胎输血综合征有关，胎儿生长受限时的发生率比正常情况下的发生率高 3 倍以上。
- 20 周前极少发生，与较高的胎儿死亡率、先天性泌尿生殖系统畸形和胎儿肺发育不全有关。
- 只能在出生后才得以诊断，但及时识别可以提示可能存在的新生儿先天性畸形。新生儿出现不良预后时注意检查。

◎ 绒毛膜结节

- 是一种罕见的严重病变。
- 具有双峰胎龄分布：妊娠早期肢体 – 体壁复合体中和足月羊膜外妊娠中。
- 发生的孕周常比羊膜结节早。

◎ 羊膜带综合征

- 胎儿面羊膜缺失，脐带根部有纤维组织粘连。
- 纤维带缠绕胎儿，伴有畸形。

◎ 羊膜结节

- 羊膜表面可见多个粗糙的棕褐色"露珠样"小结节。
- 直径 1~5 mm 不等，呈圆形至卵圆形。
- 很少出现在脐带，容易从羊膜表面剥除。

◎ 绒毛膜结节

- 存在于绒毛膜表面，呈扁平状。
- 大体检查难以发现。

◎ 羊膜带综合征

- 胎儿面大部分没有羊膜覆盖。
- 绒毛膜板只有单层扁平细胞，有板下结缔组织胶原化。

◎ 羊膜结节

- 羊膜表面见鳞状上皮、毳毛、胎脂、嗜酸性碎片等混合物。
- 在羊膜表面发现，偶尔嵌入羊膜中胚层，有时边缘被再生上皮覆盖。
- 上皮与相邻的未受累羊膜相同，常表现为增生性改变。
- 在羊膜上方，基底膜常完整。如果基底膜破裂，羊膜结节与羊膜结缔组织直接接触，但没有发现羊膜结节可以渗透到绒毛膜间质中。

◎ 绒毛膜结节

- 埋在绒毛膜间质中，没有羊膜覆盖。
- 显微镜下可见呈扁平结节并含有鳞状碎片。

◎ 卵黄囊残留

- 是胚胎残留，位于羊膜与绒毛膜之间，为嗜碱性钙化物质的椭圆形沉积。
- 数毫米大，边界清晰。

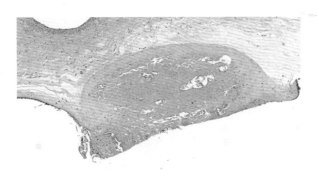

图 5-28　羊膜结节　绒毛膜板的羊膜表面结节状物，呈椭圆形，边界清晰，其两侧均为正常的羊膜上皮。结节的底部基底膜完整，结节见鳞状上皮、胎脂等混合物。羊膜结节与羊水过少有关

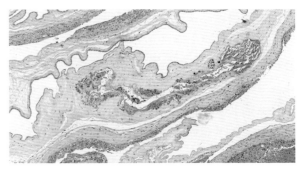

图 5-30　胎膜卵黄囊残留　位于羊膜与绒毛膜之间，呈椭圆形，边界较清楚，为嗜碱性的钙化物

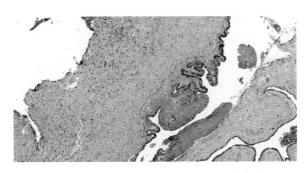

图 5-29　羊膜带序列征　羊膜带是由羊膜分离出来的，漂浮在羊水中，可能会收缩胎儿的身体部位导致截肢。表面覆盖羊膜上皮，间质为细胞稀疏的结缔组织，常水肿

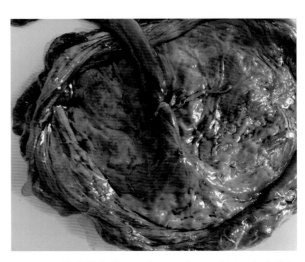

图 5-31　羊膜带大体　此为胎儿畸形的病例，在脐带根部有羊膜带缠绕

第四节　胎膜绒毛膜板炎症和血栓

胎盘的功能之一是保护胎儿免受感染，而胎膜和绒毛膜板可作为一个保护屏障。绒毛膜板是胎儿成分，间充质含有与脐带血管连续的绒毛膜血管，炎症与血栓是其常见的病变。

（一）胎膜和绒毛膜板炎症

定义

急性绒毛膜羊膜炎：母体中性粒细胞出现在羊膜、绒毛膜或绒毛膜板下。胎儿对感染的反应表现在中性粒细胞进入绒毛膜板血管和脐血管壁，母体与胎儿的炎症反应常共同存在。

亚急性绒毛膜羊膜炎：退变的中性粒细胞和单核细胞混合浸润，尤其在羊膜下明显。

慢性绒毛膜羊膜炎：淋巴细胞在绒毛膜与蜕膜交界处呈斑片状浸润。

嗜酸性粒细胞 /T 细胞绒毛膜血管炎：来自胎儿的嗜酸性粒细胞和 T 淋巴细胞累及胎儿大血管，尤其单个绒毛膜板血管。

发病机制

◎ **急性绒毛膜羊膜炎**

● 宫颈阴道中的菌群通过胎膜进入羊膜腔，

引起上行性羊水感染，来自母体的中性粒细胞聚集于羊膜、绒毛膜、绒毛膜板下形成母体炎症反应。

- 绒毛膜板血管炎，大多与感染相关，属于胎儿炎症反应。
- 可能是由于胎粪的化学刺激或胎儿运动诱发炎症介质的释放，引起无菌性炎症，在足月妊娠低级别炎症中发生的比例较高。

◎ 亚急性绒毛膜羊膜炎
- 可能是致病力弱的病原体引发的感染，如念珠菌、解脲支原体。
- 感染时间长，大约 2 周。

◎ 慢性绒毛膜羊膜炎
- 可能是母体的同种免疫反应，母体宿主对胎儿排斥反应的表现。
  - 由于绒毛膜与蜕膜交界处母体的免疫细胞能够识别胎儿绒毛膜滋养层细胞，所以炎症反应常发生在这个界面。
  - 存在炎症相关的细胞因子水平升高。
- 也可能与感染有关。

◎ 嗜酸性粒细胞 /T 细胞绒毛膜血管炎
- 可能与感染无关，是对血管损伤的反应性改变。
- 常伴有血栓，炎症可能是对血栓的反应性改变，或者是由炎症引起的血栓。
- 炎症细胞来自胎儿，而且常朝向绒毛膜板的胎盘侧，提示是胎儿对未知刺激的反应。
- 同种免疫：常伴有不明原因的慢性绒毛炎。
- 环境因素：双胎妊娠中只存在于 1 个胎盘血管中，提示非遗传原因。

临床相关

◎ 急性绒毛膜羊膜炎
- 组织学绒毛膜羊膜炎与临床诊断标准不一致，胎盘、羊膜、绒毛膜或羊水中出现炎症和（或）微生物被认为是诊断的金标准，而临床诊断可能是不准确的。
  - 临床上"宫内炎症和（或）感染"[intrauterine inflammation or infection or

both（triple I）]简称"3I"，母体发热且伴有一个或多个以下特征：胎心过速；母体 WBC >15000/mm³；宫颈管脓性分泌物；羊水感染的生化或微生物学检查证据。发热和伴有任一特征为可疑"3I"，如羊水证实感染或病理提示感染，则为肯定的"3I"。
  - 新生儿早发型败血症的危险因素之一，妊娠小于 34 周的可疑"3I"和确定"3I"的新生儿需要进行抗生素治疗，妊娠大于 34 周的可疑"3I"的正常新生儿应进行评估观察。
- 组织学急性绒毛膜羊膜炎的分期与新生儿预后不完全一致，但 2 期以上的母体炎症反应和所有的胎儿炎症反应都是需要加强临床关注和护理的。
- 大约 5% 的经阴道分娩并伴有急性绒毛膜羊膜炎的产妇会出现产褥期感染的并发症。
- 绒毛膜羊膜炎的发生率与妊娠月份直接相关，足月妊娠的绒毛膜羊膜炎发生率为 2%~10%，妊娠在 28~36 周的绒毛膜羊膜炎发生率约为 15%，妊娠小于 27 周的绒毛膜羊膜炎发生率为 40%~50%。
- 早产儿的羊水微生物培养检查的阳性率高，足月儿的羊水微生物培养检查的阳性率低。

◎ 亚急性绒毛膜羊膜炎
- 罕见，大约占病理送检胎盘的 0.2%。
- 与阴道流血和新生儿慢性肺病有关，很少与急性呼吸窘迫有关。

◎ 慢性绒毛膜羊膜炎
- 通常临床症状不明显，可与新生儿脑、肺、眼、消化道等器官损伤有关。
- 常见于晚期自发性早产患者，在有些不明原因的胎儿死亡中发生率高。
- 慢性胎盘炎症与极低出生体重儿的视网膜病变有关。

◎ 嗜酸性粒细胞 /T 细胞绒毛膜血管炎
- 少见病变，发病率为 0.2%~0.6%。

- 常发生于妊娠晚期的胎盘，妊娠超过 35 周以上。

大体表现

◎ **急性绒毛膜羊膜炎**
- 胎膜的颜色和透明程度取决于色素沉着、水肿、细胞含量和附着蜕膜的数量。
- 通常没有明显的大体表现，严重感染时呈浑浊的黄色，可能伴有水肿。

◎ **亚急性绒毛膜羊膜炎**
- 胎膜和脐带呈不透明的黄白色。

◎ **慢性绒毛膜羊膜炎、嗜酸性粒细胞 /T 细胞绒毛膜板血管炎**
- 没有可识别的大体特征。

镜下表现

◎ **急性绒毛膜羊膜炎**
- 急性绒毛膜羊膜炎的母体和胎儿炎症反应均可以使用 Redline 等提出的分期和分级方法，病理诊断中应分别报告母体和胎儿的炎症反应，并进行正确的分级和分期。
- 母体炎症反应：中性粒细胞越接近羊膜腔，炎症的分期越高。
  - 分期体现了炎症持续的时间，中性粒细胞越接近羊膜腔，炎症的分期越高。
  - 1 期：炎症细胞位于游离胎膜的绒毛膜细胞层与纤维层之间，以及绒毛膜板下纤维素中。
  - 2 期：中性粒细胞位于绒毛膜纤维层，到达羊膜或者位于羊膜下。
  - 3 期：坏死性绒毛膜羊膜炎，羊膜上皮坏死，和（或）羊膜基底膜增厚及嗜酸性增强。
  - 分级体现了炎症的严重程度，1 级为轻 – 中度炎症细胞浸润，2 级为重度炎症细胞浸润。
- 胎儿炎症反应。
  - 中性粒细胞浸润绒毛膜板血管均为 1 期，越靠近羊膜腔炎症细胞越多。

- 炎症细胞分为来自母体的和来自胎儿的，来自母体的炎症细胞具有更多地保护作用，而来自胎儿的炎症细胞毒力更强。
- 早产时炎症细胞最早出现在绒毛膜板，而足月时炎症细胞最早出现在脐带静脉。

◎ **亚急性绒毛膜羊膜炎**
- 表面是退变的中性粒细胞，核碎裂，混合着组织细胞。
- 多位于羊膜下，而绒毛膜和绒毛膜板较少累及。
- 常伴有坏死性急性绒毛膜羊膜炎。
- 也可能伴有绒毛膜羊膜含铁血黄素沉积。

◎ **慢性绒毛膜羊膜炎**
- 炎症细胞主要是来自母体的淋巴细胞、浆细胞。
- 主要位于绒毛膜与蜕膜之间的平滑绒毛膜，较少累及绒毛膜板，常在下 1/2。
- 呈特征性的"虫蛀样"表现，斑块状，不连续分布。
- 常伴有底板亚型病因不明绒毛炎和慢性蜕膜炎。
- 病变分为 2 期、2 级。
  - 1 期：淋巴细胞位于绒毛膜与蜕膜间，局限于绒毛膜细胞层。
  - 2 期：淋巴细胞位于绒毛膜羊膜结缔组织内。
  - 1 级：2 个病灶以上的斑片状炎症。
  - 2 级：弥漫性炎症。

◎ **嗜酸性粒细胞 /T 细胞绒毛膜板血管炎**
- 来自胎儿的嗜酸性粒细胞和 T 淋巴细胞。
- 累及单个或者多个绒毛膜表面血管，通常只累及一条血管。
- 炎症细胞大多环绕血管或者向胎盘侧，而绒毛膜羊膜炎的胎儿炎症反应的炎症细胞朝向羊膜腔。
- 通常在嗜酸性粒细胞 /T 细胞绒毛膜板血管炎病灶处或远离病灶处可见到小的、非闭塞性血栓。

（二）绒毛膜板血栓

定义

绒毛膜板血栓是绒毛膜板血管形成的闭塞性或非闭塞性血栓，分为急性、亚急性和慢性。累及静脉最常见。

发病机制

脐带扭转、受压等因素造成脐带的血流改变。胎儿自身器质性疾病导致动脉血的输出减少。胎儿的血液黏滞度增高。

临床相关

与受影响的新生儿的神经功能损害密切相关。与胎儿血管灌注不良具有相似的因素。

大体表现

胎儿表面血管血栓的形成是一项重要的检查内容。常呈白色条索样，不易移动。表现为陈旧性血栓并伴有管壁狭窄和钙化。

镜下表现

绒毛膜板表面血管血栓形成，包括闭塞性和非闭塞性。多为非闭塞性，纤维蛋白附着在血管内壁，可伴有钙化。血栓形成血管多为静脉，可伴有绒毛膜板血管炎。其下方常常可以查见绒毛间质血管核碎裂和无血管绒毛。

图　解

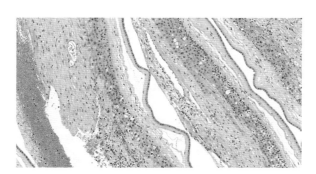

图 5-32　急性绒毛膜羊膜炎早期　母体急性炎症细胞首先出现在蜕膜小血管周围，受到炎症刺激后迁移到绒毛膜细胞层与间质层之间，此为母体炎症反应 1 期。炎症细胞数量轻度或中度增加时为 1 级

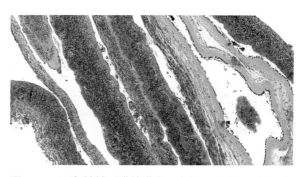

图 5-34　亚急性绒毛膜羊膜炎　大部分胎膜全层被退变的炎症细胞浸润，在低倍镜下呈蓝染、模糊成片，较少见，为感染时间长的表现，需要与 3 期坏死性绒毛膜羊膜炎鉴别

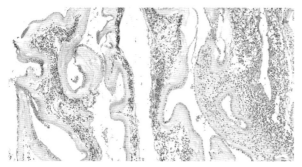

图 5-33　严重的急性绒毛膜羊膜炎　大量的中性粒细胞位于羊膜下，羊膜基膜增厚并呈嗜酸性变，羊膜上皮细胞坏死，此为母体炎症反应 3 期 2 级

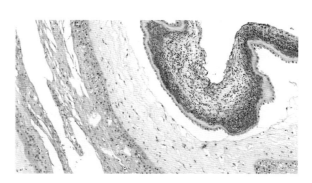

图 5-35　亚急性绒毛膜羊膜炎　在图右侧可见羊膜下大量退变的中性粒细胞及少量的单核细胞，但在图左侧的胎膜无炎症反应，绒毛膜板也常常不会累及

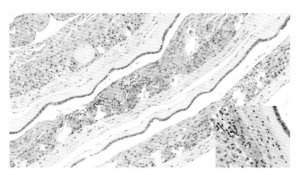

图 5-36　慢性绒毛膜羊膜炎（低倍镜观）　在绒毛膜与蜕膜之间常见淋巴细胞、浆细胞，炎症细胞呈斑块状，呈跳跃分布

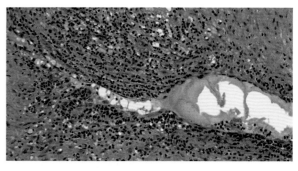

图 5-39　嗜酸性粒细胞 /T 细胞绒毛膜血管炎（高倍镜观）　炎症细胞围绕血管，主要是淋巴细胞，还可以见到散在的嗜酸性粒细胞浸润

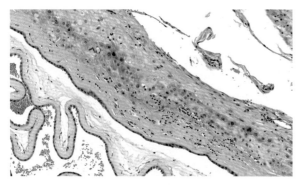

图 5-37　慢性绒毛膜羊膜炎 2 期　在图右下区的羊膜下方、绒毛膜细胞层上方可见慢性炎症细胞，在图左上方无炎症细胞分布，符合慢性绒毛膜羊膜炎非连续性的分布特点，炎症很少累及到羊膜下，此为 2 期炎症

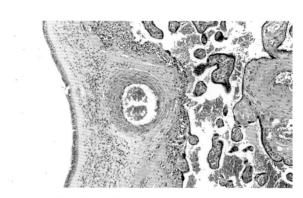

图 5-40　绒毛膜板血管炎症　绒毛膜板下、纤维层中可见较多中性粒细胞浸润，此为母体炎症反应 2 期。绒毛膜血管近羊膜侧见炎症细胞浸润，此为胎儿炎症反应 1 期

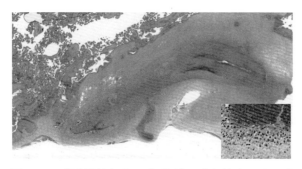

图 5-38　嗜酸性粒细胞 /T 细胞绒毛膜血管炎　绒毛膜板中的一条血管周围可见炎症细胞浸润，不像胎儿炎症反应中炎症细胞朝向羊膜腔。血管下方伴有血栓形成

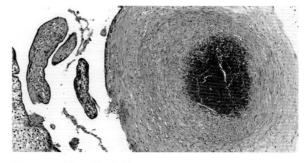

图 5-41　绒毛膜板血栓　绒毛膜板血管内皮消失，红细胞进入血管壁中，随着时间的推移，血管壁平滑肌将发生退变

参考文献

[1] Redline RW, Boyd TK, Roberts DJ. Placental and gestational pathology[M]. London: Cambridge University Press, 2018.

[2] Heerema-McKenney A, Popek EJ, De Paepe ME. Diagnostic pathology: placenta[M]. 2 Ed. Elsevier, 2019.

[3] Khong Y, Mooney EE, Ariel I, et al. Sampling and definitions of placental lesions: Amsterdam Placental Workshop Group Consensus Statement[J]. Arch Pathol Lab Med, 2016,

140 (7): 698-713.

[4] Peng CC, Chang JH, Lin HY, et al. Intrauterine inflammation, infection, or both (Triple I): a new concept for chorioamnionitis[J]. Pediatr Neonatol, 2018, 59 (3): 231-237.

[5] Iizuka T, Ono M, Masumoto S, et al. Amniotic epithelial cells damage by oxidative stress in cases of diffuse chorioamniotic hemosiderosis[J]. J Obstet Gynaecol Res J Obstet Gynaecol Res, 2019, 45(10): 2095-2099.

第六章 干绒毛

周东华　李　娟　赵澄泉

胎盘干绒毛是由未成熟中间型绒毛经渐变过程衍化而来，约在末次月经后第 8 周开始出现。绒毛树的大"干"和"分支"（绒毛膜干、绒毛膜分支、绒毛膜小支）及固定绒毛都是干绒毛。足月时，占胎盘容积的 20%~25%，以胎盘的中央绒毛膜板下区域最高。干绒毛对绒毛树的结构承担机械性支持作用，在母-胎交换的功能方面却微不足道。

组织学显示干绒毛有一层厚的滋养层细胞覆盖。但在成熟胎盘中，绒毛表面往往是退化的且部分被纤维蛋白样物质取代。这在大直径干绒毛中更显著。间质由致密的胶原纤维束和少量的成纤维细胞，以及巨噬细胞组成，偶见肥大细胞。在较大的干绒毛中，有一中央动脉和相应的静脉与较小的小动脉、小静脉和浅表血管旁毛细血管。血管的外膜延伸进入周围的纤维化间质，其间无明显的界限。中央的结缔组织细胞是肌纤维母细胞，而周围则是无收缩的成纤维细胞。本章节主要介绍干绒毛的血管病变和血栓，以及绒毛间质发育不良。感染及炎性病变见第五章。

第一节　血管病变及血栓

（一）绒毛膜血管瘤（chorangioma）

定义

是一种胎盘绒毛的良性血管病变，源自干绒毛，呈结节状生长，由增生的毛细血管、血管周细胞和纤维性间质及周围滋养层细胞共同构成。

发病机制

绒毛膜血管瘤的形成被认为是由于间充质干细胞和（或）内皮祖细胞大量聚集的区域（绒毛膜板边缘和初级干绒毛）缺氧而引发的。

尚不明确是否为单克隆性病变。

临床相关

绒毛膜血管瘤的发生是随机的。最常见于足月或妊娠晚期早产（孕 32~37 周）的胎盘。

大多数绒毛膜血管瘤体积小，没有临床意义，较大的瘤体可能影响胎盘的供血、供氧及羊水重吸收等。

直径在 4 cm 以上的绒毛膜血管瘤，可能导致羊水过多、子痫前期、早产、非免疫性胎儿水肿、胎儿心脏疾病、胎儿贫血、胎儿血小板减少症、胎儿生长受限、胎儿脱水、胎儿死亡、严重的新生儿溶血性贫血、镜像综合征等。

诊断绒毛膜血管瘤可以提示胎儿血管源性肿瘤和血管畸形的发生率增高。因其表型类似于婴儿型血管瘤［具有相似的标志物，如葡萄糖转运蛋白 1（GLUT1）］，这些病变被认为是妊娠晚期或分娩时胎盘间充质干细胞（或）内皮干细胞播散到胎儿循环所致。

大体表现

绒毛膜血管瘤通常为单发，一般无包膜，但界限清楚。

绒毛膜血管瘤通常很小，位于胎盘内，难以发现，特别是在未固定的标本中。常在胎盘随机取材时，偶然发现。

如细致地进行胎盘大体检查，其发生率为0.5%~1.0%。

病灶呈结节状，切面棕色、黄色、红褐色或灰白色，光滑，常出现于胎盘边缘或绒毛膜板下。

镜下表现

绒毛膜血管瘤镜下由增生的毛细血管、血管周细胞以及纤维性间质组成，含少量厚壁血管，偶见肥大细胞，呈膨胀性生长，部分绒毛周边可见滋养层细胞被覆。

在一些病例，以纤维间质为主要成分，可类似于纤维瘤。

当间质成分含华通胶样物质时，外观似黏液瘤，尤其长在脐带根部附近时。

有时，病变表现为出血性梗死或整个病变缺血性坏死，形态上需要与绒毛梗死相鉴别。

极少病例可富于细胞并出现非典型性，核分裂象增加，Ki67增殖指数高，类似于肉瘤样形态，但生物学行为仍为良性。

约40%的病例周围滋养层细胞出现非特异性增生，需要与胎盘内绒癌相鉴别。

常可伴发母体血管灌注不良相关的病理改变。

辅助检查

免疫组织化学染色：用肌特异性肌动蛋白对血管周细胞进行标记，可用于绒毛膜血管病和绒毛膜血管瘤的鉴别诊断。

特殊染色：网状纤维染色可显示血管周细胞；黏液瘤样绒毛膜血管瘤，黏蛋白卡红染色可显示黏蛋白的存在。

病理报告及注意事项

如果组织形态含有典型特征，即可确诊，并报告肿瘤大小、部位。

对胎盘常规进行每隔1.0 cm书页式切开并观察其切面，并对可疑病变区域进行取材可提高绒毛膜血管瘤的检出率。

（二）绒毛膜血管瘤病（chorangiomatosis）

定义

一种胎盘绒毛毛细血管过度生长的病变，病变累及多个干绒毛，但终末绒毛一般无影响。

发病机制

具体机制尚不清楚。

个别研究提示为发育异常，可能处于未成熟中间型绒毛和干绒毛边缘的血管旁毛细血管网有异常过度性增生。

在少数病例中，胎盘与胎儿的发育异常和（或）胎儿血流异常可能参与病变的起始过程。

临床相关

与多种妊娠合并症有关。

局限型绒毛膜血管瘤病可与早产、子痫前期和多胎妊娠相关。

弥漫型绒毛膜血管瘤病可与早产、子痫前期、宫内生长受限、巨大胎盘和先天性畸形相关。

弥漫型绒毛膜血管瘤病可能是造成新生儿心脏肿大、微血管病性溶血性贫血和血小板减少的原因。

大体表现

大体一般难以发现，常在随机取材中偶然发现。

病变范围较大时，可表现为胎盘实质间界限不清的暗褐色、质软区，但不形成界限清晰的病灶。

镜下表现

相邻多个干绒毛显著膨大，绒毛间质内见大量增生的毛细血管，排列杂乱，毛细血管间质为疏松的纤维束。

病变区与周围胎盘组织边界不清，不形成膨大的结节性肿块，也不破坏胎盘绒毛的基本结构。

一般不累及终末绒毛。

分类

按照其病变分布的广泛程度，可分为2个亚型：局限型绒毛膜血管瘤病和弥漫型绒毛膜血管瘤病。

局限型绒毛膜血管瘤病累及邻近绒毛的局限性区域，可分为局灶性的，即病变仅累及1~5个绒毛；部分性的，即病变累及超过5个绒毛。

弥漫型绒毛膜血管瘤病累及胎盘的多个小叶区域，可分为斑片状的，即病变为多发性小病灶，单个病灶一般小于10倍镜视野；弥漫性的，即病变累及范围较斑片状的更广，单个病灶至少有1个超过4倍镜视野。

弥漫型绒毛膜血管瘤病较局限型绒毛膜血管瘤病更为罕见。

鉴别诊断

◎ **绒毛膜血管瘤**
- 多为单发，大体上为肉眼可见的界限清楚的肿块。
- 镜下可见绒毛内增生的毛细血管、血管周细胞和纤维间质形成膨胀的结节性病变，与周围正常胎盘组织的界限清楚；常伴有绒毛周围滋养层细胞增生。

◎ **绒毛膜血管病**
- 大体检查也难以发现异常，其诊断标准为在胎盘的3个不同的非梗死区，用10倍物镜检查10个视野，每个视野内观察10个绒毛，每个绒毛内有10个或更多的毛细血管。

- 同为多灶性病变，不形成结节；不同的是，该病变累及终末绒毛，不累及干绒毛。
- 绒毛膜血管病的血管缺乏血管周细胞，免疫组织化学染色肌特异性肌动蛋白阴性。

病理报告及注意事项

如果组织形态含有典型特征，即可确诊，并报告类型。

有不良妊娠结局的病例，应考虑进行染色体核型分析和遗传学咨询。

（三）干绒毛血管血栓形成（stem villi thrombosis，SVT）

定义

胎儿循环（胎盘－脐带－胎儿）中由于血流非急性受限，在胎盘干绒毛出现一系列的胎儿血管灌注不良（fetal vascular malperfusion，FVM）表现。

与FVM相关干绒毛血管病变包括：血管扩张、血栓形成（新鲜的或陈旧的）、血管壁纤维素沉积（血管壁纤维素斑块）、干绒毛血管闭塞（纤维肌层硬化，干绒毛血管内膜病）。

发病机制

主要为各种情况所导致的物理性脐带压迫而造成脐血流下降。

胎儿自身器质性疾病所致动脉血输出量减少，以及各种导致胎儿血液黏稠度增高的疾病。SVT/FVM的病因详见表6-1。

临床相关

通常发生在妊娠晚期的后半期，偶见于妊娠中期。

是一种产后才能确诊的疾病，大部分无明显临床症状。

少数可出现一些与胎动减少相关的体征和症状，以及其他多种产前、产时、产后的体征和症状。

可对胎儿及新生儿健康产生诸多不良影响。

临床表现有胎儿生长受限、巨大儿、胎心异常、羊水胎粪污染、低 Apgar 评分、新生儿窒息、早发性癫痫、脑卒中、永久性神经功能损伤、有核红细胞增多症、难治性低血糖症、新生儿血小板减少症及死胎等。

胎盘诊断病理学

大体表现

干绒毛血管的病变在大体检查无法见到。

大体可识别的脐带异常、绒毛膜板血管扩张和血栓形成提示存在干绒毛血管血栓形成的可能。

新鲜的血栓，大体表现为绒毛膜板血管的轻度扩张，呈黄褐色或白色，不像正常血管的蓝色和有光泽；在未固定的胎盘中，用手指不能推动其血管中的血液。

镜下表现

血管扩张的干绒毛，血管直径至少是相邻相似的干绒毛相同类型血管的 4 倍。

◎ 新鲜的血栓

表现为血管内皮细胞受损、红细胞外渗到血管内膜层，纤维素黏附于管壁，通常不闭塞。

◎ 陈旧的血栓

血栓机化后形成附壁的片状纤维素沉积，最终与纤维 – 内膜增生物混合形成新的血管内膜层。

- 血管壁内纤维素沉积是胎儿 – 胎盘血循环中胎盘内肌性血管的内皮细胞受损及修复的结果。
- 陈旧性血栓与陈旧性血管壁内纤维素沉积一样可见营养不良性钙化灶，表面有新生的血管内膜纤维层覆盖。
- 在组织学上，机化的血栓与血管壁内纤维素沉积无法区分。

干绒毛血管闭塞是血流停止所致。在组织学上，特征性地表现为管壁内成纤维细胞进行性向血管中心增生。在早期阶段，内皮细胞受损后，红细胞逐渐向肌层外渗，分割平滑肌束；随着时间的推移，干绒毛血管完全闭塞纤维化，最终进展为无血管绒毛。

◎ 容易漏诊的进展性干绒毛血管闭塞

- 切面原因未暴露血管腔。
- 胎儿宫内死亡时间过长。

血管内膜纤维性增生组织中致密的嗜酸性丝状胶原蛋白，易误判为血管壁内纤维素沉积。

分类

根据胎儿血流受限导致下游绒毛出现的不同形态表现，可分为节段完全性 SVT 和整体部分性 SVT。

◎ 节段完全性 SVT（血管完全性闭塞）

- 干绒毛血管血栓栓塞，常常与脐带受压或脐血流几近停滞有关。
- 受累血管呈节段性分布，其下游绒毛内血流完全停止。
- 与节段性 SVT 相关的干绒毛内血管病变有 3 种：大血管血栓形成、血管壁纤维素沉积（可能为附壁血栓机化所致）和干绒毛血管闭塞。

◎ 整体部分性 SVT（间断性血管闭塞）

- 原因为脐血管部分性梗阻，大多与脐带自身病变有关。
- 梗阻是局部或间断性的，所造成的病变在胎盘呈弥漫分布。
- 相关的干绒毛内血管病变有血管扩张和血管壁纤维素沉积（可能因血流速度改变引起的内皮细胞损伤所触发，而非血栓）。

病理报告及注意事项

如果组织形态含有典型特征，即可确诊，并报告类型。

大体见脐带异常、绒毛膜板血管扩张和（或）血栓形成，宜于多处取材。

表 6-1 干绒毛血管血栓形成 / 胎儿血管灌注不良的病因

因素	症状 / 疾病
母体宫内因素	羊水过少
	羊水过多
	糖尿病
	子宫解剖结构异常（如多角子宫）
	前置血管
	多胎妊娠
	高血压和自身免疫性疾病相关的母体血流灌注不良
胎儿因素	先天性心脏发育缺陷
	尿量减少（原发性肾功能异常、后尿道瓣膜病）
	白细胞增多症，包括唐氏综合征患者的一过性髓细胞增生性疾病
	红细胞增多症（仅出生前发生，出生后持续存在）
	遗传性高凝状态（纯合性或复合杂合性）
脐带因素	脐带附着异常，如膜状附着、边缘附着
	羊膜蹼
	过度扭转
	真结
	脐带绕颈或绕身
	脐带过长
	脐带过细
	单脐动脉
	显著的脐带水肿

图 解

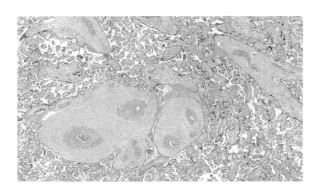

图 6-1 干绒毛（HE 染色，5×） 成熟胎盘内的较大直径的干绒毛，其表面被覆一层滋养层细胞，部分退化被纤维蛋白样物质取代。间质中可见致密的胶原纤维束，有一动脉、静脉及浅表血管旁毛细血管，浅表边缘部分可见一薄层网状间质将纤维的间质与覆盖的滋养层细胞分开

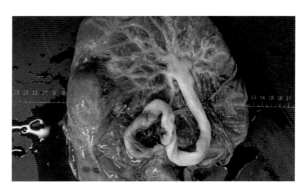

图 6-2 富于细胞绒毛膜血管瘤（大体） 顺产单胎活婴。胎盘大体见肿块位于胎盘边缘绒毛膜板下，从胎儿面凸出，表面光滑

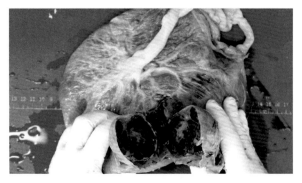

图 6-3　富于细胞绒毛膜血管瘤（图 6-2 的大体切面）　瘤体切面结节状，边界清楚，红褐色间杂灰白色，有光泽，大小 5.0 cm×4.0 cm×3.0 cm，质中（瘤体直径 > 4.0 cm，但无临床相关表现）

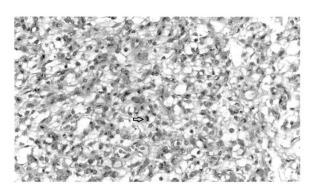

图 6-6　富于细胞绒毛膜血管瘤（HE 染色，40×）　血管周细胞丰富，轻度异型，可见核分裂象（箭头所示）

图 6-4　富于细胞绒毛膜血管瘤（HE 染色，1×）　镜下结节由丰富的毛细血管、血管周细胞及少量纤维间质组成，周边有一薄层纤维包膜

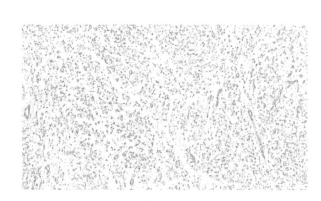

图 6-7　富于细胞绒毛膜血管瘤（免疫组织化学染色，10×）　血管周细胞肌特异性肌动蛋白（+）

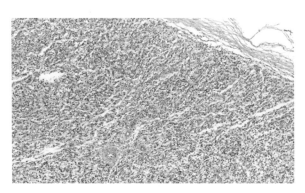

图 6-5　富于细胞绒毛膜血管瘤（HE 染色，10×）　丰富的毛细血管、血管周细胞及少量纤维间质（图 6-4 的高倍观）

图 6-8　富于细胞绒毛膜血管瘤（免疫组织化学染色，10×）　Ki67（热点区 +，10%）

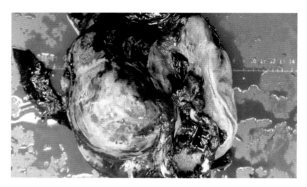

图 6-9　巨大绒毛膜血管瘤伴梗死、黏液变性（大体）
该病例的临床表现为胎儿窘迫，羊水过多。大体表现为胎盘重 1260 g，脐带根部到胎盘边缘见一巨大肿物，凸向胎儿面

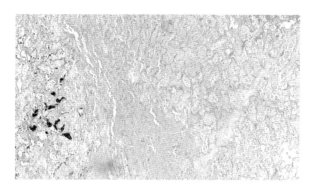

图 6-12　巨大绒毛膜血管瘤伴梗死、黏液变性（HE 染色，10×） 可见梗死、钙化，需与绒毛梗死鉴别

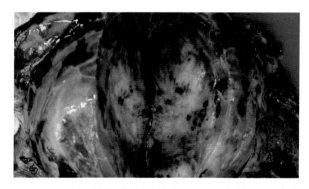

图 6-10　巨大绒毛膜血管瘤伴梗死、黏液变性（大体切面） 为图 6-9 胎盘的大体切面。切面灰白灰红棕黄色，部分半透明，质中，边界清楚，大小 10.0 cm × 10.0 cm × 8.0 cm

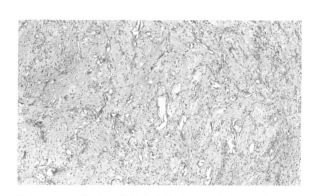

图 6-13　巨大绒毛膜血管瘤伴梗死、黏液变性（HE 染色，10×） 可见黏液变性，似黏液瘤

图 6-11　巨大绒毛膜血管瘤伴梗死、黏液变性（HE 染色，10×） 镜下结节由增生的毛细血管、血管周细胞和大量纤维性间质组成，部分区域呈纤维瘤样结构

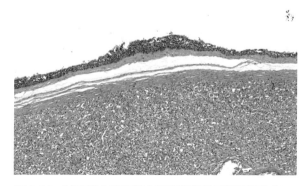

图 6-14　绒毛膜血管瘤伴非特异性滋养层细胞增生（HE 染色，10×） 镜下结节由增生的毛细血管、血管周细胞及少量纤维间质组成，含少量厚壁血管，周边被覆滋养层细胞（瘤体直径 4.0 cm，有胎儿窘迫、羊水过少等临床表现）

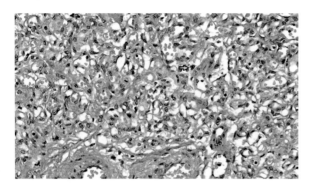

图 6-15　绒毛膜血管瘤伴非特异性滋养层细胞增生（HE 染色，40×） 肿瘤纤维间质中见肥大细胞（箭头所示），肥大细胞与血管生成相关

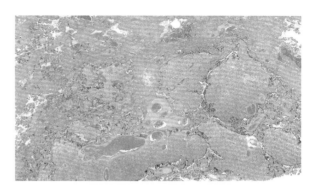

图 6-18　局限型绒毛膜血管瘤病（HE 染色，2×） 超过 5 个以上的干绒毛显著膨大，绒毛间质内见大量增生的毛细血管，排列杂乱，毛细血管间为疏松的网状纤维束，不形成膨大的结节性肿块。此例大体检查未见特殊，临床表现为胎膜早破、继发性羊水过少、妊娠期糖尿病

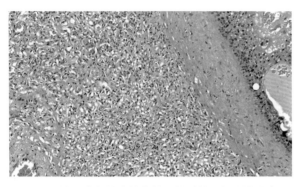

图 6-16　绒毛膜血管瘤伴非特异性滋养层细胞增生（HE 染色，20×） 肿瘤周边被覆的滋养层细胞非特异性增生

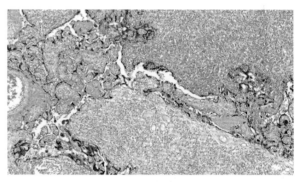

图 6-19　局限型绒毛膜血管瘤病（HE 染色，10×） 干绒毛显著膨大，绒毛间质内见大量增生的毛细血管，排列杂乱，毛细血管为疏松的网状纤维束，病变区与周围组织边界不清，周边终末绒毛不受累及（图 6-18 的高倍观）

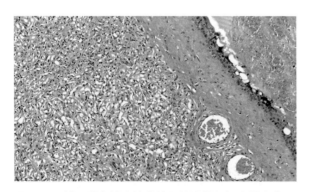

图 6-17　绒毛膜血管瘤伴非特异性滋养层细胞增生（HE 染色，20×） 非特异性增生的滋养层细胞，可见核分裂象，需要与胎盘内绒癌鉴别

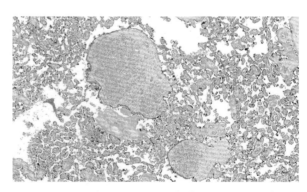

图 6-20　局限型绒毛膜血管瘤病（HE 染色，5×） 见 2 个干绒毛显著膨大，绒毛间质内见增生的毛细血管和纤维性间质，与周围组织的边界尚清，但不形成膨大的结节性肿块，终末绒毛不受累及。有学者认为，局限型绒毛膜血管瘤病实质上是一种"游走性"绒毛膜血管瘤，它具有与绒毛膜血管瘤相同的大体和组织学特征。此例大体检查未见特殊，临床表现为胎儿窘迫、胎膜早破、脐带绕颈

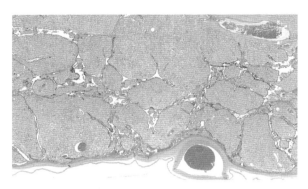

图 6-21 弥漫型绒毛膜血管瘤病（HE 染色，2×） 胎盘绒毛膜板下大量干绒毛显著膨大，绒毛间质内见增生的毛细血管和纤维性间质，与周围组织的边界不清，终末绒毛不受累及。弥漫型绒毛膜血管瘤病累及胎盘的多个小叶区域，单个病灶超过 4 倍镜视野

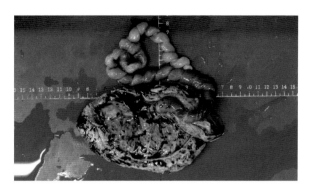

图 6-24 干绒毛血管血栓形成（大体） 胎膜绿染，脐带螺旋过多，螺旋指数为 0.6，脐动脉血栓、绒毛膜板血管扩张和血栓形成。此例为死胎引产，胎盘重 260 g

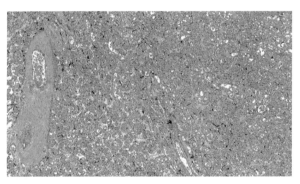

图 6-22 绒毛膜血管病（HE 染色，5×） 干绒毛不受影响，终末绒毛受累，绒毛间质内血管增生、血管充血。绒毛膜血管病的诊断标准为在胎盘的 3 个不同的非梗死区，用 10 倍物镜检查 10 个视野，每个视野内观察 10 个绒毛，每个绒毛内有 10 个及以上的毛细血管

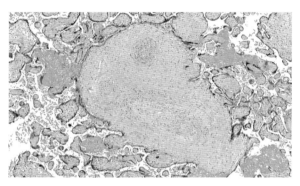

图 6-25 干绒毛血管血栓形成（HE 染色，10×） 干绒毛血管闭塞（管壁内成纤维细胞进行性向血管中心增生至血管闭塞，红细胞外渗），周围大量无血管绒毛

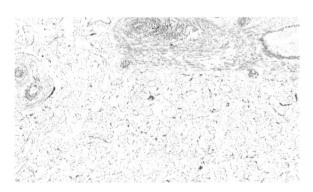

图 6-23 绒毛膜血管病（免疫组织化学染色，10×） 终末绒毛 MSA（－），干绒毛肌特异性肌动蛋白（＋）

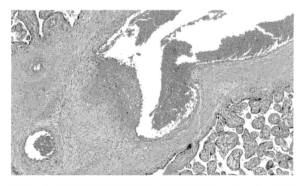

图 6-26 干绒毛血管血栓形成（HE 染色，10×） 干绒毛血管内膜垫（新鲜血栓形成，表现为血管内皮细胞受损、红细胞外渗到血管内膜层，纤维素黏附于管壁）

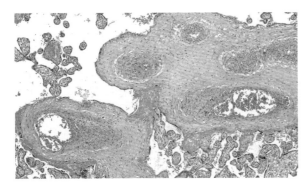

图 6-27 干绒毛血管血栓形成（HE 染色，10×） 陈旧性血栓形成（干绒毛血管扩张、血管壁纤维素沉积，干绒毛血管部分闭塞）

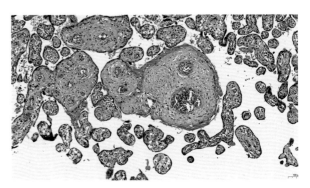

图 6-29 干绒毛血管血栓形成（HE 染色，10×） 干绒毛血管血栓形成的中期形成管腔分隔，表现为血管大小不变，管腔由内皮细胞分隔，未见明显肌纤维母细胞的增生和纤维素沉积，多见于宫内死胎胎盘

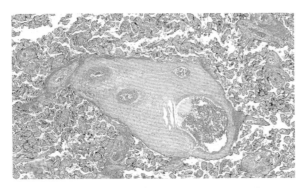

图 6-28 干绒毛血管血栓形成（HE 染色，5×） 干绒毛血管扩张，扩张血管直径至少是相邻相似干绒毛的相同类型血管的 4 倍，此定义较为主观，管腔大小是否具有可比性值得商榷，需要综合判断

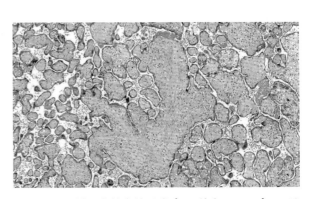

图 6-30 干绒毛血管血栓形成（HE 染色，10×） 干绒毛血管完全闭塞纤维化，进展为无血管绒毛

第二节　胎盘绒毛间质发育不良

定义

胎盘绒毛间质发育不良（placental mesenchymal dysplasia，PMD）是一种胎盘发育异常，其特征为胎盘体积增大，部分区域绒毛膜板血管过度扩张、迂曲，干绒毛异常增大伴囊性扩张、绒毛间质成纤维细胞增生和异常的胎儿血管。

发病机制

具体的发生机制尚不清楚，主要有以下几种观点。

- 先天性中胚层畸形，这一理论是基于 PMD 中观察到干绒毛间充质细胞显著增生，且多伴有其他间充质细胞的增生紊乱，如绒毛膜血管瘤、绒毛膜血管扩张以及胎儿血管瘤等；而 PMD 和腹裂畸形同时发生的相关性原因也被认为是中胚叶发育异常。

- 不明原因的缺氧和血流灌注不足，在缺氧时成纤维母细胞受刺激导致纤维结缔组织增生，然后巨噬细胞释放的血管内皮生长因子增加，从而导致血管形成异常增多。

- X 染色体和滋养层细胞发育异常，有认为持续性脐带受压导致胎盘出现明显水肿及体积增大，这与 X 染色体和滋养层细胞发育异常有关。
- 雄激素 / 双亲嵌合体假说，PMD 发生于 1 个卵子和 2 个精子结合产生二倍体和父源的同源染色体细胞系；或是 1 个卵子和 1 个精子结合，在第一次减数分裂时产生母系不分离错误，产生雄性嵌合现象（YY）。而 YY 核型的父源性细胞是无法存活的。该假说可很好地解释滋养层细胞增生缺失、伴发 Beckwith-Wiedemann 综合征（Beckwith-Wiedemann syndrome，BWS）、女性优势这些 PMD 特点。

临床相关

多无特异性临床表现，可在孕 8 周后通过超声检查发现，表现为胎盘增厚、绒毛膜板下低回声或囊性区域以及血流减少。

发生胎儿宫内生长受限（50%）和死胎（36%）的比例相当高。

超过 80% 的 PMD 婴儿是女性。

20% 的 PMD 婴儿患有 BWS，其特征是巨大儿，器官肥大、巨舌症、脐膨出，以及患有儿童肿瘤的风险增高，肿瘤包括肝母细胞瘤、肾母细胞瘤、肾上腺皮质癌、性腺母细胞瘤和脑干胶质瘤。

少数 PMD 非 BWS 婴儿可患有肝间质错构瘤、多发性血管瘤和其他罕见的常染色体隐性遗传性疾病，这与异常胎盘外嵌合型染色体的克隆性增生有关。

大体表现

胎盘通常比相同胎龄的大，偶尔可超过 1000 g。

脐带增粗并伴有过度扭转或过长。

胎盘胎儿面可见局灶迂曲的厚壁血管。这些血管的分支减少，部分呈动脉瘤样扩张，偶尔发生破裂。

切面显示绒毛膜板血管明显扩张及呈弥漫分布的数量不等的粗大干绒毛，并伴有绒毛中央多发性囊腔，呈葡萄状。

异常绒毛呈节段性、斑片状分布，病灶间胎盘形态正常。

有时可伴绒毛膜血管瘤的结节性病灶。

镜下表现

干绒毛间质的成纤维细胞增生，并随着黏液样变区域和中央池范围的增加而增加。

病变区域与周围正常绒毛的交界清晰，不存在移行区。

绒毛膜板和干绒毛内的血管异常，表现为绒毛膜板血管明显扩张，干绒毛内的血管增多、不规则扩张、管壁厚薄不一。

部分干绒毛周围毛细血管增生，形态类似于绒毛膜血管病和绒毛膜血管瘤病。

胎儿血管结构异常和绒毛实质的病理改变可诱发血栓形成，引起该干绒毛血管闭塞，下游形成广泛无血管绒毛。

辅助检查

免疫组织化学染色：p57 仅在发育不良绒毛的细胞滋养层细胞中表达，而在绒毛间质细胞中不表达。

基因检测：有条件的可行人短串联重复序列（short tandem repeat, STR）基因检测。

鉴别诊断

◎ **部分性水泡状胎块**
- 为三倍体，存在 2 种绒毛，一种绒毛囊性扩张；另一种绒毛较小，绒毛轮廓不规则，伴有轻度滋养层细胞增生。
- 免疫组织化学染色：p57 在细胞滋养层细胞和绒毛间质细胞均表达。而 PMD 的 p57 仅在水肿绒毛的细胞滋养层细胞中表达，而在绒毛间质细胞中常不表达。

◎ **完全性水泡状胎块**
- 病变绒毛形态一致，水肿、间质黏液样变伴核碎裂，滋养层细胞异型增生。

- 免疫组织化学染色：p57 在细胞滋养层细胞及绒毛间质细胞中均不表达。

◎ **其中一胎为完全性水泡状胎块的双胎妊娠**

- 大体可见的明显的囊性区域与相对正常的胎盘界限清楚，位于其边缘。
- 组织学上，水泡状胎块绒毛水肿，缺少胎儿血管，常存在灶性的滋养层细胞增殖。

- 免疫组织化学染色：p57 可区分这 2 种成分。

胎盘干绒毛内偶见不规则囊肿可能是非局灶性部分性水泡状胎块的表现。

病理报告及注意事项

如果组织形态含有典型特征，即可确诊。

对于妊娠早期流产或引产的标本，要注意与部分性水泡状胎块鉴别。

图解

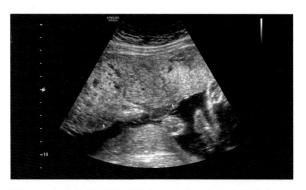

图 6-31 胎盘绒毛间质发育不良（B 超检查图像） 妊娠中期 B 超检查提示胎盘增厚，胎盘内大范围异常回声，可见大小不一囊性暗区，异常回声病灶约占胎盘实质的 2/3

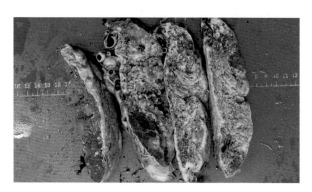

图 6-33 胎盘绒毛间质发育不良（大体切面） 为图 6-32 胎盘的大体切面。切面胎盘绒毛弥漫性水肿，呈大小不等的水泡状，绒毛膜板血管扩张，周边残存少量正常胎盘。此病例为女婴，胎儿宫内生长受限

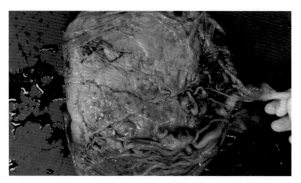

图 6-32 胎盘绒毛间质发育不良（大体） 胎盘胎儿面见部分迂曲、扩张的厚壁血管，局灶呈动脉瘤样扩张，脐带球拍状附着

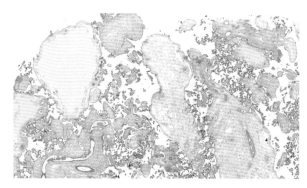

图 6-34 胎盘绒毛间质发育不良（HE 染色，2×） 绒毛膜板下干绒毛肿大、形状不规则，绒毛间质成纤维细胞过度增生并伴黏液样变

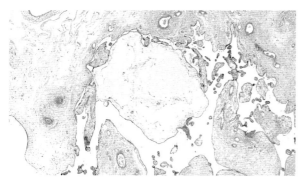 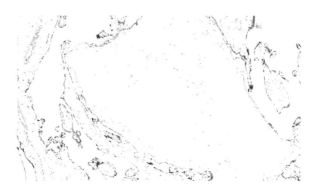

图 6-35 胎盘绒毛间质发育不良（HE 染色，5×） 干绒毛呈囊状扩张，可见水池形成，滋养层细胞无显著增生，水肿绒毛可见胎儿血管，无滋养层细胞包涵体，与孕周相符的正常绒毛组织相混杂，无移行

图 6-36 胎盘绒毛间质发育不良（免疫组织化学染色，10×） p57 仅在水肿绒毛的细胞滋养层细胞中表达，而在绒毛间质细胞中不表达

参考文献

[1] Redline RW, Boyd TK, Roberts DJ. 胎盘和产科病理学 [M]. 陶祥，李娟，主译. 北京：北京科学技术出版社，2020.

[2] Fan M, Skupski DW. Placental chorioangioma: literature review[J]. J Perinat Med, 2014, 42(3): 273-279.

[3] Duro E A, Moussou I. Placental chorioangioma as the cause of nonimmunologic hydrops fetalis: a case report[J]. Iran J Pediatr, 2011, 21(1): 113-115.

[4] 刘晓刚，孙心平，孔令红，等. 胎盘绒毛膜血管瘤病 13 例临床病理分析 [J]. 临床与实验病理学杂志，2018，34(11): 1260-1261.

[5] 廖欣，邹娟，孙亮，等. 胎盘绒毛膜血管瘤病临床病理分析 [J]. 四川医学，2018，39(3): 312-315.

[6] Ogino S, Redline RW. Villous capillary lesions of the placenta: distinctions between chorangioma, chorangiomatosis, and chorangiosis[J]. Ham Pathol, 2000, 31: 945-954.

[7] 刘伯宁. 胎盘中胎儿血管的血栓形成和胎儿的血栓性血管病变 [J]. 实用妇产科杂志，2007，23(6): 333-334.

[8] Khong Y, Mooney EE, Ariel I, et al. Sampling and definitions of placental lesions: Amsterdam Placental Workshop Group Consensus Statement[J]. Arch Pathol Lab Med, 2016, 140(7): 698-713.

[9] 詹阳，郑兴征，阴赪宏，等. 胎盘间叶发育不良 5 例临床病理分析 [J]. 临床与实验病理学杂志，2018，34(1): 55-59.

第七章　终末绒毛

郑良楷　陶　祥　赵澄泉

第一节　绒毛成熟异常

（一）绒毛成熟度评估

终末绒毛自 27 周左右开始形成，其来自成熟中间型绒毛的分支。足月胎盘中的终末绒毛可占切片中绒毛的 60% 以上。终末绒毛是母胎交换的主要场所，其交换功能强弱与成熟度密切相关，终末绒毛越成熟，交换功能越强。随着孕周的增加，终末绒毛逐渐成熟，形态上与各个孕周的胎盘功能相适应。然而，胎盘自身成熟障碍或胎盘中胎儿循环的灌注量下降则会抑制正常的成熟过程，表现为与该孕周大多数胎盘相比成熟程度不足，即"成熟延迟"（mature retardation）。而母体疾病导致的母体-胎盘灌注的不足，则会促使胎盘加速成熟以提高母-胎交换效率，即出现"成熟加速"（accelerated maturation）。在未足月的胎儿应用肾上腺皮质激素促胎儿肺成熟时，同时可以促进胎盘成熟加速，并与用药时间成正比。研究发现，在孕 24~34 周分娩的胎盘中，当形态出现 37 周以上的胎盘成熟度时，胎儿的预后较好。因此，成熟度评价结果可以与其他胎盘病理中的阳性发现共同解释母胎相关的病因，是胎盘形态学检查中的重要参考因素。然而，需要注意胎盘实质中正常终末绒毛的成熟度是不均一的，生理状态下近胎儿面的 1/3 厚度和近胎盘实质边缘部位成熟度高，原因是前者由于母体血流速度太快而影响交换，后者则由于正常情况下灌注量就低于中央区，故要比其余部位早成熟。所以成熟度的判断一般以胎盘中央区（胎盘实质中央 2/3 区域，与脐带附着位置无关）的近母体面的 2/3 区域作为判断对象，且需要避开明显的病变部位。虽然，成熟度的评判存在一定的主观性，不同病例的参考价值也不同，但强调对每一例胎盘病理诊断均需要提供胎盘成熟度的评价结果，有助于病理医师通过反复实践以增强对各个孕周绒毛形态特征的掌握，逐渐增加对成熟度判断的准确性。在本节内容中将介绍一些与成熟度相关的概念和一系列形态计量学方面的参考指标，有助于对成熟度评价的标准化。

◎ **终末绒毛成熟的一般过程特征**

● 终末绒毛大小：随孕周逐渐减小。

● 终末绒毛数量：随孕周逐渐增多，可以与同一切片中干绒毛及中间型绒毛的数量进行对比，从 27 周开始出现至足月时占总绒毛数量的 60% 左右。

● 终末绒毛的分支：从开始形成终末绒毛起，从成熟中间型绒毛发出的分支逐渐增多，在形态学上，表现为中间型绒毛和终末绒毛的群体，即远端绒毛体积大、轮廓不规则，成簇状彼此靠近，以及相应的绒毛间隙狭窄。然而，进入足月后，绒毛的生长过程正常情况下受到抑制，远端绒毛不再进一步分支，反映在切片中即以轮廓规则的圆形、椭圆形为主的终末绒毛。

- 血管合体膜（vasculosyncytial membranes，VSM）形成比例增加。VSM指毛细血管壁与合体滋养层之间紧密贴合，毛细血管长轴与绒毛表面平行，血管壁与滋养层间无细胞核或结缔组织介入，加之妊娠晚期细胞滋养层细胞几乎消失，合体滋养层细胞形成合体结节后，无核区域的合体细胞也被拉薄。VSM常出现于孕34周以后的成熟胎盘，随孕周进展而逐渐增多。

- 合体细胞结节增加。合体细胞结节指由合体滋养层细胞的细胞核聚集而形成的突出于绒毛表面的隆起，核内有深染的异染色质。通常采用形成合体细胞结节的终末绒毛占总绒毛的百分比进行评估。孕34周以前一般少于20%的绒毛出现合体细胞结节，随孕周进展而逐渐增多，但孕38周以后这一比例一般也小于30%。诊断阈值：妊娠晚期胎盘下2/3区域的绒毛的合体细胞结节数超过33%视为增加。

◎ 终末绒毛成熟度评价的术语

- 绒毛成熟度与孕周相符：绒毛形态的各参数与预期孕周较一致。

- 绒毛成熟加速：终末绒毛发育程度不足孕周水平。

- 绒毛成熟延迟：终末绒毛发育程度超过孕周水平。

- 绒毛成熟度不均：终末绒毛发育程度不一致，同时存在绒毛成熟加速和成熟延迟。

（二）绒毛成熟加速（accelerated villous maturation）

指实际绒毛形态比孕周的预期形态更成熟。一般表现为胎盘实质出现更多比例的体积小的终末绒毛，可伴有合体细胞结节的增加以及更多的血管合体膜。

发病机制

主要为母体血流灌注不足而导致的绒毛代偿性的改变，以更有效地进行营养和氧气交换。在母体灌注不足的早产胎盘中，如果出现成熟加速，则提示新生儿的预后相对较好。

临床相关

常见于母体血管灌注不良（maternal vascular malperfusion，MVM）、胎儿宫内生长受限、自发性早产和双胎等。

大体表现

无典型大体表现。

镜下表现

◎ 绒毛的组织学表现

绒毛下组织学表现比孕周的预期表现更成熟。

- 一般用在小于孕36周的胎盘，孕36周以后的胎盘诊断较为困难。

- 远端绒毛的大小比相应孕周小，可伴有VSM增加。

- Tenny-Parker改变：在不成熟的胎盘中出现大量的合体细胞结节，常常发生于子痫前期的病例。

◎ 通常合并整体性MVM的表现

- 在绒毛周围、干绒毛和绒毛膜板下方的绒毛间隙出现纤维素沉积增多。

- 由于MVM，绒毛间隙塌陷而形成绒毛粘连。

- 小簇伴有退行性变的终末绒毛聚集，常伴有滋养层细胞碎片和绒毛周围纤维素沉积，即灶性胎盘梗死。

◎ 可合并远端绒毛发育不良（distal villous hypoplasia）

提示母体供血严重不足，绒毛的发育受阻。

- 终末绒毛数量少，分支少或无，绒毛小而细长。

- 绒毛间隙明显扩张。
- 超过 30% 的胎盘实质下 2/3 区域受累。
- 局限性远端绒毛发育不良为仅在 1 张切片中发现病变；弥漫性远端绒毛发育不良为在 2 张及以上的切片中发现病变。
- 胎盘梗死区的周围区域不应作为诊断绒毛过度成熟的依据。

病理报告及注意事项

每一例胎盘病例，均需要评估绒毛的成熟度，并独立地在胎盘报告中提到。

结合出现的相应的 MVM 病变的严重程度、远端绒毛发育不良、胎盘称重、胎盘胎儿重量比、新生儿的状况，进行综合分析，给出代偿或失代偿的结论。

（三）绒毛成熟延迟（delayed villous maturation，DVM）

定义

足月或妊娠晚期的胎盘中未能形成适当比例的终末绒毛，或终末绒毛与交换功能相关的形态，包括 VSM、合体细胞结节等未充分发育，又称为胎盘欠成熟。常常反映胎儿血流灌注的异常。

◎ **诊断标准**

- 一般适用在孕 34 周以上的胎盘，孕周小于 34 周，则难以与正常发育阶段的绒毛相区分。
- 诊断阈值：每一病灶至少有 10 个大的、未成熟的绒毛，且这种病变应占胎盘实质切片的至少 30% 的绒毛。
- 推荐采用分级模式：斑片状，即仅在 1 张切片中发现病灶；弥漫性，即在 2 张或更多的切片中发现病灶。
- 孤立出现的成熟延迟病灶，一般位于绒毛树的中央部，可能是正常生理性生长中心，可以忽略。

发病机制

绒毛持续生长，偏离正常成熟和发育方向。相关因素包括：母亲妊娠期糖尿病引起胎儿胰岛素水平升高进而促进绒毛持续增生；脐带扭转引起慢性脐血流受阻，绒毛血管出现整体部分性灌注不良；局限于胎盘的绒毛染色体异常等。

临床相关

常见于母亲妊娠期糖尿病，妊娠期母亲体重增加过多、巨大儿以及脐带螺旋过多等。研究者发现阿片类药物成瘾的孕妇或妊娠期使用阿片类药物维持治疗者，存在明显的 DVM。

大体表现

胎盘通常大而苍白，胎儿胎盘重量比下降，或存在脐带螺旋过多、脐带真结等阻塞性病变。

镜下表现

绒毛直径增大。

毛细血管位于绒毛间质中部（即非边缘性毛细血管），可伴有毛细血管增生。

有网状间质（圆形透明间隙，有或无 Hofbauer 细胞），或间质细胞增多，形态与胎盘上 1/3 区域的绒毛形态相似。

组织学表现与绒毛水肿有重叠，两者绒毛体积都较大，间质疏松，VSM 较少。

VSM 稀少，表现为毛细血管分布于终末绒毛的中央，未与滋养层细胞贴合。

细胞滋养层细胞数量增多，出现连续分布，绒毛滋养层细胞层增厚。每一个远端绒毛通常可见 2 个或更多细胞滋养层细胞连续排列。正常妊娠晚期细胞滋养层细胞已经不明显，即使出现，也呈单个不连续分布。合体细胞结节少，常少于 20%。

鉴别诊断

绒毛水肿：两者绒毛体积都较大，间质疏

松，VSM 较少。水肿绒毛间质稀薄透亮，形成"淋巴样"大小不等的腔隙，漂浮 Hofbauer 细胞，腔隙边缘锐利。

注意不要将绒毛充血、淤血误认为绒毛成熟延迟或绒毛膜血管病。

病理报告及注意事项

对于每 1 例胎盘病例，均需要评估绒毛的成熟度，并独立地在胎盘报告中提到。

结合病史，分析 DVM 与其中哪些母胎病因有关。

图 解

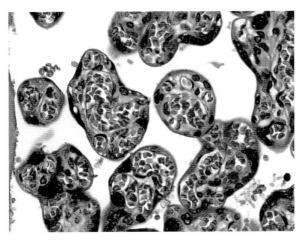

图 7-1　血管合体膜　足月胎盘，终末绒毛的毛细血管内皮细胞与合体滋养层细胞紧密贴合，横断面上局部形成一层菲薄的膜状结构

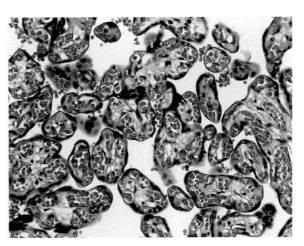

图 7-3　足月胎盘的终末绒毛　形态较小，可见单个绒毛或分支少的小旁支及窦样扩张的毛细血管，横截面所含血管腔小于 50%，无肌性血管。滋养层细胞仅见单层的合体滋养层细胞，厚度不均，可见合体细胞结节形成，毛细血管内皮细胞与滋养层细胞紧密贴合，形成血管合体膜

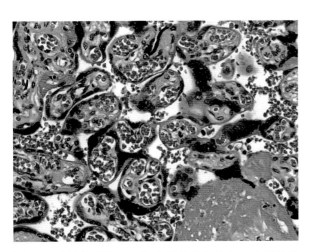

图 7-2　合体细胞结节　终末绒毛的合体滋养层细胞的细胞核聚集成巢团状，染色质深染，并从绒毛表面突出到绒毛间隙中与合体滋养层细胞紧密贴合，横断面上局部形成一层菲薄的膜状结构

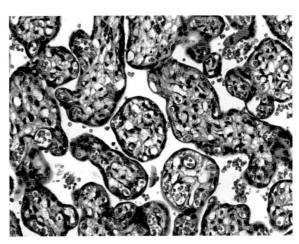

图 7-4　妊娠中期（孕 28 周）胎盘的终末绒毛　绒毛体积较大，疏松网状间质，毛细血管管腔较小，血管合体膜相对较少，合体细胞结节少或无，细胞滋养层可连续分布

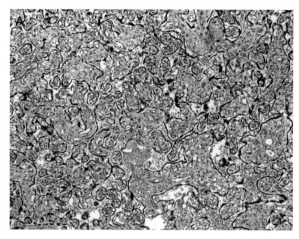

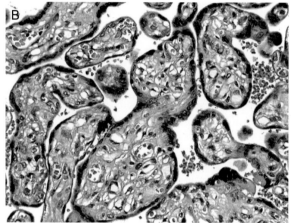

图 7-5　血管合体膜形成不良（孕 40 周）　绒毛成熟延迟，可见远端绒毛体积较大，间质细胞丰富，血管少、血管腔小（A），高倍镜下可见毛细血管内皮细胞未能与合体滋养层细胞贴合，间质丰富，合体细胞结节稀少，血管合体膜形成不良（B）

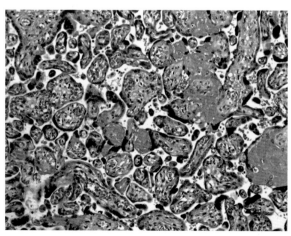

图 7-6　绒毛成熟加速（孕 27⁺² 周）　远端绒毛短小，合体细胞结节增多，绒毛间隙纤维素沉积增多。注意无定形纤维素样物质黏附在绒毛表面但不完全包绕绒毛

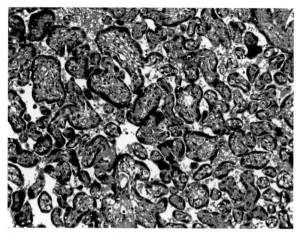

图 7-7　绒毛成熟加速（孕 30⁺⁶ 周）　绒毛类似成熟中间型绒毛，分支少，绒毛短小，血管合体膜形成增加，合体细胞结节增多

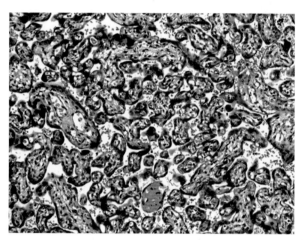

图 7-8　绒毛成熟加速（孕 32⁺³ 周）　远端绒毛类似足月绒毛形态，绒毛短小，合体细胞结节增多

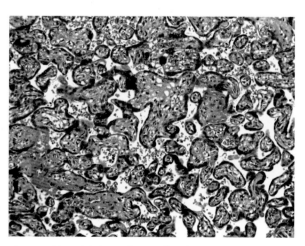

图 7-9　绒毛成熟加速（孕 31⁺² 周）　远端绒毛短小，合体细胞结节增多

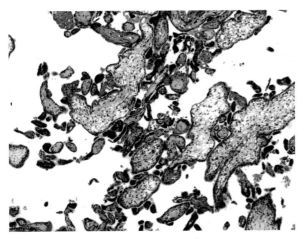

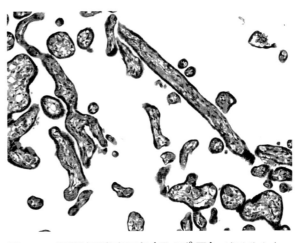

图7-10　绒毛成熟加速（孕24⁺⁵周） 大的未成熟中间绒毛旁见短小绒毛，合体细胞结节明显增多

图7-11　远端绒毛发育不良（孕33⁺²周） 绒毛分支少，绒毛细长，间隙增宽，右下绒毛短小，合体细胞结节明显增多

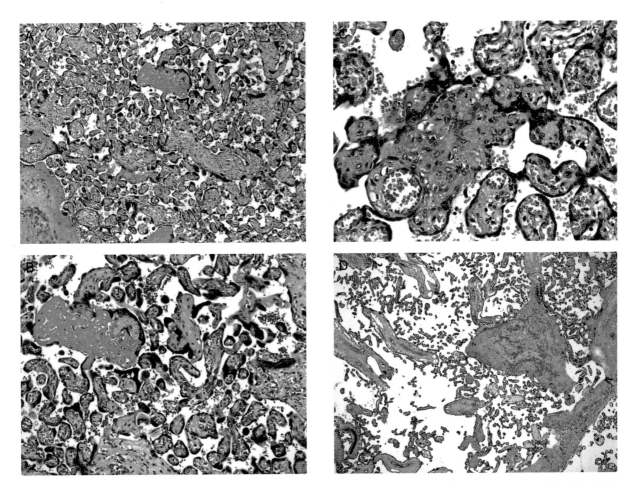

图7-12　绒毛成熟加速合并远端绒毛发育不良（孕34周） 此例临床表现有先兆子痫、胎儿宫内生长受限。镜下见绒毛粘连区与稀疏区交替出现。绒毛病变在2张切片中出现，符合弥漫性远端绒毛发育不良表现，母体血供明显不足，绒毛发育处于代偿状态。粘连区绒毛粘连，合体细胞结节增多（A），高倍镜下见绒毛短小，间隙纤维沉积增多（B），小簇绒毛出现退行性变并聚集成团，形成灶性胎盘梗死（微梗死，C）；稀疏区终末绒毛数量少，绒毛间隙增宽，干绒毛相对多，干绒毛与终末绒毛差别较大（D）

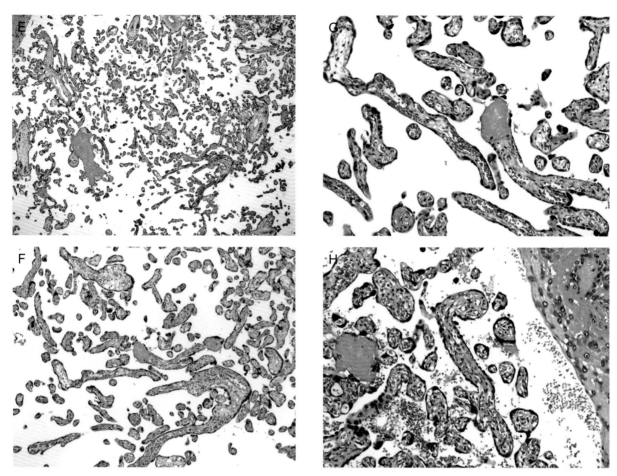

图 7-12　绒毛成熟加速合并远端绒毛发育不良（孕 34 周）（续）　干绒毛与终末绒毛差别较大（E），终末绒毛分支少，绒毛细长（F、G），部分绒毛表面出现"波浪状"合体细胞结节，呈现 Tenny-Parker 改变（H）

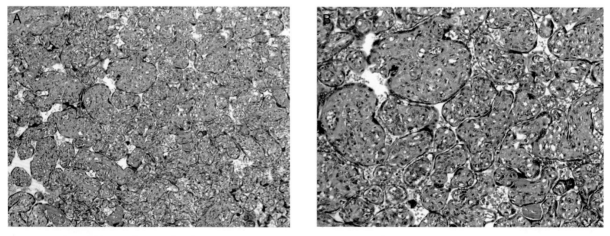

图 7-13　绒毛成熟延迟（孕 40^{+1} 周）　低倍镜下见远端绒毛分支增多且直径增大，间质细胞增多，间隙变得不明显（A）。高倍镜下见绒毛明显增大，类似成熟中间型绒毛，细胞滋养层细胞连续，间质丰富，毛细血管位于绒毛中央，血管合体膜形成减少（B）

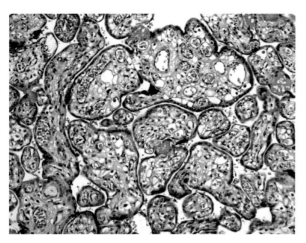

图 7-14 绒毛成熟延迟（孕 36⁺⁵ 周） 绒毛明显增大，滋养层增厚且合体滋养层细胞核分布均匀，缺乏合体细胞结节，细胞滋养层细胞连续分布。毛细血管位于绒毛中央，血管合体膜形成不良

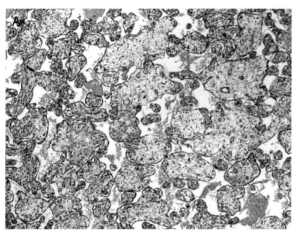

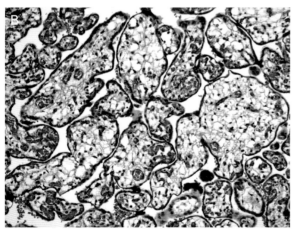

图 7-15 绒毛成熟延迟（孕 37⁺¹ 周） 低倍镜下见绒毛明显增大，淡染，类似未成熟中间型绒毛（A），高倍镜下见绒毛有网状疏松间质，细胞滋养层细胞呈连续线状排列（B）

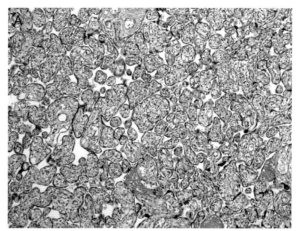

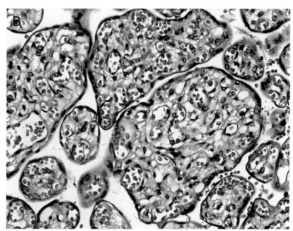

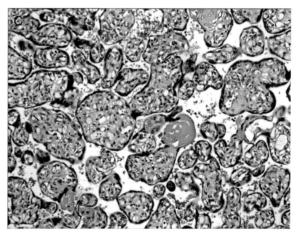

图 7-16 绒毛成熟延迟（孕 40⁺¹ 周） 低倍镜下见绒毛增大，合体细胞结节稀少（A）；高倍镜下见增大绒毛伴有毛细血管增生，毛细血管内皮未能与滋养层细胞紧密接触，局部滋养层细胞连续排列（B）。中倍镜下见绒毛增大，间质细胞增多，非边缘性毛细血管，细胞滋养层细胞连续分布，形态类似成熟中间型绒毛（C）

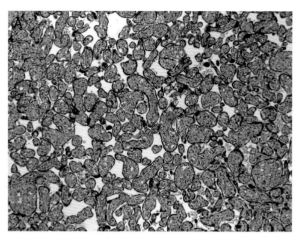
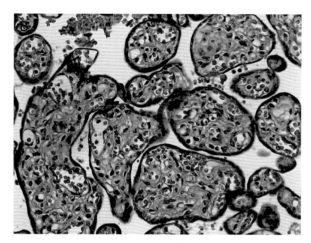

图 7-17　妊娠期糖尿病相关绒毛成熟延迟（孕 38⁺⁴ 周） 产妇患有妊娠期糖尿病。低倍镜下见远端绒毛体积增大，间质细胞丰富（A）；高倍镜下显示清晰的连续性细胞滋养层，血管合体膜形成不良，个别绒毛血管增多（B）

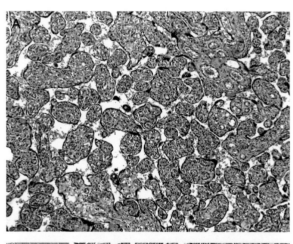
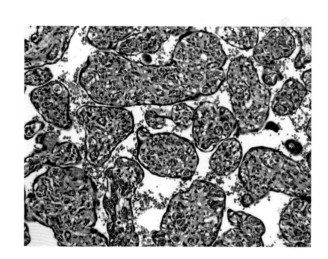
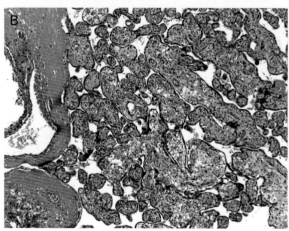

图 7-18　妊娠期糖尿病相关绒毛成熟延迟合并绒毛膜血管病（孕 39 周） 产妇患有妊娠期糖尿病。低倍镜下见远端绒毛（A）及邻近底板绒毛（B）体积明显增大，部分呈长粗棒状，见网状间质，间质内血管丰富；高倍镜下见远端绒毛横断面有 10 个或更多毛细血管（C）

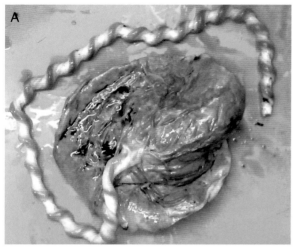

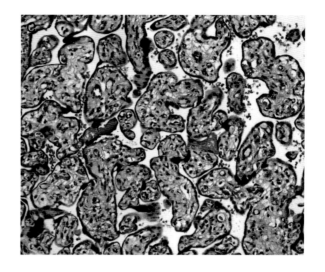

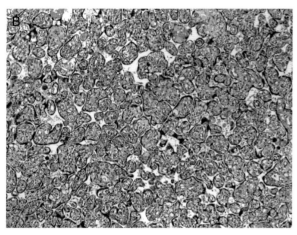

图 7-19　与脐带螺旋过多相关的绒毛发育延迟（孕 39 周）临床表现有胎儿宫内窘迫。胎盘大体显示脐带螺旋过多（A）。低倍镜下见远端绒毛体积增大，多数绒毛间质细胞增多，血流灌注较差（B）；高倍镜下见间质血管管腔较小，部分空虚，血管合体膜形成不良，细胞滋养层连续排列（C）

第二节　绒毛间质

（一）概述

绒毛间质包括由滋养层细胞层围绕的纤维母细胞、Hofbauer 细胞（绒毛内巨噬细胞），以及血管内皮细胞。血管内有形成分在下一节讨论。由于绒毛间质的血液供应主要依赖于胎儿的血液循环，且远端绒毛获得的血供本身较少，为胎儿循环终末阶段的低氧含量的血液，故终末绒毛的间质的状态是反映胎儿血流灌注的敏感指标。胎儿血流灌注不良（fetal vascular malperfusion，FVM）指由于胎儿原发性或胎儿 – 胎盘循环异常导致的胎盘缺血缺氧性病理改变。

◎ FVM 分类

反映病因以及对胎盘功能的影响程度。

● 整体部分性：大多与脐带自身病变有关。由于脐血管持续部分性或间歇完全性梗阻，造成绒毛病变弥漫性分布。表现为大的胎儿血管壁纤维素沉积，远端绒毛和终末绒毛成熟延迟（DVM），并出现小灶性无血管绒毛（相邻 2~4 个绒毛）和绒毛间质 – 血管核碎裂，常大于 3 个区域。

● 节段完全性：与绒毛膜板大血管或干绒毛大血管的血栓形成有关。受累血管呈节段性分布，其下游绒毛血流完全停止，表现为绒毛膜板或干绒毛血管血栓或闭塞，远端绒毛和终末绒毛出现中等病灶（相邻 5~10 个绒毛）至大病灶（10 个以上相邻绒毛）无血管绒毛簇或绒毛间质 – 血管核碎裂。

◎ FVM 分级

反映 FVM 的严重程度。

● 高级别：① 15 个以上的无血管绒毛 / 病

灶，多张（3张及以上）切片出现，或合计45个以上的无血管绒毛；②2个及以上的绒毛膜板和（或）干绒毛血管闭塞性或非闭塞性血栓。

- 低级别：低于高级别诊断标准的。

（二）绒毛间质－血管核碎裂（villous stromal-vascular karyorrhexis，VSK）

定义

绒毛内皮细胞和间质细胞的细胞坏死，出现细胞核碎裂。同时，由于毛细血管的完整性受损，胎儿的红细胞外渗，进入绒毛间质，并伴有不同程度的间质退行性变。在实际诊断中，红细胞外渗常最为显著。

发病机制

反映FVM的早期变化，一般需要数小时到数天时间。

临床相关

病变轻微者可无临床表现，高级别FVM可见于不良妊娠结局胎儿及新生儿（如产程中无明显诱因的严重胎儿窘迫、死胎、脏器血栓和神经功能障碍，包括脑卒中）的送检胎盘中。

大体表现

病变轻微常无典型表现，病变较大时可见胎盘表面血管扩张，血栓形成时血管内血液无法推动，切面较为苍白。实际工作中可能较难发现。

镜下表现

受累绒毛常成群出现，表现为节段性改变。

外渗红细胞数量较少，散在分布于间质中，形态模糊、染色变淡。

内皮细胞和间质细胞出现核碎裂。

可能只影响水肿或未成熟绒毛的部分绒毛血管。

周围绒毛可出现血管扩张、充血。

可根据FVM的分类和分级进行判断。

鉴别诊断

◎ 绒毛间质出血

- 常见于孕妇腹部受创伤致子宫损伤或破裂、胎盘早剥、依沙吖啶引产、脐静脉梗阻等急性损伤引起的绒毛出血，绒毛间质常大量红细胞聚集，呈淤血状，绒毛肿大。

◎ 死胎后表现

- 绒毛受累弥漫、广泛，非节段性改变。

（三）无血管绒毛（avascular villi）

定义

由于胎儿血管灌注异常所导致的成簇的终末绒毛毛细血管消失，随着时间的延长，间质逐渐胶原化。而滋养层细胞层一般存在，病变部位的绒毛间隙也一般正常。

发病机制

反映胎儿远端绒毛血流灌注中断或灌注不足的中晚期变化，一般需要至少一周到数周时间。

临床相关

高级别FVM常见于不良妊娠结局胎儿及新生儿（如产程中无明显诱因的严重胎儿窘迫、死胎、胎儿脑卒中或脏器血栓）的送检胎盘中。

大体表现

病变轻微，常无典型表现，病变较大时胎盘表面血管扩张，血栓形成时血管内血液无法推动，切面呈苍白三角形，与周围组织分界较清。固定的标本中可能易被发现。

镜下表现

常为远端绒毛受累，受累绒毛常成群出现，表现为节段性改变。

干绒毛可见闭塞性血管炎，但常由于切面问题而不可见。

相应的下游绒毛间质细胞明显减少或消失，间质明显胶原化，毛细血管不可见。

绒毛的滋养层细胞层尚存活。

病变处绒毛间隙一般正常。

鉴别诊断

◎ **胎盘缺血**

● 由于胎儿娩出后胎盘血液流空，毛细血管收缩但不明显；然而，由于绒毛不存在缺氧，间质细胞数量正常，也不存在胶原化。

● 其他部位的绒毛不存在血管–间质核碎裂。

◎ **胎盘梗死**

● 绒毛间隙塌陷导致绒毛粘连，绒毛周围纤维素沉积增多伴有细胞核碎片和炎症细胞反应，滋养层细胞层退变坏死，间质退行性变，不存在胶原化。

● 新鲜梗死中的绒毛毛细血管存在，陈旧性梗死中的中等大小血管仍然存在。

◎ **由于慢性绒毛炎而导致的无血管绒毛**

● 慢性绒毛炎背景，绒毛间质内淋巴细胞浸润，特异性感染时见浆细胞，炎症细胞常破坏绒毛滋养层细胞层并侵犯胎儿的大血管而形成闭塞性血管炎。

◎ **死胎后表现**

● 临床病史提示胎儿宫内死亡，无血管绒毛弥漫而广泛，非节段性改变。

病理报告及注意事项

绒毛间质–血管核碎裂、无血管绒毛如果出现均提示FVM。通过病灶范围的局限或弥漫分布，以及单个病灶的受累绒毛数目，进一步将FVM划分为整体部分性或节段完全性。同时，参考临床诊断和脐带的大体表现、干绒毛或绒毛膜板是否存在血栓，推断相应的病因能否得到合理解释。

根据病变绒毛的受累程度将FVM分为高级别FVM和低级别FVM，分别对应胎盘功能严重受损和轻微受损，并可进一步影响胎儿对营养物质和氧气的吸收。

注意观察胎儿血管内是否存在有核红细胞、是否有绒毛的水肿表现、胎儿或新生儿的一般情况，评价胎儿对FVM是处于代偿状态还是失代偿状态。

（四）绒毛血管增生（又称"绒毛血管病"，chorangiosis）

定义

胎盘弥漫性的终末绒毛的横截面上毛细血管数量增加，一般为多于10个/横断面。

正常情况下，一个终末绒毛的横断面上可见2~6个毛细血管。

发病机制

促血管生成因子增多，是一种慢性胎盘灌注不足、慢性缺氧的适应性或代偿性反应，血管的长度增加，但并不存在分支。

妊娠期糖尿病控制不良、先兆子痫，以及母亲有高血压、严重贫血、吸烟史的其发病率更高。

临床相关

可见于多种脐带病变（脐带真结、异常插入、脐带过长或螺旋增加）、妊娠期糖尿病、孕妇在高海拔地区，以及孕妇有高血压、严重贫血、吸烟史等。

绒毛膜血管病本身并不能预示不良预后，但是潜在的慢性缺氧和相关的胎盘储备功能下降则与胎儿不良结局有关，包括胎儿心率不稳定、剖宫产率增加、新生儿需送重症监护室发生率增加、胎儿宫内生长受限、死产和神经发育缺陷等。

大体表现

胎盘通常较大，在妊娠期糖尿病控制不良的病例中更为常见。

镜下表现

◎ **"3" +4个 "10" 标准**

3个不同区域，每个区域于10倍镜下检查10个视野，每个视野观察10个或更多的远端绒毛，每个绒毛内含10个或更多的毛细血管。

● 3个区域：可以理解为胎盘3张切片或更

多切片分开的区域。

- 评估胎盘下 1/3 区域的终末绒毛（非干绒毛），单个绒毛横截面毛细血管多于 10 个。
- 不要评估与梗死相邻的区域（可能有局灶性反应、绒毛膜血管病反应）。
- 若增多的血管未完全达到诊断标准，可记为局部绒毛血管病、斑片状绒毛血管病或轻度绒毛血管病。
- 一般多见于妊娠晚期（孕 37 周及以上）的胎盘。
- 不要在胎盘实质病变附近观察并进行评估，因为这可能是胎盘局部的代偿性反应。

鉴别诊断

◎ **绒毛膜血管瘤病和绒毛膜血管瘤**

- 具有绒毛毛细血管增多的特点，但与绒毛膜血管病累及终末绒毛不同，这两种病变主要累及未成熟中间型绒毛和干绒毛。
- 且增生的毛细血管周围有血管周细胞围绕并由纤维性间质共同构成。
- 前者为多发性、弥漫性病变，没有明显边界；后者则形成一个肉眼可见的膨胀性结节状病变，边界清楚。

◎ **绒毛充血、淤血**

- 毛细血管管腔扩张并充满血细胞，但血管数量没有增多。
- 常见于新生儿娩出后脐带钳夹、脐带受压、脐带打结、脐带扭转、脐带缠绕，以及母亲糖尿病的胎盘中。

病理报告及注意事项

根据定义，绒毛血管增生是一种弥漫性病变，故与诊断为局限性绒毛血管增生是矛盾的。然而，最近的报道显示，胎盘中局灶出现绒毛血管增生（诊断标准为 2~3 张切片中分别有超过 50% 的绒毛受累，或仅 1 张切片中几乎所有的绒毛受累）的形态，临床上与低 Apgar 评分、重胎盘、FVM、DVM 相关，可以在诊断中参考使用。但要注意，这个局限性绒毛血管增生的诊断

仍旧需要一定量的受累绒毛。

（五）绒毛水肿（villous edema）

定义

指以终末绒毛为主发生的间质水分增加，一般由于胎儿循环障碍导致，绒毛水肿表示胎儿循环处于严重的失代偿状态，胎儿的预后往往不良。

发病机制

胎儿宫内缺氧引发胎儿心力衰竭，导致胎儿循环障碍，引起绒毛水肿。常见的原因有胎盘局部血流受阻、母体水肿（镜像综合征）、胎儿染色体异常、母亲贫血、双胎输血综合征等。绒毛水肿会削弱母-胎的交换功能。

临床相关

绒毛水肿见于因胎儿心血管疾病、肿瘤、染色体异常、双胎异常妊娠，以及孕妇血液病、感染等疾病而送检的胎盘中，与胎儿围生期死亡、中枢神经系统损伤以及长期神经系统发育异常有关。

大体表现

胎盘重，实质苍白，质脆，松软。

镜下表现

◎ **弥漫性绒毛水肿**

- 主要累及未成熟中间型绒毛。
- 低倍镜下见绒毛苍白。
- 高倍镜下见绒毛间质稀薄透明，形成"淋巴样"大小不等腔隙，漂浮 Hofbauer 细胞，腔隙边缘锐利。
- 水肿绒毛由于间质含水量高，可在脱水后形成滋养层细胞层与间质分离，即滋养层细胞层下裂隙。

◎ **斑片状绒毛水肿**

- 主要累及终末绒毛。
- 有超过 15% 的远端绒毛受累时可诊断。
- 与足月妊娠的胎儿酸中毒有关。
- 高倍镜下见远端或终末绒毛扩张或增大，

间质染色变浅，形成边缘锐利的腔隙。

产、胎儿先天性感染、严重的胎儿败血症和胎儿宫内死亡。

鉴别诊断

◎ **未成熟中间型绒毛**
- 疏松网状间质，无边缘锐利的腔隙。

◎ **早期绒毛水肿**
- 早期绒毛的水肿，无论是稽留流产、伴核型异常的绒毛或是水泡状胎块妊娠，均可表现为绒毛间质细胞坏死，形成均匀的淡染的水肿性基质，绒毛均匀膨胀。

◎ **胎盘间叶发育不良**
- 水肿的绒毛出现于干绒毛，即在水肿的绒毛中有肌性血管。而终末绒毛一般无水肿。

病理报告及注意事项

诊断胎盘绒毛水肿时，需要复核病史、胎儿或新生儿是否存在严重缺氧性表现。如果存在，可以在报告中提示此时的胎盘功能已经处于失代偿阶段。

（六）绒毛炎（villitis）

主要出现在绒毛部位的炎症反应。可根据炎症细胞的类型将其分为急性绒毛炎和慢性绒毛炎。通常炎症细胞来源于母体，是母体对于绒毛部位的微生物感染的反应或对胎儿成分的免疫排斥反应。

急性绒毛炎（acute villitis）

定义

浸润的炎症细胞以中性粒细胞为主，通常弥漫性累及胎盘。

发病机制

通常是母体血液中病原体的血源性传播感染，包括细菌、病毒、寄生虫、分枝杆菌和真菌等。

临床相关

母体感染通常有败血症，围生期可导致早

大体表现

无特异性大体表现，李斯特菌感染、分枝杆菌感染时大体可见脓肿形成。

镜下表现

绒毛间质中见中性粒细胞浸润，滋养层细胞层常被破坏。散在分布的孤立性炎性病灶常提示存在 B 族溶血性链球菌和大肠杆菌的感染。伴有绒毛间隙脓肿常提示李斯特菌、分枝杆菌的感染。常伴有急性绒毛膜羊膜炎和急性绒毛间隙炎。

病理报告及注意事项

在出现急性绒毛炎的病例，有条件的机构可以做绒毛培养或特殊染色进行病原学鉴定。而在无条件的机构，可以在报告中提示血源性感染可能。

因为大体上没有明显表现，所以镜下受累绒毛的比例大致能够反映整体胎盘受累的比例。可以在报告中提及镜下受累绒毛的比例，以帮助评价胎盘的功能。

感染性慢性绒毛炎（infectious chronic villitis）

定义

因微生物由母体血液传播而感染胎盘实质，造成的绒毛组织损伤，诱导母体的特异性炎症反应，表现为淋巴细胞和（或）浆细胞浸润绒毛。

发病机制

通常与"TORCH"感染相关，具体见第十一章。

临床相关

仅占 5% 的慢性绒毛炎，多见于妊娠早期、中期的胎盘，母亲可能有感染暴露病史。

与围生期胎儿发病率和死亡率显著相关，包

括早产、死胎、胎儿水肿、胎儿宫内生长受限、先天性感染、新生儿早期死亡等。

胎盘可能很小（胎盘重量小于相应胎龄的第10百分位数），或可能很大（胎盘重量大于相应胎龄的第90百分位数），或可能显著增厚（胎盘厚度 >4 cm）。

镜下表现

绒毛弥漫而广泛受累，小簇斑片状分布。

绒毛间质见炎症细胞浸润，主要为单核细胞（淋巴细胞和巨噬细胞），常存在浆细胞和多核巨细胞。浆细胞出现提示可能有巨细胞病毒、单纯疱疹病毒、梅毒感染；多核巨细胞出现提示可能有水痘－带状疱疹病毒、弓形虫感染。

绒毛滋养层细胞层常出现坏死、破坏。

绒毛周围纤维素增加，并常伴有绒毛间隙炎。

可出现绒毛血管闭塞和周围无血管绒毛。

常出现浆细胞性蜕膜炎或肉芽肿性蜕膜炎。

原因不明的慢性绒毛炎（villitis of unknown etiology，VUE）

定义

主要出现于终末绒毛的以淋巴细胞为主的炎症反应，可能的原因是孕妇对胚胎成分产生免疫反应所致。

发病机制

原因不明，被认为是一种母体针对胎儿抗原产生的免疫反应。病变严重时对胎盘功能造成严重损害。

临床相关

约占 95%，多见于妊娠晚期，占足月胎盘的 2%~34%。

高级别 VUE 与不良妊娠结局相关，包括胎儿宫内生长受限、早产、宫内死亡。VUE 伴有闭塞性胎儿血管病变［无血管绒毛和（或）干血管闭塞］时，可引发新生儿远期神经发育障碍问题（如脑病和脑瘫等）。

高级别 VUE 复发率可达 10%~15%，常引起复发性妊娠不良结局；低级别 VUE 对预后无明确的影响。

大体表现

可无明显表现，病变程度重时胎盘可能很小（胎盘重量小于相应胎龄的第 10 百分位数），或可能很大（胎盘重量大于相应胎龄的第 90 百分位数）。

镜下表现

绒毛不均匀受累。

绒毛间质主要被淋巴细胞浸润，很少出现浆细胞、中性粒细胞和肉芽肿。

绒毛滋养层细胞层常出现坏死 / 破坏。

绒毛粘连，可伴有绒毛梗死及绒毛周围纤维素增加。

常伴有绒毛间隙炎。

常合并干绒毛血管闭塞和无血管绒毛（闭塞性胎儿血管病变，多见于高级别）。

可伴发浆细胞性蜕膜炎、慢性绒毛膜羊膜炎或嗜酸性粒细胞 /T 细胞性绒毛膜血管炎。

◎ VUE 分类

反映分布模式以及对胎盘功能的影响程度。

- 绒毛膜板下型：较严重，常累及干绒毛血管，导致血管闭塞和高级别 FVM。
- 底板 / 底板下型：通常为低级别病变，常伴有浆细胞性蜕膜炎。
- 胎盘实质内型：发生于实质内，病变程度不定，可为上述亚型的胎盘内延伸。

◎ VUE 分级

反应病变严重程度。

- 高级别：10 个及以上的连续绒毛受累（灶）。弥漫性 VUE，30% 以上的远端绒毛受累；斑片状 VUE，30% 及以下的远端绒毛受累。
- 低级别：10 个以下的连续绒毛受累

胎盘诊断病理学

（灶）。局灶性，仅 1 张切片有病灶；多灶性，2 张及以上的切片有病灶。

病理报告及注意事项

同急性绒毛炎的病例。如果怀疑是特异性感染，有条件的机构可做绒毛培养或特殊染色进行病原学的鉴定。而在无条件的单位，可以在报告中提示血源性感染可能。

同急性绒毛炎的病例，可给出镜下的受累绒毛的比例，大致能够反映胎盘的功能。

（七）绒毛矿物质沉积（mineralization of villi）

定义

指钙、铁等矿物质在绒毛间质内沉积，形成滋养层细胞层下方或毛细血管周围线性的嗜碱性细粉尘状物质的沉积。

发病机制

矿物质跨绒毛的转运以及绒毛内跨内皮细胞的运输、吸收和清除发生障碍，导致矿物质沉积。部分病例如巴特综合征（Bartter syndrome），与钙铁离子通道基因突变（KCNJ1）有关，会导致母胎界面绒毛滋养层细胞对钙、铁等矿物质的吸收超过生理水平，从而导致基底膜营养不良性矿物质沉积。

巴特综合征：是一系列失盐性肾小管病，伴多尿、低血钾、低氯性代谢性碱中毒，血肾素和醛固酮增多但不伴有高血压。该病是遗传性疾病，迄今已有 5 个相关基因被报道，通常累及儿童，还可伴有其他方面的异常，如智力迟钝及身材矮小。

死胎或部分 / 完全性胎儿循环障碍时，绒毛的矿物质转运停止，则在滋养层细胞层下及绒毛间质中也可出现。

临床相关

见于产前的巴特综合征及各种原因的宫内死胎，通常在死亡 2 天及以上时可出现明显的绒毛矿物质沉积，胎儿循环障碍的原因可参考相关章节。

大体表现

部分胎盘重量可有增加。

死胎的胎盘可呈现脐带、胎膜及胎盘实质均呈暗褐色表现。

部分 / 完全性胎儿循环障碍时，胎盘的切面局部可见颜色变浅。

镜下表现

◎ 绒毛间质内见蓝染矿物质沉积

呈细颗粒状或粉尘状，呈线性排布于滋养层细胞层下方，也可分布于毛细血管周围，还可弥散分布于绒毛间质中。

- 常见于绒毛周围纤维素沉积增多的区域。
- 可伴发于节段性绒毛间质 – 血管核破裂的绒毛簇内，在无血管绒毛膜绒毛簇中也较常见。
- 病灶周围绒毛可伴有血管扩张（淤血）。
- 见于较长时间的死产胎盘中，绒毛弥漫纤维化，节段性绒毛钙盐沉积提示胎盘存在节段性 FVM。

◎ 绒毛滋养层细胞层基底膜下线性矿物质沉积

- 绒毛形态正常，可能伴发巴特综合征。
- 绒毛形态不规则或异常，提示可能存在染色体异常。

鉴别诊断

◎ 胎盘钙化（生理性退变）

- 常出现于妊娠晚期，大体检查可见包括胎盘实质、底蜕膜处呈砂粒样的钙化，钙化局部可以见到灰白色的梗死区。
- 除非非常弥漫，一般与临床不良预后无关，反映足月的胎盘发育程度，超声即以胎盘的钙化情况作为参考指标。

◎ 胎盘陈旧性梗死

- 梗死后的组织常常会形成继发性钙化。
- 钙化周围有局限性的梗死的胎盘实质区域。

125

节段性绒毛钙化常与 FVM 的组织学表现相关，因此应仔细寻找节段性 FVM 的相关组织学表现。

当矿物质呈线性沉积于滋养层细胞基底膜下时，应注意是否属异常染色体绒毛相关表现，结合临床羊水过多和（或）阳性家族史，或产前染色体相关检查情况考虑，必要时也可提醒临床进行相关检测。

（八）绒毛血管扩张／淤血（congestion of villous capillaries）

定义

指远端绒毛或终末绒毛血管管腔扩张，大量红细胞充盈，毛细血管数量没有增多，毛细血管与绒毛滋养层细胞层之间所形成的 VSM 也不受影响。

发病机制

胎儿分娩后，绒毛的毛细血管会立即收缩，但胎儿分娩后结扎脐带的时机不同，会引起胎盘内留存的胎儿血量的差异，当留存的血量较多时，会引起毛细血管的扩张。

胎盘的固定因素也会影响终末绒毛毛细血管，当离体至固定的时间延长时，血管内的红细胞破损，以及使用的固定液不当时所造成的低渗性红细胞破裂，均可造成毛细血管被膨胀的红细胞撑开。

胎儿血管局部血流受阻导致充血、静脉淤滞，和血管腔内压增高有关。如脐带受压（真结、扭转、绕颈）、胎膜早破、胎头压迫脐带、脐带钳夹以及其他胎儿血管灌注不良相关病变的病灶周围、炎症病灶周围、梗死病灶周围、间隙血栓周围常可发现。

临床相关

病变轻者可无临床表现，在不良妊娠结局胎儿及新生儿［如胎儿宫内生长受限、严重胎儿窘迫、脏器血栓和神经功能障碍（包括脑卒中）］

的送检胎盘中常有发现。

大体表现

淤血的胎盘颜色更深，但因为没有对照，所以大体没有特异性的改变。

胎盘的重量会相对偏重。

镜下表现

绒毛毛细血管明显扩张、淤血，血管内皮完整，毛细血管数量没有增加，严重淤血时终末绒毛基本被血管成分占据。

- 可伴发于大病灶的绒毛间质 – 血管核碎裂或无血管绒毛病灶周围。
- 可见于 VUE 病灶（尤其是高级别）伴有闭塞性血管炎周围。
- 可见于绒毛间隙血栓周围的绒毛。
- 可见于梗死绒毛周围的绒毛。

鉴别诊断

◎ **绒毛间质出血**

- 受累绒毛形态像盛血的口袋，低倍镜下容易辨认，血管内皮破坏，红细胞溢出或充满绒毛间质，常见于急性胎盘早剥、脐带梗阻、直接的子宫创伤等。

◎ **绒毛血管增生**

- 终末绒毛的间质大部分被血管占据，但与绒毛淤血不同的是血管腔并没有扩张而是血管数量明显增加，数量通常多于 10 个／横截面。
- 在伴有绒毛淤血时，可能误诊断为绒毛血管增生。
- 但绒毛淤血时需要仔细分辨彼此靠近的血管腔的界限，计数血管的数量，不除外绒毛血管增生伴随绒毛淤血的可能。

病理报告及注意事项

因为远端绒毛血管腔内的血管充盈度与胎儿分娩后脐带是否结扎及脐带采血有关，故如果没有其他相关的病理性改变的单纯的绒毛血管淤血不需要在报告中体现。

单独出现较为明显的绒毛淤血时，要注意是否存在取材遗漏问题，并检查是否存在胎儿局部循环障碍相关因素，如脐带受压、血管血栓形成等。

绒毛淤血属于继发性改变，是胎儿循环障碍的局部体现，多伴发于胎儿血管灌注不良（FVM）、母体血管灌注不良（MVM）及绒毛炎症等相关病变。

图 解

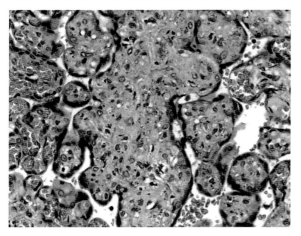

图 7-20　绒毛间质 - 血管核碎裂　高倍镜图，绒毛毛细血管形态模糊，血管内皮细胞受损，红细胞外渗，间质细胞核固缩、核破碎

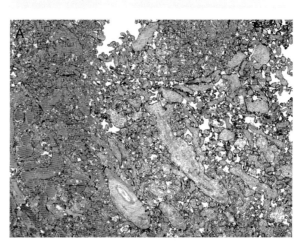

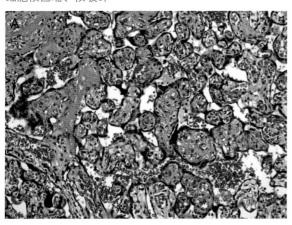

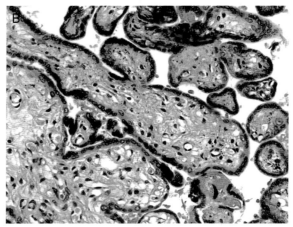

图 7-21　绒毛间质 - 血管核碎裂，低级别 FVM（孕 39 周）　于近底板处，10 倍镜下见一病灶，绒毛偏暗淡，间质血管模糊不清（A）；高倍镜下见毛细血管腔不完整，红细胞外渗，间质细胞核固缩、核碎裂（B）

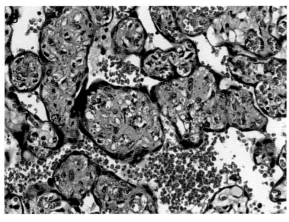

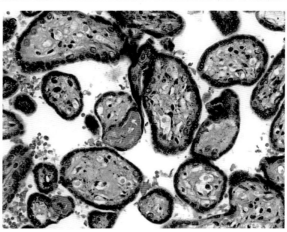

图 7-22　绒毛间质 - 血管核碎裂，高级别 FVM　低倍镜下见受累绒毛成群出现（A，右侧），淡染，周围（A，左侧）绒毛血管扩张充血；高倍镜下见受累绒毛血管形态模糊，红细胞染色变淡、外渗，血管内皮细胞、间质细胞核碎裂，部分核碎片呈"胡椒盐样"分散在间质中（B、C）

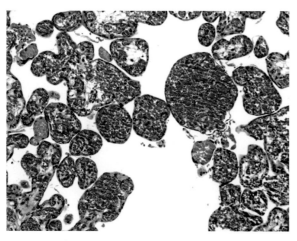

图 7-23　绒毛间质出血　孕 34^{+4} 周急性胎盘早剥病例。绒毛间质出血，可见绒毛内充满血液，红细胞形态完整

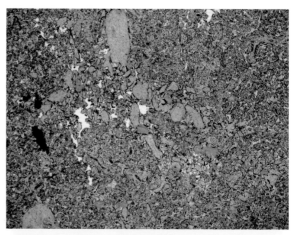

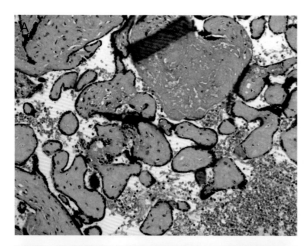

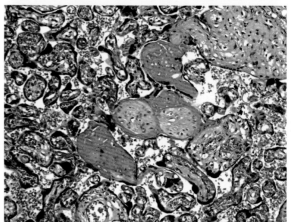

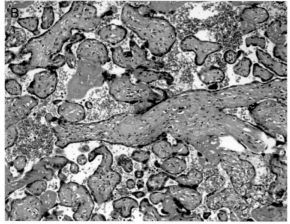

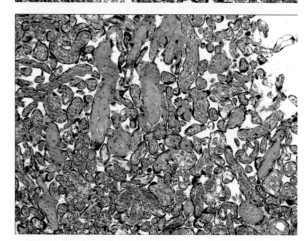

图 7-24　无血管绒毛　绒毛间质胶原化，间质细胞少或消失，毛细血管不可见，绒毛轮廓清楚，滋养层细胞存活

图 7-25　无血管绒毛　低倍镜下见病灶呈簇状或成群出现（A）。有时仅在高倍镜下见小病灶出现（B），终末绒毛见相邻 2 个无血管绒毛，这种小病灶无血管绒毛（2~4 个 / 病灶）常与局部或间断性脐带自身病变（如螺旋减少或螺旋过度）有关。单灶相对分散的数个无血管绒毛，部分间质细胞消失，间质胶原化，部分可残留少量间质细胞（C）

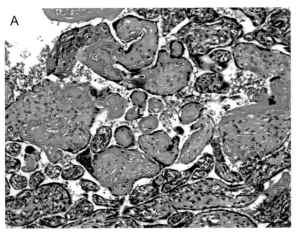

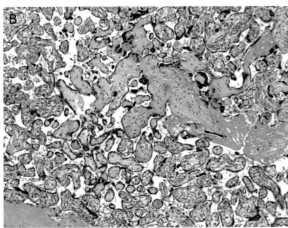

图 7-26　无血管绒毛　成簇无血管绒毛出现在远端绒毛区域内，中等病灶（5~10 个 / 病灶，A）或大病灶（>10 个 / 病灶，B）中的无血管绒毛常提示上游可能存在相关胎儿血栓性病变（如大血管血栓、干绒毛血管闭塞等）

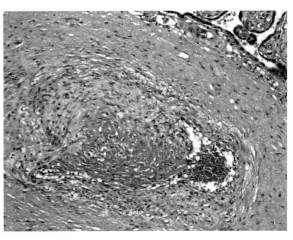

图 7-28　干绒毛血管血栓　干绒毛非闭塞性附壁血栓形成。血管腔轮廓内见附壁的纤维素和纤维母细胞构成的血管内膜垫，血管腔非完全性闭塞

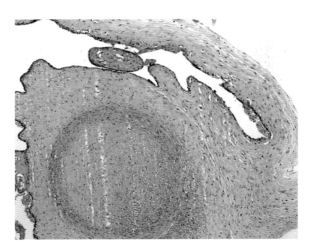

图 7-29　绒毛膜板血管血栓　绒毛膜板血管闭塞性血栓形成。血管腔几乎完全性闭塞，轮廓尚可辨认

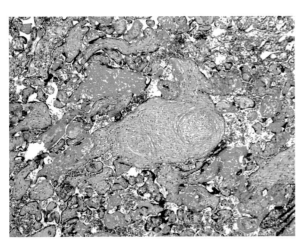

图 7-27　干绒毛血管闭塞　图中央显示干绒毛肌性血管完全闭塞，周围分散大病灶无血管绒毛

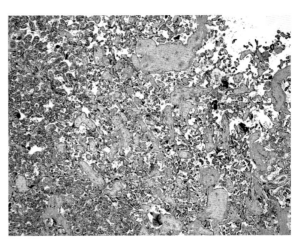

图 7-30　高级别 FVM　低倍镜下见成群出现的无血管绒毛，颜色较周围绒毛明显淡染，与周围绒毛分界清楚，绒毛间质胶原化，符合节段完全性特点

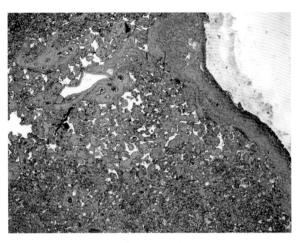
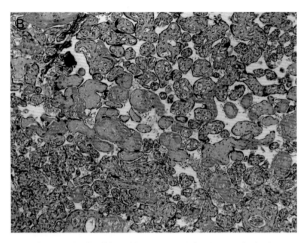

图 7-31 脐带螺旋过度相关无血管绒毛形成 孕 39 周，胎儿宫内窘迫，脐带螺旋指数 0.4。近底板处见一大病灶无血管绒毛（A）；高倍镜下见绒毛间质胶原化，滋养层细胞层形态尚好，周围绒毛成熟延迟也提示与脐带螺旋过度有关（B）

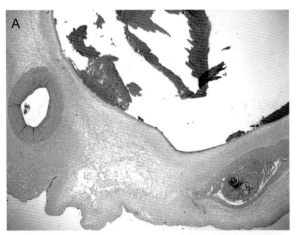
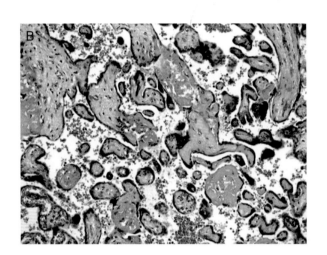
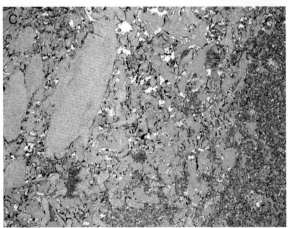

图 7-32 妊娠晚期继发性单脐动脉相关高级别 FVM 孕 37 周，胎儿宫内窘迫，B 超发现单脐动脉 2 周。脐带切面见右脐动脉血栓形成并钙化，管壁肌层坏死（A）；低倍镜下见大片无血管绒毛，干绒毛血管闭塞（B）；高倍镜下见绒毛间质血管消失、胶原化，部分仍见间质核碎裂（C）

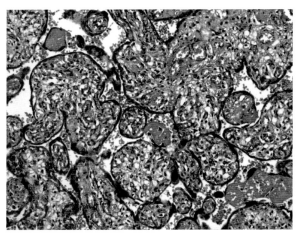

图 7-33 绒毛膜血管病 低倍镜下见绒毛体积增大，多个绒毛毛细血管明显增多

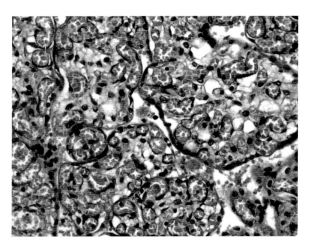

图 7-34 绒毛膜血管病 高倍镜下见远端绒毛每一横断面中有 10 个以上的毛细血管

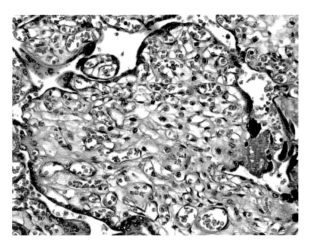

图 7-35 绒毛膜血管病 孕 37 周。绒毛发育迟缓，高倍镜下见远端绒毛横断面中有 20 个以上的毛细血管

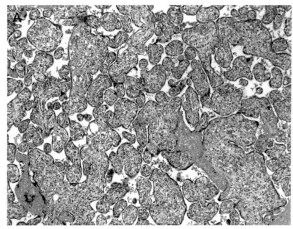

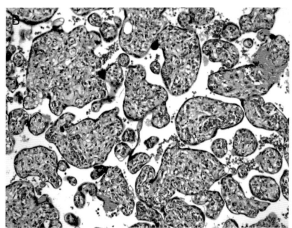

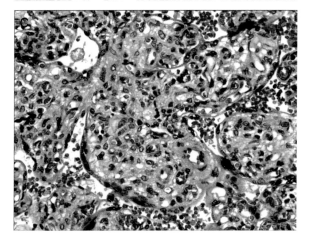

图 7-36 绒毛膜血管病 孕 37 周，母亲患妊娠期糖尿病，胎儿出生时体重 2300 g，足月小于胎龄儿，胎盘重 331 g，重量过轻。低倍镜下见远端绒毛明显增大，绒毛成熟延迟，毛细血管增生（A），高倍镜下见绒毛横断面毛细血管达 10 个以上，有的超过 20 个（B、C）。此例在其他区域见高级别 VUE

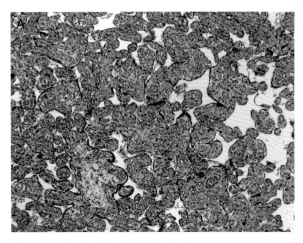
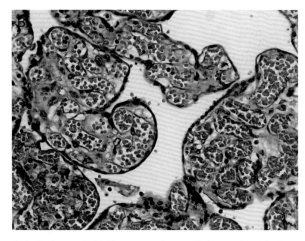

图 7-37　贫血相关的绒毛膜血管病　孕 39 周，产妇患 α－地中海贫血。低倍镜下见远端绒毛增大，血管增多充血（A），高倍镜下见绒毛横截面血管多达 10 个以上，部分血管腔内见有核红细胞（B，提示胎儿出现缺氧性代偿反应）

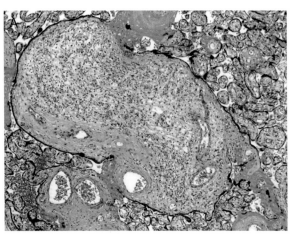
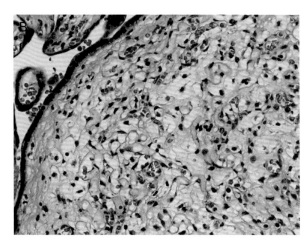

图 7-38　绒毛膜血管瘤　低倍镜下见干绒毛形成一个边界清楚的结节状肿物，绒毛间质毛细血管明显增多（A）；高倍镜下见增生的毛细血管周围血管周细胞围绕及纤维性间质（B）

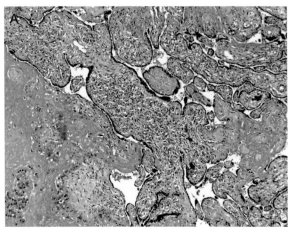
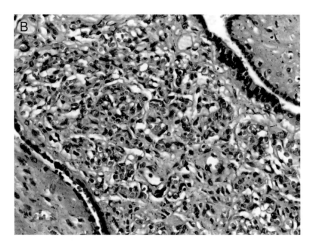

图 7-39　绒毛膜血管瘤　低倍镜下见多个干绒毛及中间型绒毛间质毛细血管明显增多，病灶没有明显边界（A）。高倍镜下见绒毛间质由相互吻合的小血管和血管周细胞形成的疏松网状结构（B）

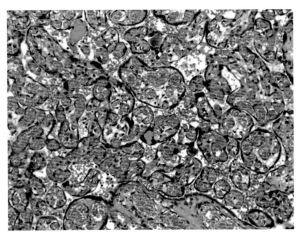

图 7-40 **绒毛充血** 毛细血管增大、扩张并充满红细胞，但血管数量没有增多

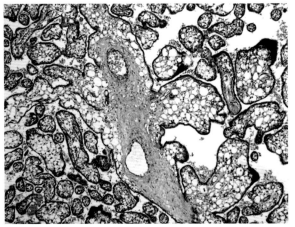

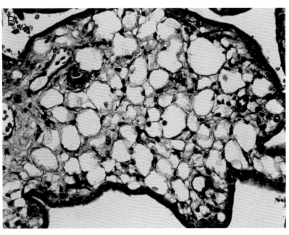

图 7-42 **弥漫性绒毛水肿** 未成熟中间型绒毛及终末绒毛弥漫性水肿。低倍镜下呈弥漫筛孔状腔隙，干绒毛显示肌性血管，水肿在周边及其分支绒毛（A）；高倍镜下见绒毛间质稀薄透明，形成大小不等空隙（B），呈"瑞士干酪状"，空隙边缘锐利。与未成熟中间型绒毛的网状间质不同

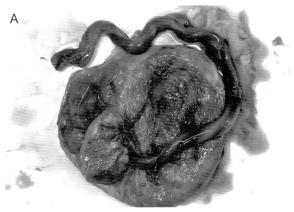

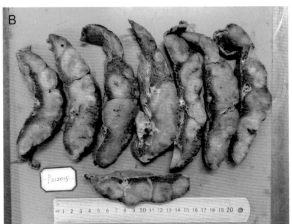

图 7-41 **胎盘水肿** 孕 34 周的病例。胎盘外观增大，淡红色略显苍白、湿润，脐带肿大（A），固定后切面大部分呈苍白色或灰红色，较松软（B），与一般胎盘固定后切面呈灰褐色不同

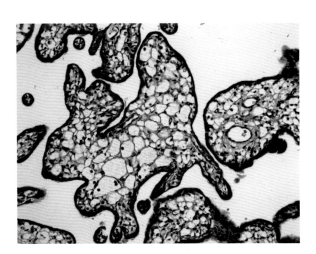

图 7-43 **弥漫性绒毛水肿** 未成熟中间型绒毛水肿，见肿大的"淋巴样"腔隙和"漂浮"的 Hofbauer 细胞

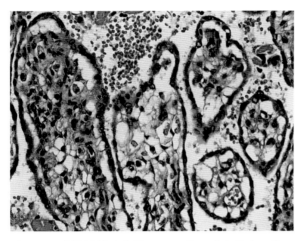

图 7-44 弥漫性绒毛水肿 孕 23 周，难免流产。镜下见远端绒毛增大，滋养层细胞层与间质分离，形成滋养层细胞下裂隙

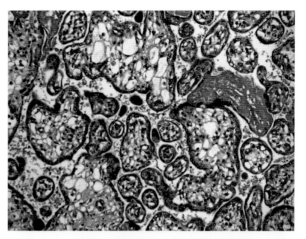

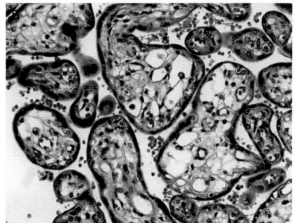

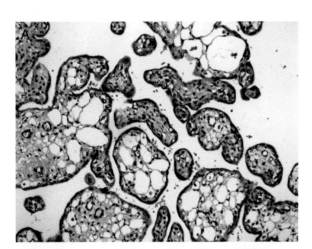

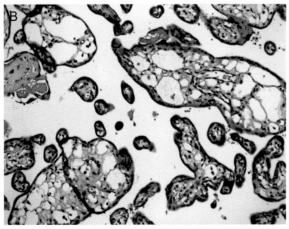

图 7-45 弥漫性绒毛水肿 孕 29 周胎膜早破，帆状胎盘。镜下见未成熟中间型绒毛呈筛孔状改变（A），筛孔透亮，形态不规则，边缘锐利（B）

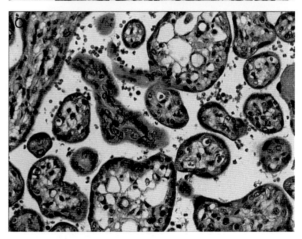

图 7-46 终末绒毛斑片状水肿 低倍镜下见部分绒毛增大，间质染色较淡，稀薄透明，部分形成大小不等的空隙（A）；高倍镜下见绒毛间质透亮，上、下两个绒毛筛孔状明显，空隙内漂浮间质细胞（B、C）

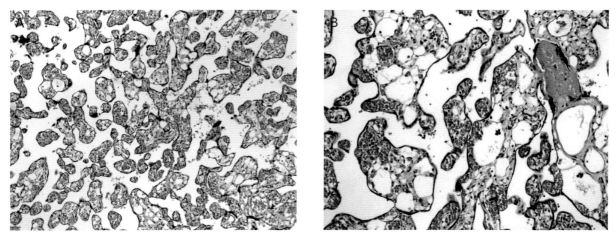

图 7-47 终末绒毛斑片状水肿 孕 39 周，产妇甲状腺功能减退，胎儿宫内窘迫。低倍镜下见远端绒毛扩张，间质内大小不等的透亮腔隙（A）；高倍镜下见绒毛体积明显增大，腔隙内淡染液体，漂浮 Hofbauer 细胞，腔隙边缘锐利（B）

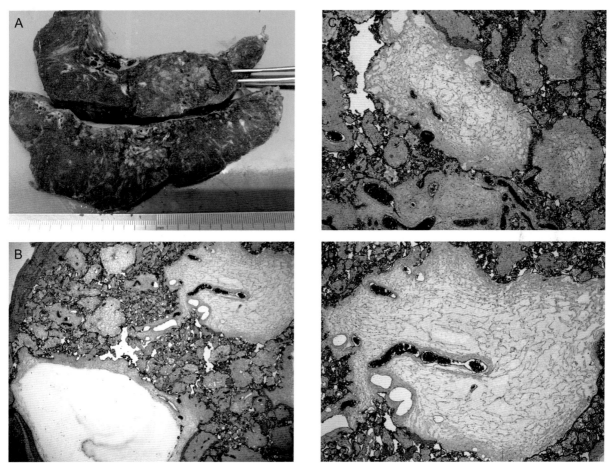

图 7-48 胎盘间叶发育不良 孕 38 周，胎膜早破，胎儿出生未见明显异常。胎盘切面（固定后）局部见粗大干绒毛伴囊肿形成（A），镜下见部分干绒毛增大，间质过度生长合并黏液变或囊肿形成（B、C），增大绒毛间质形成不规则裂隙或囊样水池，与周围绒毛形成明显对比（D）

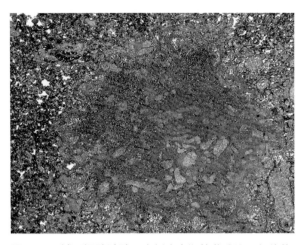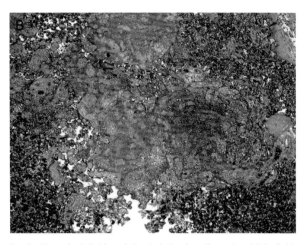

图 7-49 绒毛间隙脓肿 本例为李斯特菌感染。低倍镜下见绒毛间隙、脓肿病灶，中间炎症细胞聚集，绒毛被包裹并坏死（A）；脓肿周围绒毛可出现团片状梗死，间隙明显纤维素沉积（B）

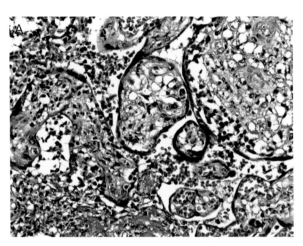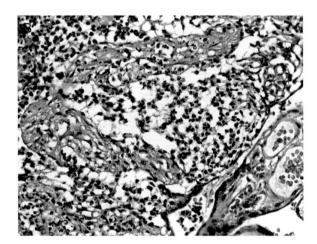

图 7-50 急性绒毛炎合并急性绒毛间隙炎 绒毛间质内见大量中性粒细胞浸润，滋养层细胞层破坏，绒毛周围间隙形成微脓肿病灶

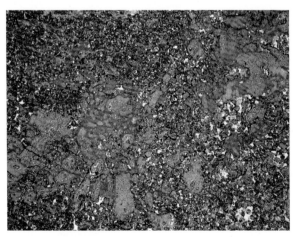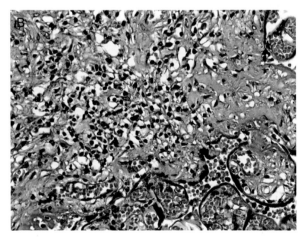

图 7-51 慢性绒毛炎 低倍镜下见斑片状绒毛病灶，显示干绒毛受累，血管闭塞伴周围无血管绒毛形成及纤维素沉积（A）；高倍镜下见绒毛间质内淋巴细胞及浆细胞浸润（B）

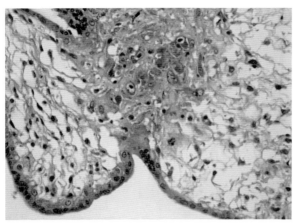

图 7-52　巨细胞病毒感染性慢性绒毛炎　高倍镜下显示典型的"猫头鹰眼"核内包涵体，周围含铁血黄素沉着及淋巴浆细胞浸润

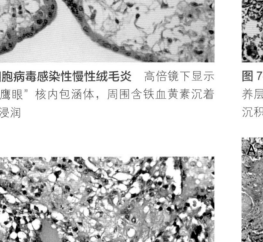

图 7-53　水痘－带状疱疹病毒感染巨细胞性绒毛炎　绒毛间质淋巴细胞浸润合并多核巨细胞形成

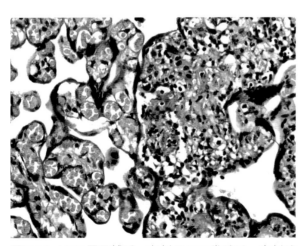

图 7-54　VUE 累及绒毛　左侧显示正常绒毛，右侧绒毛间质被淋巴细胞浸润

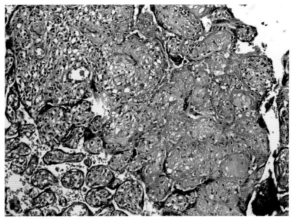

图 7-55　VUE 受累绒毛粘连　绒毛淋巴细胞浸润，滋养层细胞被破坏，界限不清，绒毛间隙炎伴周围纤维素沉积，右下绒毛出现梗死

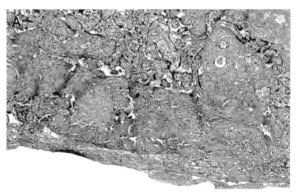

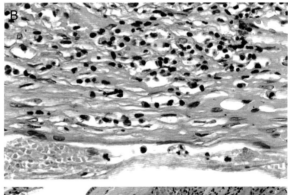

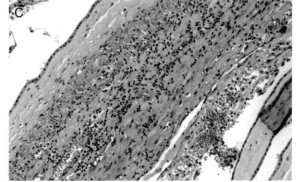

图 7-56　底板处慢性绒毛炎伴浆细胞性蜕膜炎　底板处绒毛粘连，内见淋巴细胞浸润（A），高倍镜下见底蜕膜内淋巴浆细胞浸润，符合慢性底蜕膜炎改变（B）；此例同时合并慢性绒毛膜羊膜炎（C）

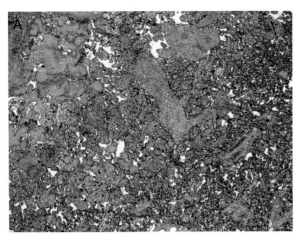
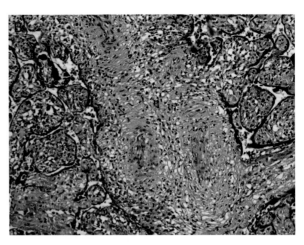

图 7-57　高级别 VUE（胎儿宫内生长受限） 孕 41 周，胎盘重 423 g（邻近第 10 百分位），胎儿宫内生长受限。低倍镜下见大片"蓝染"的受累绒毛，中间干绒毛血管闭塞，图 A 左上方、中央区域见大灶无血管绒毛，形成典型的闭塞性胎儿血管病变。高倍镜下见干绒毛及周围绒毛弥漫性淋巴细胞、单核细胞浸润，干绒毛血管腔闭塞（B）

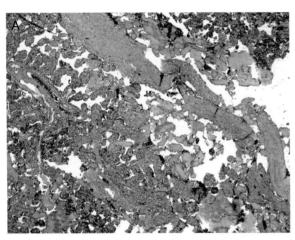
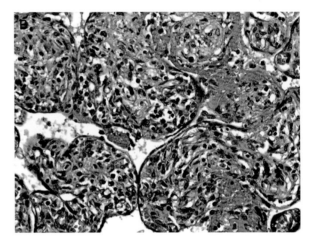

图 7-58　高级别 VUE（足月小于胎龄儿） 孕 38 周，胎盘重 331 g（第 3~5 百分位），重量过轻，足月小于胎龄儿（出生体重 2310 g）。低倍镜下见大量绒毛慢性炎症细胞浸润，干绒毛血管闭塞并纤维化，大片无血管绒毛形成（A）；高倍镜下的绒毛结构破坏，间质内大量淋巴细胞、单核细胞浸润，滋养层细胞层坏死，绒毛粘连，周围纤维素增多（B）

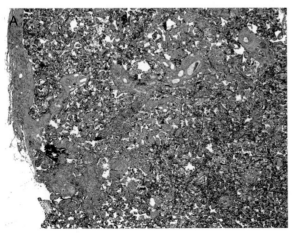
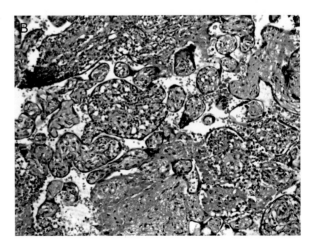

图 7-59　高级别 VUE（母胎血型不合） 孕 40 周，产妇 Rh 阴性血型，胎儿 Rh 阳性血型，胎膜早破。低倍镜下见远端绒毛局部斑片状慢性炎症细胞浸润（A）；高倍镜下受累绒毛间质内明显淋巴细胞、单核细胞浸润，绒毛破坏、绒毛粘连及纤维素沉积增多（B）

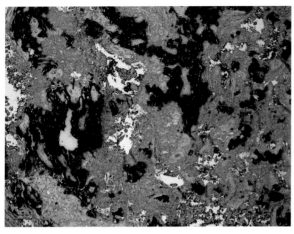

图 7-60 斑片状绒毛矿物质沉积（孕 40 周） 局部绒毛周围纤维素沉积增多，绒毛发生退变，伴不规则斑片状营养不良性钙化

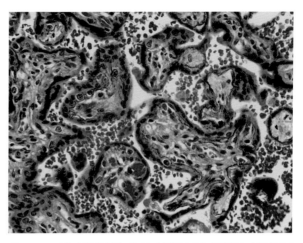

图 7-62 绒毛滋养层细胞基底膜下矿物质沉积（胎儿巴特综合征）

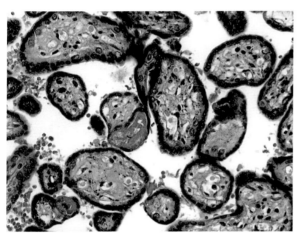

图 7-61 绒毛弥散矿物质沉积 孕 35 周，胎儿宫内生长受限。节段性绒毛间质 - 血管核碎裂伴弥散性钙盐沉积

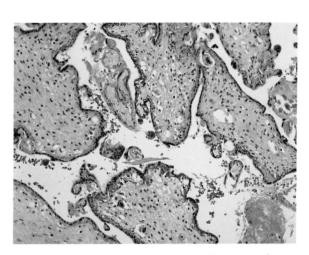

图 7-63 绒毛滋养层细胞基底膜下矿物质沉积（胎儿为唐氏综合征）

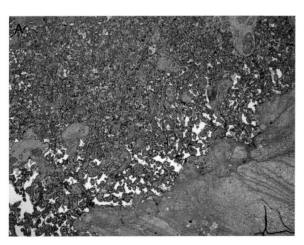

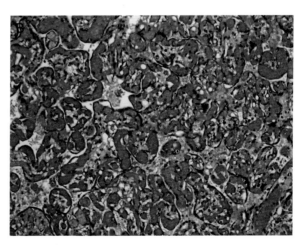

图 7-64 绒毛间隙血栓周围血管扩张淤血 低倍镜下见绒毛间隙血栓周围绒毛血管充盈（A），高倍镜下见绒毛间质血管扩张淤血（B）

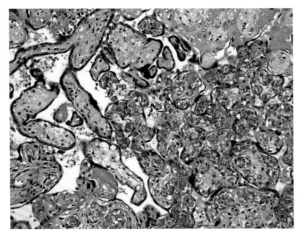

图 7-65　无血管绒毛周围的血管扩张、淤血

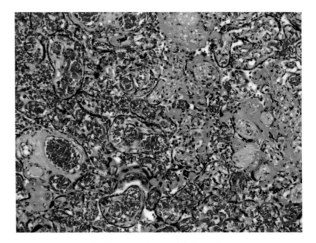

图 7-66　VUE 病灶周围的血管扩张、淤血

第三节　胎儿血流

（一）有核红细胞增多（increased nucleated red blood cells，INRBC）

定义

指妊娠早期之后，胎儿外周血中有核红细胞数量增多。一般情况下，有核红细胞在妊娠第 3 个月月末（约孕 12 周）消失，妊娠晚期胎盘中有核红细胞罕见。因此，胎盘血管中出现有核红细胞则可视为异常表现。

发病机制

继发于各种急、慢性刺激，引起促红细胞生成素分泌增加或其他相关介质升高（白介素 -6、缺氧诱导因子 -1 和缺氧诱导因子 -2、肿瘤坏死因子 - α），使胎儿骨髓和肝脏释放进入外周血的有核红细胞增多。INRBC 是胎儿对产前缺氧、缺血、贫血、低血容量、酸中毒、感染等刺激因素做出的应激性反应。

临床相关

在胎儿宫内生长迟缓、早产、胎膜早破、胎粪污染、新生儿需送重症监护室，以及母亲患有妊娠期糖尿病血糖控制不良、贫血、高血压等送检胎盘中的发病率较高。

在胎儿有核红细胞显著增多的病例中，死胎、活产婴儿败血症、新生儿癫痫发作、神经系统障碍、多器官功能障碍和新生儿死亡等不良预后的表现增多。

大体表现

无相关特异性表现。

镜下表现

绒毛血管腔内见晚幼红细胞，有时混有中幼红细胞，早幼红细胞和成红细胞一般较少，少数情况下可见双核晚幼红细胞。

晚幼红细胞核圆形、深染，胞质与无核红细胞相似。

中幼红细胞核比晚幼红细胞核大，染色浅，胞质偏嗜碱性。

早幼红细胞和成红细胞核大而圆，染色质浅，胞质呈相对嗜碱性（偏蓝）。

有核红细胞的数量和成分与刺激因素的强度和持续时间的长度有关。

（二）胎儿溶血症（又称胎儿有核红细胞增多症，erythroblastosis fetalis/fetal hemolytic disease）

定义

胎儿循环中有核红细胞异常增多。

发病机制

母亲针对胎儿的红细胞抗原产生的特定抗体经胎盘转移，导致胎儿溶血，引起胎儿反应性未成熟红细胞（有核红细胞）的过度生产和提前释放进入血循环。因此，外周血中有核红细胞和红细胞的数量增加。

临床相关

通常见于母-胎 Rh 血型不合和 ABO 血型不合引起的溶血性疾病。

妊娠期超声检查可能发现胎儿水肿，新生儿可能出现肝脾大、溶血性黄疸、低蛋白血症（贫血）或患有血小板减少症。

大体表现

部分胎盘体积增大而重，色灰白，水肿状，质脆、松软。

镜下表现

绒毛成熟延迟，表现为终末绒毛体积增大，细胞滋养层细胞连续分布，血管合体膜形成不良，间质 Hofbauer 细胞增多。

绒毛间质血管内有核红细胞易见，偶见血管内成簇红细胞系造血小灶。

斑片状绒毛间质水肿。

鉴别诊断

◎ **绒毛血管内淋巴细胞**
● 核大小与晚幼红细胞相似，胞质稀少，无红细胞胞质。

◎ **先天性髓系白血病或异常骨髓增生症**
● 前者主要是单核细胞增生，累及胎盘时绒毛血管见多量单核细胞浸润，胞质较浅，灰色；后者常为三系造血细胞增生，外周血主要为红系和粒系造血细胞，血管内成簇造血灶多见，母亲外周血血小板数量明显升高，部分胎儿为唐氏综合征患儿。

病理报告及注意事项

有核红细胞的出现，提示病理医师去寻找胎儿慢性缺氧或是胎儿溶血症的病理证据。可以在病理报告中将胎盘的其他病理改变、临床表现和有核红细胞的出现联系起来。

图 解

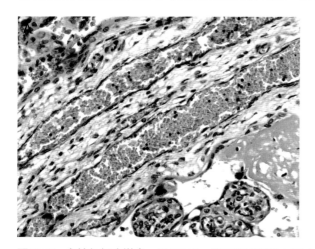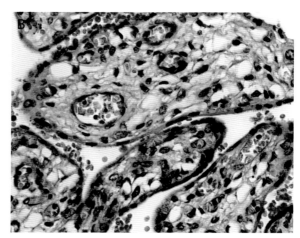

图 7-67　有核红细胞增多　孕 28 周。镜下见干绒毛血管（A）及远端绒毛血管内见数个晚幼红细胞（B）

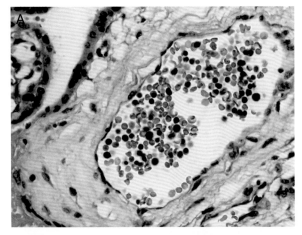
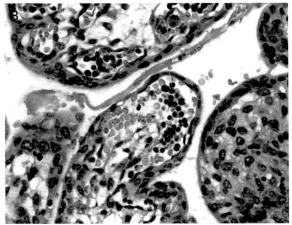
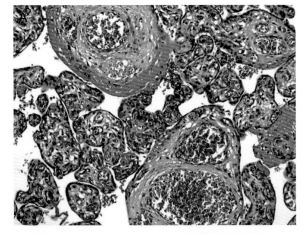
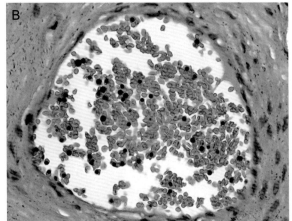

图7-68 有核红细胞增多症 孕30⁺⁴周,胎儿水肿。镜下见干绒毛及远端绒毛血管内有核红细胞明显增多,为晚幼红细胞及中幼红细胞混合(A),其中干绒毛内还可见成红细胞(核大圆,染色质浅,胞质呈相对嗜碱性,B)

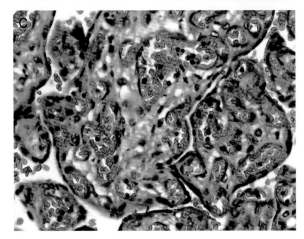

图7-70 有核红细胞增多症 孕29周,胎儿患α–地中海贫血伴心脏增大、心室壁增厚伴心包积液。父母双方均为α–地中海贫血患者。中倍镜下见干绒毛血管有核细胞明显易见(A),高倍镜下显示干绒毛及远端绒毛血管内所有有核细胞均为红系,以晚幼红细胞为主(B、C)

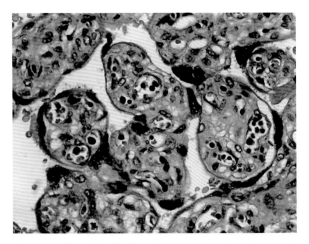

图7-69 有核红细胞增多症 孕36周,产妇患α–地中海贫血。镜下见远端绒毛血管内几乎所有有核细胞均为红系,绒毛体积增大,绒毛成熟延迟

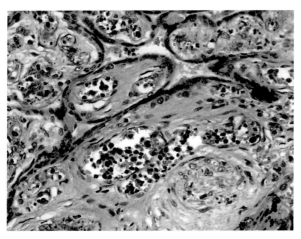

图 7-71　异常骨髓增生症　孕 24^{+3} 周，胎儿患唐氏综合征。镜下见干绒毛及远端绒毛血管内大量有核细胞，除有核红细胞增多外，还可见分叶状核细胞和单核细胞，胞质淡、色灰

参考文献

[1] Redline RW, Boyd TK, Robert DJ. 胎盘和产科病理学 [M]. 陶祥，李娟，译. 北京：北京科学技术出版社，2020.

[2] Redline RW. Classification of placental lesions [J]. Am J Obstet Gynecol, 2015, 213 (4 Suppl): S21-S28.

[3] Treacy A, Higgins M, Kearney JM, et al. Delayed villousmaturation of the placenta：quantitative assessment in different cohorts[J]. Pediatr Dev Pathol, 2013, 16(2): 63-66.

[4] Heerema-McKenney A, Popek EJ, De Paepe ME. Diagnostic pathology: placenta[M]. 2 Ed. Elsevier, 2019.

[5] Benirschke K, Burton GJ, Baergen RN. Pathology of the human placenta[M]. 6 Ed. Springer Heidelberg, 2012.

[6] Redline RW. Villitis of unknown etiology：noninfectious chronic villitis in the placenta[J]. Hum Pathol, 2007, 38(10): 1439-1446.

[7] Sebastian T，Ravikumar G，Crasta J. Villitis of unknown etiology (VUE): effect on placental size and association with clinical parameters[J]. J Matern Fetal Neonatal Med, 2020,1-8.

[8] Heider A. Fetal vascular malperfusion[J]. Arch Pathol Lab Med, 2017,141 (11): 1484-1489.

第八章 绒毛间隙

□ 罗 甜 李 娟 赵澄泉

绒毛间隙指绒毛之间的母体血液流动的空间，由绒毛膜板、胎盘隔、底板和边缘窦构成。

第一节 纤维素／纤维素样物沉积

纤维素／纤维素样物（fibrin/fibrinoid）是均质、粉染的绒毛外基质，存在于绒毛间隙，在妊娠的各阶段均可见到。纤维素／纤维素样物可分为 2 种类型，即纤维素型和基质型。纤维素型是凝血的产物，而基质型由绒毛外滋养层细胞分泌。纤维素／纤维素样物异常增多会阻碍绒毛间的血液循环，可能导致严重的妊娠期问题。绒毛周围纤维素沉积增多的病理谱系涉及从绒毛周围纤维素斑块（perivillous fibrin plaques，PFP）到母体底板梗死伴大量绒毛周围纤维素样沉积（maternal floor infarction/massive perivillous fibrin deposition，MFI/MPFD）。

（一）局限性绒毛周围纤维素／纤维素样物沉积增多

定义

绒毛周围纤维素斑块（局限性绒毛周围纤维素／纤维素样物沉积增多）：纤维素／纤维素样物充满绒毛间隙，将绒毛包裹在内，范围不足以诊断 MFI／MPFD 的纤维素／纤维素样物形成的斑块。

发病机制

有研究认为绒毛周围纤维素斑块是绒毛间隙的母体血液涡流的结果，母体血液流经胎盘的流量越大，绒毛周围纤维素斑块形成的可能性越大。

Eden 假说认为，纤维素／纤维素样物沉积是绒毛间隙母血血栓形成的结果，这种血栓形成继发于绒毛合体滋养层细胞变性。他认为合体滋养层细胞在生理上相当于充满母血的绒毛间隙的内皮细胞，合体滋养层细胞的损伤或者坏死，使绒毛间质或滋养层基底膜暴露，导致血小板聚集和纤维素沉积，逐渐导致大量纤维素沉积伴中央绒毛坏死。

另一种假说认为母体局部血流灌注改变导致湍流和（或）血流减少，促使纤维素沉积、滋养层细胞继发坏死，最终导致绒毛血供不足和绒毛坏死。

临床相关

胎盘具有很强的储备功能，除非胎盘较小，否则常无临床意义。

在胎盘较小的情况下，绒毛周围纤维素斑块可能与胎盘功能不全和胎儿宫内发育迟缓有关。

妊娠期高血压或妊娠期糖尿病病例的胎盘中不太常见，在宫内生长受限病例的胎盘中多见。

可能与巨细胞病毒感染有关。

在胎盘中存在这种病变的新生儿，其新生儿窒息的发生率非常低。

通常是细颗粒状外观的质地软的黄色或橙色斑块，也可光滑。

常出现在胎盘边缘，也可出现在胎盘中央。

大小从数毫米到数厘米不等，边缘不规则，通常与周围绒毛没有明显界限。

镜下表现

绒毛被紫红色或浅粉色的纤维素/纤维素样物包裹并相互隔开，纤维素/纤维素样物充满绒毛间隙。

在病变早期，少数合体滋养层细胞发生退变，陈旧性的病变中合体滋养层细胞彻底退变消失。

绒毛合体滋养层细胞退变后，细胞滋养层细胞仍能存活，单个的绒毛通常被一层细胞滋养层细胞包围。这些细胞可能从绒毛中分离出来，在纤维蛋白中形成孤立的细胞团。

滋养层基底膜增厚，绒毛间质逐渐纤维化并硬化，最终导致绒毛血管消失，绒毛因血供不足而发生退变，偶尔出现营养不良性钙化。

纤维素内可见大量的绒毛外滋养层细胞。

辅助检查

可能与巨细胞病毒感染有关，可行免疫组织化学染色、母体或胎儿血清学检查或胎儿病毒培养来检测。

鉴别诊断

◎ 绒毛梗死

● 通常是质地坚实的病灶，镜下绒毛间隙塌陷，绒毛缺血坏死、粘连，滋养层细胞退变，绒毛间质血管消失。

病理报告及注意事项

足月胎盘大小、重量合适时，PFP 为良性病变。

胎盘异常小或早产，胎盘储备功能可能会降低，导致胎儿缺氧和宫内生长受限。

伴有巨细胞病毒感染的病例胎儿可能出现神经系统功能障碍、听力和视力丧失。

（二）弥漫性绒毛周围纤维素样物沉积增多

定义

◎ **母体底板梗死**（maternal floor infarction, MFI）

● 大体上与胎盘底板相连的纤维素/纤维素样物包裹绒毛，至少覆盖整个底板面积的 25%。

● 至少 1 张切片中纤维素/纤维素样物包裹整个胎盘底板上方 3 mm 以上的绒毛。

◎ **大量绒毛周围纤维素沉积**（massive perivillous fibrin deposition, MPFD）

● 绒毛周围纤维蛋白沉积过多，垂直延伸到绒毛膜板，完全填充绒毛间隙，大体上累及 50% 以上的胎盘实质。

发病机制

MFI/MPFD 发病机制尚不明确，提出的假说包括滋养层损伤、高凝状态和绒毛间隙循环异常，病因可来自母体，也可来自胎儿。

◎ **母体因素**

● 最确定的危险因素是母体易栓症。绒毛间隙的湍流和血液相对缓慢流动是内源性凝血障碍发生的机制，任何附加的凝血诱因都可能促进纤维素的异常沉积。

■ 亚甲基四氢叶酸还原酶、凝血酶原、凝血因子 V Leiden 等相关基因。

- 母体血流异常导致绒毛间隙淤血、绒毛间隙血流不畅，导致绒毛间隙纤维素沉积增多。
- 胎盘内绒毛外滋养层细胞可在纤维蛋白样物质内增殖，产生对滋养层细胞有毒的蛋白，直接破坏合体滋养层细胞。
- 母体自身免疫性疾病或母体对胎儿或胎盘的同种移植物排斥反应异常。
  - 母体自身抗体可能损害滋养层细胞或下调具有抗凝血活性的滋养层细胞蛋白的表达，导致绒毛间血流减少和局部高凝状态。
  - 抗磷脂抗体综合征是发生、发展的一个危险因素，并与 MFI/MPFD 的严重程度相关。

◎ 胎儿因素
- 常出现于羊水过少、胎儿血管灌注不良、脐带螺旋过多、单脐动脉的胎盘。
- 与长链 -3- 羟酰基辅酶 A 脱氢酶缺乏有关，胎儿缺乏该酶会加重已经受损的母体的脏器系统的负担。
- 双卵双胎妊娠，其中一个表现为 MFI/MPFD，取决于其基因型。
- 先天性感染，慢性或隐性感染均已报道与 MFI 有关。

◎ 胎盘因素
- 感染、病因不明的绒毛炎、慢性组织细胞性绒毛间隙炎所致的绒毛损害。

发生率极低，为 0.03%~0.5%；早产胎盘相对常见，占所有病例的 58%。

超声检查显示胎儿宫内生长受限、羊水减少、胎盘内血流减低或异常。

◎ 与母体自身疾病相关
- 高血压、子痫前期、羊水减少。
- 复发率高，MFI/MPFD 出现的孕周越早，复发率越高。
- 母体自身免疫性疾病 / 母体对胎儿或胎盘的同种移植物排斥反应异常。

◎ 可导致不良的产科和新生儿结局
- 胎儿 / 新生儿死亡，死产占 13%~50%。
- 胎儿严重宫内生长受限占 24%~100%。
- 胎儿神经系统发育受限。
- 胎儿 / 新生儿肾脏异常。
- 早产占 26%~60%。

胎盘重量一般减轻，也可以正常或者增大。

MFI 表现为沿着胎盘底板有一个增厚的纤维素沉积带（厚度至少 3 mm），至少占底板面积的 25%，绒毛发生梗死。沉积的纤维素呈橘黄色，底板表层质地硬，切开后其深部胎盘实质则较软。

发生 MPFD 病变的胎盘呈弥漫性质地偏硬，颜色发黄，切面有大量白色、橙红色相间的大理石花纹或"虎斑样"的纤维素沉积，从底板延伸至胎盘中部和绒毛膜板下区域，呈格状网络、颗粒状，苍白致密。

绒毛膜板可见绒毛膜囊肿。

主要特征是底板见大量纤维蛋白样物沉积，向上延伸至中部和绒毛膜板下区域，绒毛间隙被无定形的嗜伊红、嗜酸性的纤维素 / 纤维素样物填充。

累及的绒毛仍然是分离呈个体状，无拥挤或间隙塌陷。

病变呈弥漫性，条带状或互相融合成片。

◎ MFI
- 至少有一张切片上，包裹胎盘底板侧绒毛的纤维素 / 纤维素样物至少超过 3 mm。

◎ MPFD
- 至少在 1 张切片上，从母体面到胎儿面全层超 50% 的绒毛被纤维素 / 纤维素样物包裹。

◎ 交界 MPFD
- 至少在 1 张切片上，从母体面到胎儿面全层或者近全层，25%~50% 的绒毛被纤维素 / 纤维素样物包裹。

绒毛变化随病变的时间长短而不同，合体滋养层细胞逐渐退变。

陈旧性病变中央绒毛会退变、坏死，绒毛外滋养层细胞进入纤维素样物，而病变周围的绒毛呈过度成熟。

双卵和单卵受精双胎胎盘可能一个胎盘有 MFI/MPFD，而另一个没有。

可能同时伴发慢性组织细胞性绒毛间隙炎或慢性绒毛炎，明确诊断非常重要。

辅助检查

大多数辅助检查取决于临床提供的详细病史。例如，死产或新生儿死亡，尸检显示肌炎或有可疑母体临床病史，可以建议行 PCR 检测病毒。

大量的绒毛周围纤维素沉积没有独特的超声表现，然而，有人认为合并有胎儿生长受限、羊水过少和囊性回声的病变可以考虑为大量绒毛周围纤维素沉积，特别是对于有既往史的病例。

复发病例可能需要进行基因检测，对存活婴儿或尸检婴儿行长链 -3- 羟酰基辅酶 A 脱氢酶突变检测。

鉴于有强有力的证据表明易栓症是某些病例的潜在病因，因此，对此类疾病的实验室检查可能有助于诊断。

如孕妇血清甲胎蛋白升高，可成为确诊和检测复发的临床标志物。

在 MPFD 中，存在纤维素型纤维蛋白 / 纤维蛋白样物沉积和绒毛 C4d 免疫组织化学染色阳性的绒毛与复发性流产相关，纤维素型纤维蛋白 / 纤维蛋白样物沉积和绒毛 C4d 免疫反应可能是复发性流产的危险因素。

鉴别诊断

◎ 绒毛缺血性损伤

● 包括母体血管灌注不良继发的绒毛梗死，梗死一般边界清楚，在合体滋养层细胞坏死前出现绒毛间隙塌陷、合体滋养层细胞结节形成、间质细胞核消失。

● 而绒毛周围的纤维样病变呈浸润样外观，累及聚集在一起的绒毛，并在病变内残存绒毛，合体滋养层细胞受损是绒毛破坏的最初表现。

◎ 绒毛间隙血栓

● 表现为分层结构，通常因占位而把绒毛"推开"，不伴有绒毛损伤。

◎ 胎儿血管灌注不良

● 无血管绒毛表现为合体滋养层细胞存活，绒毛周围无纤维素样物沉积，但是长期的病变可能有无血管的绒毛病灶合并纤维蛋白样物包绕。

◎ 慢性绒毛炎 / 病因不明的绒毛炎

● 弥漫性的病因不明的绒毛炎，除了在绒毛间隙纤维素沉积及弥漫性的绒毛聚集外，绒毛间质内还可见到淋巴细胞浸润。

病理报告及注意事项

其他胎盘病变发生概率会增加，如单脐动脉、蜕膜动脉病、绒毛过度成熟和蜕膜坏死。

MFI/MPFD 可能包括局部的绒毛炎、绒毛间隙炎、慢性蜕膜炎，以及明显的缺血梗死区域。在报告中可体现这些病变区域的所占的比例，因为它们的存在可能影响再次妊娠的治疗和临床评估。

MFI/MPFD 与围生期高死亡率密切相关，应严密监测存活胎儿，尤其是发育不良和神经功能障碍者。

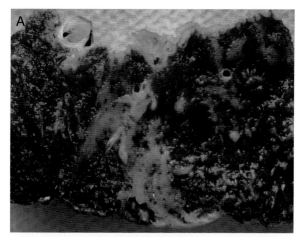

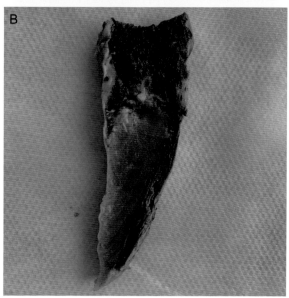

图 8-1 绒毛周围纤维素斑块和胎盘边缘梗死（大体） A. 光滑细腻的淡黄色绒毛周围纤维素斑块，与周围绒毛界限较清楚，形状不规则。B. 胎盘边缘梗死灶，界限较清晰，质地坚实，切面呈砂砾状

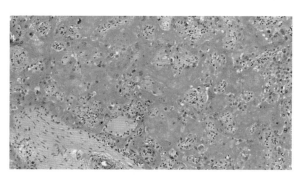

图 8-2 绒毛周围纤维素斑块 均质、粉染的纤维素/纤维素样物充满绒毛间隙并包裹绒毛，绒毛间隙无塌陷，绒毛之间无拥挤粘连，伴有胎盘内型绒毛外滋养层细胞增生

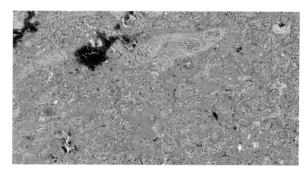

图 8-3 绒毛周围纤维素斑块 局部伴营养不良性钙化

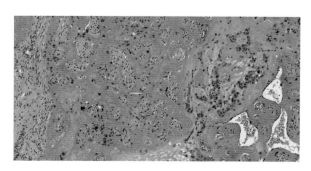

图 8-4 绒毛周围纤维素斑块 胎盘内型的绒毛外滋养层细胞增生

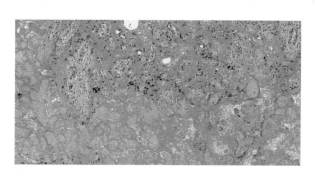

图 8-5 绒毛周围纤维素斑块 上半部分绒毛间质细胞仍存活，下半部分绒毛因供血不足而发生退变，绒毛间隙充满纤维素/纤维素样物，间隙无塌陷

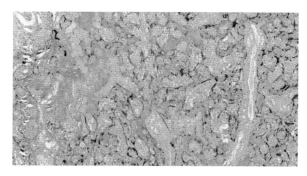

图 8-6 胎盘早期梗死 与绒毛周围纤维素斑块相比，早期梗死的绒毛拥挤，绒毛间隙消失，大部分绒毛周围有大量的合体细胞结节

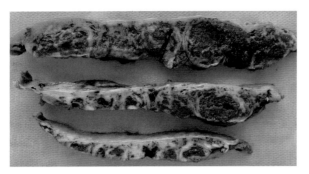

图 8-7　临界大量绒毛周围纤维素沉积（大体）　大量沉积的纤维素呈黄色、质硬，占据大于 25% 的胎盘实质

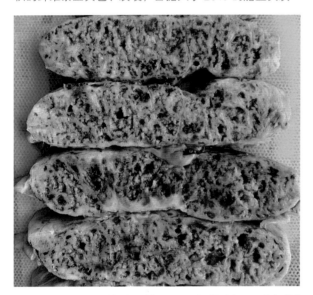

图 8-8　底板梗死伴大量绒毛周围纤维素沉积（大体） 沿着胎盘底板有增厚的纤维素沉积带，大于胎盘底板面积的 25%。胎盘实质弥漫质硬，切面有大量黄白色、橙红色相间的大理石花纹或"虎斑样"纤维素沉积，贯穿母体面到胎儿面

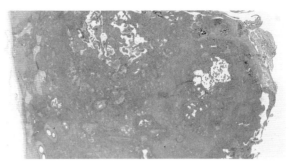

图 8-9　胎盘底板梗死伴大量绒毛周围纤维素沉积　在 1 张切片中，纤维素 / 纤维素样物包裹大于 50% 的胎盘绒毛，绒毛聚集但不拥挤，间隙存在

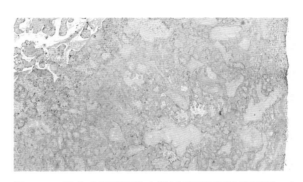

图 8-10　胎盘底板梗死伴大量绒毛周围纤维素沉积　在 1 张切片中纤维素 / 纤维素样物包裹胎盘底板上方 3 mm 以上的绒毛

第二节　绒毛间隙出血、血栓形成

绒毛间隙母体血液的凝聚物能够导致胎盘的一系列病灶，常被称作血栓、血肿或血栓性血肿。

（一）出血及血肿

定义

胎盘内圆形血肿（rounded intraplacental haematoma，RIH）指胎盘实质发生的一个或多个圆形的血肿，通常紧邻底板且常伴有周围绒毛的梗死。

发病机制

与胎盘后血肿具有相似的病因，由具有蜕膜血管病的小动脉破裂形成，只是出血的方向朝向胎盘绒毛实质。

蜕膜血管破裂会造成非常局限区域的绒毛间隙压力瞬间增高，间隙局部快速扩张，迅速压迫周围绒毛，形成圆形血肿，而不是分层的积压，也不通过绒毛间隙扩散。

血肿周围受压的绒毛，能够发挥自然止血的作用，受压的绒毛继发缺血性梗死。

圆形血肿与母体血管灌注不良密切相关，也与妊娠高血压、子痫前期、HELLP 综合征、妊娠期糖尿病有关。

胎儿宫内生长受限、早产和流产的发生率较高。

典型表现为毗邻底板的圆形红色病变，无分层。

病变可为单个或多个，单个复合病灶可出现多个圆形的分支。

如果病灶较小，可仅位于底板内。

通常新鲜标本中央为红色血凝块，周围包绕被压缩的绒毛。

陈旧性病变中央出血区退变形成松散的无定型或絮状粉红色碎片，内含陈旧性出血，呈褐色，围绕血肿受压的胎盘绒毛形成梗死区，质地变韧，颜色变苍白。

新鲜病变的中央区为出血灶，无分层；即使有分层，通常也很少，且沿病变边缘呈同心圆样排列。

周围的胎盘绒毛受压，绒毛间隙狭窄，紧邻的绒毛环状梗死，通常超过 5 层绒毛梗死。

病变下方可见到具有血管病变的蜕膜小动脉，其特点为蜕膜血管重塑缺失、动脉壁粥样化、血管壁纤维素样坏死。

背景胎盘可呈现母体血管灌注不良的表现，如绒毛过度成熟、远端绒毛发育不良、绒毛周围纤维素样物沉积增多或胎盘梗死等。

近底板处绒毛间隙血栓：位置相似，但其轮廓为多边形、成角，而不是圆形，呈明显的平行层状结构，邻近绒毛通常不受影响。

胎盘后血肿：区别是血管破裂的部位以及出血和血肿积聚方向均朝向母体面。

绒毛膜囊肿：中央液化，周围围绕未成熟绒毛外滋养层细胞和基质型纤维素样物，没有周围绒毛的梗死。

通常不需要辅助检查。

圆形的胎盘内血肿似乎与宫内生长受限、早产和妊娠期高血压等妊娠期并发症有关。

死产率明显高于仅有母体血管灌注不良但没有胎盘内圆形血肿的病例。

胎盘内圆形血肿可以复发。

（二）血栓形成

绒毛间血栓形成是指位于绒毛间的局部血栓形成，通常呈多边形，可见分层，并可取代邻近的绒毛，含有平行的层状结构。可位于绒毛膜板下、胎盘实质中央或近底板处。虽然在位置和形状以及病因上可有所不同，但具有相似的组织学组成。最早的血栓是新鲜的红色血凝块，逐渐通过层压血栓发展为白色陈旧性病变。这些病变具有很多可能的潜在病因，部分病例可能与"Virchow's triad"凝血（血流改变、内皮损伤、高凝状态）有关。

◎ 绒毛膜板下绒毛间隙血栓（subchorionic intervillous thrombus，sIVT）

又被称作绒毛膜板下纤维素斑块。

- 位于绒毛膜板下，沿着绒毛膜板的轮廓，通常宽大于高。
- 绒毛膜板下巨大血栓性血肿（massive subchorionic thrombohaematoma，MST）：与绒毛膜板下绒毛间隙血栓相似，但是体积更大，虽然对于 MST 的确切大小还没有共识，但一些研究者采用了厚度大于 1 cm 且位于 50% 以上的绒毛膜板下区域的标准。

◎ **胎盘实质中央绒毛间隙血栓（central intervillous thrombus，cIVT）**

- 胎盘实质中央绒毛间隙中的占位性病变，但对邻近的绒毛或滋养层细胞没有显著的影响。

◎ **近底板处绒毛间隙血栓（basal intervillous thrombus，bIVT 或者 parabasal intervillous thrombus，pIVT）**

- 紧邻底板处的绒毛间隙血栓。

发病机制

◎ **绒毛膜板下绒毛间隙血栓**

- 绒毛膜板下区域是离母体供血最远的地方，因此最有可能发生血液停滞，特别是在胎盘增厚的情况下。
- 同时这里也是母体血液由流向绒毛膜板转向流入绒毛间隙的地方，因而容易发生湍流。
- 绒毛膜板下巨大血栓性血肿。
  - 异常的小而厚的胎盘绒毛膜板下绒毛间隙在母体血压的影响下发生异常"膨胀"，可能形成绒毛膜板下方异常的空隙，产生湍流，而易于在此处形成血栓性血肿。
  - 血栓性血肿主要来源于母体，所以可能是正常的，即出现于绒毛膜板下的微小纤维素沉积的一种极端的表现，形成肉眼可见的血肿。
  - 与血栓形成倾向相关，提示病因可能为易栓症，但也可能是间接作用。

◎ **胎盘实质中央绒毛间隙血栓**

- 绒毛滋养层细胞的破坏导致胎儿血管完整性受损和胎儿血管出血，血栓形成可能与母–胎血型不合或组织中致血栓物质的释放有关，通过胎儿血红蛋白的免疫组织化学染色可以在血栓中识别出胎儿红细胞。
- 母体的高凝状态，可以是遗传性血栓形成倾向或获得性状态（如子痫前期），也可

以是血栓自发形成，更可能发生在相对低血流量的区域。

- 严重的绒毛水肿，如骨髓成红细胞增多症和水泡状胎块，绒毛明显变形，引起局部涡流和血液停滞，导致血栓。

◎ **近底板处绒毛间隙血栓**

- 与母体血管灌注不良有关，如子痫前期和妊娠期高血压，大多数被认为是由于母体蜕膜静脉血栓形成所致。

◎ **绒毛膜板下绒毛间隙血栓**

- 约 20% 的成熟胎盘可见绒毛膜板下血栓，随着妊娠年龄的增高而增多。
- 患有心脏病的母亲其胎盘的发病率更高。
- 绒毛膜板下巨大血栓性血肿。
  - 最初描述该胎盘病变为"绒毛膜板下结节状血肿"伴多发血性囊肿。
  - 是一种少见病变，与产妇患有高血压、糖尿病、循环障碍和血栓形成倾向，以及胎儿 X 染色体单体和部分性水泡状胎块有关。
  - 与各种妊娠并发症相关，包括胎儿宫内生长受限、早期羊水过少、产前出血、孕妇甲胎蛋白升高、早产、足月小于胎龄儿（有时有肺发育不全）、胎儿宫内死亡和新生儿死亡。机制尚不清楚，但有复发的风险。
  - 可通过超声检查异常的胎盘大小、厚度、质地，在产前做出诊断。多普勒超声评估病变部位血流和 MRI 可更进一步明确诊断。

◎ **胎盘实质中央绒毛间隙血栓**

- 约 20% 的足月胎盘可发现绒毛间隙血栓，通常没有明显临床病史。可能是由少量胎–母出血引起的，常见于妊娠并发母–胎血型不合。
- 母体妊娠期糖尿病多见，尽管这可能与糖尿病引起的同类病变混淆。

- 也多见于肥胖妇女妊娠以及胎儿宫内发育迟缓、脐带缠绕和男性胎儿的胎盘中。

◎ **近底板处绒毛间隙血栓**

- 多为正常成熟胎盘的偶然病变，在母体患有高血压、子痫前期和母体血栓形成等并发症时更易见。

大体表现

◎ **绒毛膜板下绒毛间隙血栓**

- 胎盘的绒毛膜板下区域正常情况下有纤维素沉积或小血栓形成（绒毛膜板下绒毛间隙血栓）。
- 拉长的平行于绒毛膜板的病灶。
- 绒毛膜板下巨大血栓性血肿，类似于绒毛膜下绒毛间血栓，但其累及范围大。
  - 血栓性血肿可占胎盘厚度 50% 以上，胎盘可能比正常更厚。
  - 由于病变分布不均匀以及绒毛的牵拉作用，可使绒毛膜板呈结节状凸向子体面。
  - 由于下方的血栓性血肿或绒毛膜板的含铁血黄素沉积，胎儿面出现颜色改变。

◎ **胎盘实质中央绒毛间隙血栓**

- 这些病变的总体积通常小于胎盘实质 5%。
- 绒毛间隙血栓通常是孤立的病灶，最大直径可达 2 cm（偶尔更大），在同一胎盘中也可出现多个病灶。
- 通常肉眼可见，发生在胎盘实质中央区域的绒毛间隙，最早是新鲜的红褐相间的层状病变。
- 层压血栓逐渐发展为陈旧性黄褐色病变。
- 呈现多边形外观。

◎ **近底板处绒毛间隙血栓**

- 病变直径多在 2~5 cm，分离绒毛实质，常位于近底板胎盘隔处。
- 早期病变可呈红色，柔软，卵圆形，可以是层状的。陈旧性病变分层，颜色变成淡粉色或灰白色，质地变得坚硬。
- 周围可有薄层的梗死性边缘。

镜下表现

◎ **绒毛膜板下绒毛间隙血栓**

- 沉积的血栓新旧程度不一，血栓沿着绒毛膜板呈平行长条状分布。
- 在病变内、绒毛膜板上和胎膜中，可以看到散在的吞噬含铁血红素的巨噬细胞。
- 周围胎盘可能有母体血管灌注不良和远端绒毛发育不良等改变。
- 绒毛膜板下可见巨大的血栓性血肿。
  - 紧邻绒毛膜板下方，形成一层厚厚的层状血栓，与下面的绒毛实质分开，仅留存了贯穿于整个病变的干绒毛。
  - 通常是分层的混合血栓。

◎ **胎盘实质中央绒毛间隙血栓**

- 绒毛间隙层状不规则的血液凝结区域，由交替的红细胞层和纤维蛋白层组成，但有些血栓中可存在明显的炎症细胞和细胞碎片。
- 周围绒毛移位，通常血栓不包含绒毛。
- 在其边缘处，血栓可引起继发性作用，导致绒毛梗死、无血管绒毛、急性或慢性绒毛炎和（或）绒毛周围纤维蛋白沉积增加。
- 胎盘隔里出现的血栓除了部位不同，形态与绒毛间隙血栓非常相似。

◎ **近底板处绒毛间隙血栓**

- 新鲜病变表现为层状排列的纤维素/纤维素样物混合着母体来源的红细胞。
- 陈旧性血栓显示出更致密的层状结构，且其中的红细胞逐渐溶解，但不显示成纤维细胞长入或胶原沉积。
- 慢性的血栓可能含有散在的母体来源的含有含铁血黄素的巨噬细胞。

辅助检查

通常不需要辅助检查。

如出现自然流产，不论胎盘诊断如何，都应进行孕产妇血栓形成相关的检查；但如果新生儿存活，则不常规推荐。

绒毛实质中央可见绒毛间隙血栓，免疫组织化学染色可以证实其含有胎儿源性的血红蛋白。

◎ 绒毛膜板下纤维蛋白样物沉积

- 绒毛膜板下纤维蛋白样物沉积需与绒毛膜板下绒毛间隙血栓进行鉴别，绒毛膜板下大都可见纤维素沉积，均匀嗜酸性，不显示分层。

◎ 近底板处绒毛间隙血栓

- 与胎盘内圆形血肿的鉴别。胎盘内圆形血肿也出现在近底板处，但有一个圆形的轮廓，没有层状结构或少量的层状同心圆结构，挤压相邻绒毛，常常导致周边的绒毛梗死。
- 与胎盘实质中央绒毛间隙血栓的鉴别。除了位置不同，近底板处绒毛间隙血栓与胎盘实质中央绒毛间隙血栓往往难以区分。胎盘实质中央绒毛间隙血栓常含有胎儿红细胞。
- 与底板斑块的鉴别。底板斑块，这种血栓通过母体来源的纺锤状的肌成纤维细胞向内生长而机化，平行于底板。大多数这样的病变都很小，临床意义不大。

◎ 绒毛膜下绒毛间隙血栓

- 通常是偶然发现的，一般很小或数量较少，没有明显的临床意义。
- 如果有大量类似病灶，或者病灶占据绒毛膜板下相当大的一部分时，应考虑绒毛膜板下巨大血栓性血肿的诊断。
  - 它与胎儿和妊娠期的明显并发症有关，包括羊水过少、肺发育不良、产前出血。
  - 它与胎儿生长受限发生率增高和胎儿或新生儿死亡率增高有关。
  - 严重者可发生极早产和严重宫内生长受限；而生长发育正常和多普勒检查脐动脉正常者可存活。
- 如果有大量绒毛间隙血栓，但不满足巨大绒毛膜板下血栓性血肿的诊断标准，应该考虑其他原因导致的绒毛间隙血栓，如血栓形成倾向或者导致绒毛间隙血流异常的因素。

◎ 胎盘实质中央绒毛间隙血栓

- 它可能代表短时、微量的胎-母出血，多灶性中央绒毛间隙血栓可能比单个的更有临床意义。
- 由于绒毛间隙血栓的形成，限制了胎儿的进一步出血，很少引起临床症状。如果中央绒毛间隙血栓很大或数量很多，需要考虑大量胎-母输血的可能性。

◎ 近底板处绒毛间隙血栓

- 在正常、成熟的胎盘中偶尔可见散在血栓病变，一般无临床意义。
- 广泛的近底板处绒毛间隙血栓形成应在病理报告中被提及，在胎盘床缺血的情况下，如妊娠期高血压和子痫前期，以及在母体底板梗死和母体易栓症时更容易出现，提示母体血管疾病和（或）蜕膜静脉血栓形成。

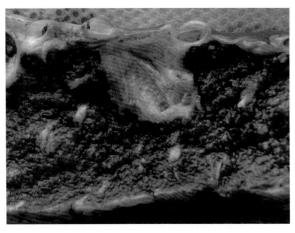

图 8-11 绒毛膜板下绒毛间隙血栓（大体） 位于绒毛膜板下的绒毛间隙血栓，可见分层结构，并未表现出经典型的绒毛膜板下血栓长轴平行于绒毛膜板的特征

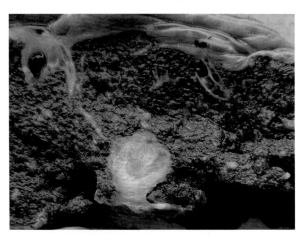

图 8-14 近底板处绒毛间隙血栓（大体） 紧邻母体底板的绒毛间隙血栓，可见分层结构，与周围绒毛界限清楚，未见周围梗死带，可区别于胎盘内圆形血肿

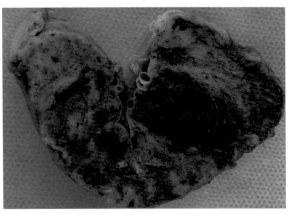

图 8-12 胎盘实质绒毛间隙新鲜血栓（大体） 暗红色凝血块，可见分层结构，位于绒毛膜板下及胎盘实质内，周围可见大量绒毛周围纤维素沉积形成的大理石花纹样的结构

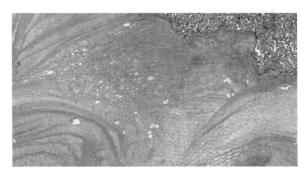

图 8-15 绒毛间隙血栓 可见平行排列的分层结构，其内不含有绒毛，也不挤压周围绒毛，推开周围绒毛形成"成角"形态

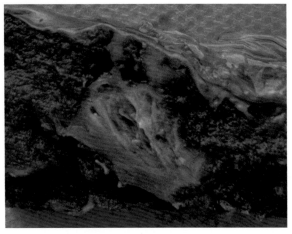

图 8-13 绒毛间隙陈旧性血栓（大体） 陈旧性血栓黄色苍白，贯穿胎盘实质，从母体面到胎儿面，可见分层结构，与周围绒毛界限尚清，轮廓不规则

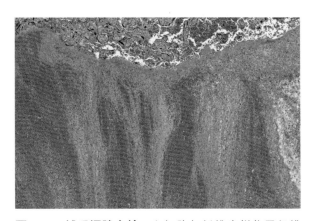

图 8-16 绒毛间隙血栓 血细胞与纤维素样物平行排列，形成平行的"瀑布样"形态

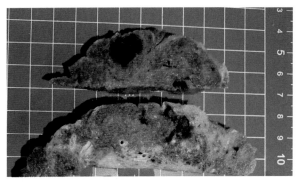

图 8-17　胎盘内圆形血肿（大体） 病变位于底板上方，呈圆形，不见分层或仅在外周形成同心圆样的少量分层结构，血肿周围可见苍白的梗死区域

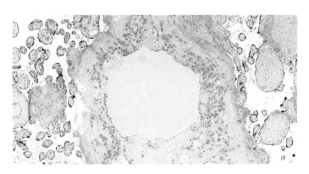

图 8-19　绒毛膜囊肿 中央液化，周围围绕未成熟绒毛外滋养层细胞，无周围绒毛梗死

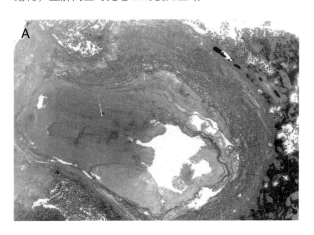

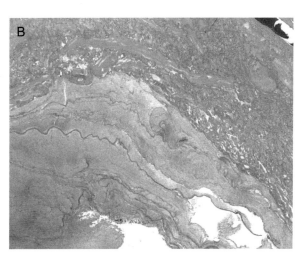

图 8-18　胎盘内圆形血肿 A.病灶中央为出血灶，仅在外周可见少量同心圆样的分层，紧邻的周围绒毛受压梗死、绒毛间隙狭窄。B.陈旧性的血肿周围形成梗死带，梗死带外周绒毛外滋养层细胞增生

第三节　绒毛间隙炎

定义

绒毛间隙炎：炎症细胞在绒毛间隙中浸润，通常不伴有绒毛炎和急性绒毛膜羊膜炎，多为单核细胞和组织细胞，急性炎症细胞也可以存在。

慢性组织细胞性绒毛间隙炎：又称原因不明的慢性绒毛间隙炎，表现为单一的单核－巨噬细胞群在绒毛间隙内呈片状至弥漫性浸润，无明显的慢性绒毛炎成分。

发病机制

◎ 绒毛间隙炎

● 感染性绒毛间隙炎常常由于疟原虫、寨卡病毒、登革病毒等病原体，通过血源性传播途径引起。

● 疟原虫感染红细胞引起免疫反应，破坏胎盘组织，伴有单核细胞的浸润，即使抗疟原虫治疗后母体血清学检查结果为阴性，胎盘感染仍然会持续。

◎ 慢性组织细胞性绒毛间隙炎

● 受累胎盘的合体滋养层细胞显示有 ICAM-1 黏附分子和 TLR1 型识别受体表达上调。

● 胎盘血清碱性磷酸酶由合体滋养层细胞合成并释放到母体血液中，慢性组织细胞性绒毛间隙炎中合体滋养层细胞活性增加可能导致母体血清碱性磷酸酶水平升高。

- 研究提示慢性组织细胞性绒毛间隙炎是在滋养层细胞表面发生对可能来自父方的抗原产生的适应性免疫反应。
  - 与新生儿异体免疫性血小板减少症、使用人工生殖技术以及巨细胞病毒感染相关。
  - 75% 的病例中发现有大量母体抗父源 CD8 细胞毒性淋巴细胞前体细胞，并且大多数孕妇有循环性抗父源 HLA 抗体。

临床相关

◎ 绒毛间隙炎

- 不同感染性病因，母体会伴有相应的临床症状和体征，疟疾、衣原体感染时母体症状较为严重。
- 先天性感染的胎儿会发生胎儿窘迫、宫内发育受限、小头畸形等。

◎ 慢性组织细胞性绒毛间隙炎

- 是一种少见的疾病。
  - 妊娠期任何阶段都可能发生，发病率为 0.5%~9.6%，复发性自发流产中的发生率在 8% 左右。
  - 大约 4.4% 妊娠早期流产及 0.6% 送检的妊娠中、晚期的胎盘可伴发此病。
  - 常见于易形成自身抗体倾向的女性。
- 与不良结局相关性较大。
  - 染色体正常的复发性流产中发病率较高，有研究结果显示为 31%。
  - 总体围生儿死亡率为 80%。
  - 存活婴儿常伴有极早产、胎儿生长受限。
- 复发率高。
  - 未经治疗的慢性组织细胞性绒毛间隙炎患者总体复发率为 67%~100%。
  - 可以发生在妊娠的任何阶段。

大体表现

胎盘通常小而薄，重量小于相应孕周胎盘。

有些病例可出现绒毛周围纤维素沉积，切面局部或弥漫性质硬。

镜下表现

◎ 绒毛间隙炎

- 疟疾感染通常表现为更多混杂苏木精染色呈黑色的纤维蛋白、坏死碎片，可见含铁血黄素及含有疟原虫的红细胞，偶尔可见中性粒细胞。
- 李斯特菌感染时可以发生胎盘脓肿，见大量中性粒细胞浸润绒毛间隙。
- 感染性绒毛间隙炎的炎症细胞具有多形性，常伴有中性粒细胞浸润。

◎ 慢性组织细胞性绒毛间隙炎

- 绒毛间隙中的炎症细胞主要是单核－组织细胞和淋巴细胞，呈片状至弥漫性浸润，至少 5% 绒毛间隙受累，大约 80% 炎症细胞为单核组织细胞。
- 有时炎症细胞黏附在绒毛滋养层细胞表面，引起合体滋养层细胞损伤，可存在数量不等的绒毛周围纤维蛋白。
- 在自发性流产病例中容易被低估，这时可以对纤维蛋白沉积进行评估，但这种评估具有主观性。
- Rota 分类：根据炎症细胞浸润绒毛间隙的比例分为 3 级。
  - 1 级：炎症细胞浸润 5%~10% 的绒毛间隙。
  - 2 级：炎症细胞浸润 10%~50% 的绒毛间隙。
  - 3 级：炎症细胞浸润 50% 以上的绒毛间隙。

辅助检查

- CD68 免疫组织化学染色可以用于标记绒毛间隙内浸润的单核－巨噬细胞，其对于量化分级是一个非常有用的指标，Hofbauer 细胞可以作为阳性对照。
- 半数以上慢性组织细胞性绒毛间隙炎病例

会出现母体血清碱性磷酸酶升高，多在正常值的 5 倍以上。

- 妊娠早期筛查中，母体血清 PAPP-A 降低与不良妊娠结局有关，也有研究发现其水平降低与慢性组织细胞性绒毛间隙炎的严重程度有关，但并非特异性的指标。

◎ 慢性绒毛炎

- 可能有显著的绒毛间隙炎成分，但其绒毛间隙内浸润细胞的形态更为多样，可见活化的巨噬细胞和其他炎症细胞混合，并且绒毛间质中伴有炎症细胞。

图解

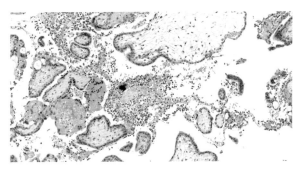

图 8-20 妊娠早期慢性组织细胞性绒毛间隙炎 绒毛间隙多个区域可见密集的单核巨噬细胞弥漫性浸润

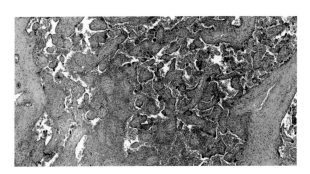

图 8-23 妊娠晚期慢性组织细胞性绒毛间隙炎 绒毛间隙多个区域可见密集的单核巨噬细胞弥漫性浸润，图片左下可见绒毛周围纤维素增多

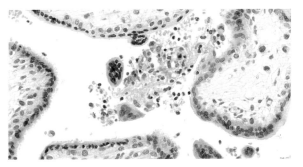

图 8-21 妊娠早期慢性组织细胞性绒毛间隙炎 高倍镜下，绒毛间隙可见聚集的单核巨噬细胞

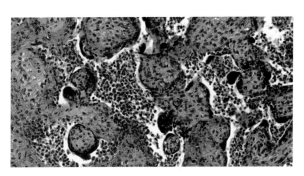

图 8-24 妊娠晚期慢性组织细胞性绒毛间隙炎 高倍镜下，绒毛间隙可见聚集的单核巨噬细胞，细胞核为典型的均一的豆状核

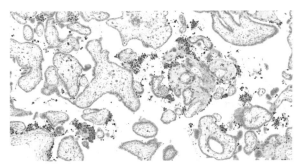

图 8-22 妊娠早期慢性组织细胞性绒毛间隙炎（免疫组织化学染色） 染色绒毛间隙中单核巨噬细胞 CD68 阳性

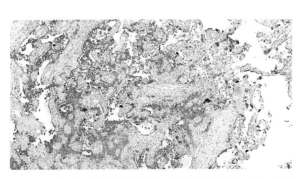

图 8-25 妊娠晚期慢性组织细胞性绒毛间隙炎（免疫组织化学染色） 绒毛间隙中单核巨噬细胞 CD68 阳性

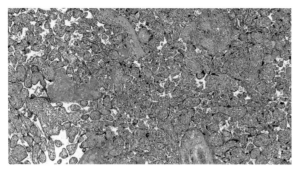

图 8-26　病因不明的绒毛炎　图中左上方的绒毛未受累，图中左下及右侧的绒毛斑片状高级别病因不明的绒毛炎，低倍镜下见"蓝染"，同时伴有绒毛间隙炎

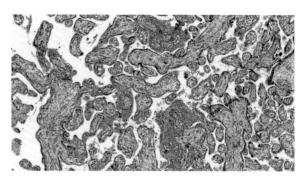

图 8-28　急性绒毛炎　绒毛间质中中性粒细胞浸润，可伴有绒毛间隙炎

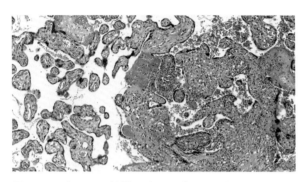

图 8-27　病因不明的绒毛炎　可合并绒毛间隙炎，但其间隙内浸润细胞的形态更多样

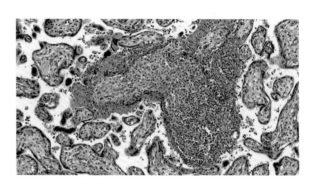

图 8-29　急性绒毛炎　绒毛间质中可见中性粒细胞浸润。此为血源性感染的病例

参考文献

[1] Fox-H. Perivillous fibrin deposition in the human placenta[J]. Am J Obstet Gynecol, 1967, 98: 245-251.

[2] Kaufmann P, Huppertz B, Frank HG. The fibrinoids of the human placenta: origin, composition and functional relevance[J]. Ann Anat, 1996,178(6): 485-501.

[3] Faye-Petersen OM, Ernst LM. Maternal floor infarction and massive perivillous fibrin deposition[J]. Surg Pathol Clin, 2013, 6(1):101-114.

[4] Redline RW, Boyd TK, Roberts DJ. Placental and gestational pathology[M]. London: Cambridge University Press, 2018.

[5] Faye-Petersen O, Sauder A, Estrella Y, et al. Dichorionic Twins discordant for massive perivillous fibrinoid deposition: report of a case and review of the literature[J]. Int J Surg Pathol, 2018, 26(1): 41-46.

[6] Fitzgerald B, Shannon P, Kingdom J, et al. Rounded intraplacental haematomas due to decidual vasculopathy have a distinctive morphology[J]. J Clin Pathol, 2011, 64(8): 729-732.

[7] Heerema-McKenney A, Popek EJ, De Paepe ME. Diagnostic pathology: placenta[M]. 2 Ed. Elsevier, 2019.

第九章　蜕膜病变

□ 张登才　吕炳建　赵澄泉

蜕膜实际是子宫内膜，蜕膜血管就是子宫内膜的螺旋动脉。母体妊娠后，在孕激素的持续刺激下，子宫内膜及其螺旋动脉发生一系列形态学和生物学的改变，尤其是在胎盘与子宫内膜交界处会持续出现胎儿 – 母体组织重塑现象及免疫反应，使得母体既可以将营养成分源源不断地输送给孕育的胚胎，又能够不排斥生长发育的胎儿及其附属结构。早期胚胎在植入蜕膜化的子宫内膜后，根据其与子宫内膜的位置关系，将蜕膜分为3个部分：底蜕膜、包蜕膜和壁蜕膜。随着胚胎和羊膜囊的不断发育增大，包蜕膜挤压子宫腔并与壁蜕膜接触融合，构成胎膜的最外层结构。

第一节　蜕膜血管病

定义

母体蜕膜血管中所表现的与胎盘母体灌注不良相关的一系列病理改变。

蜕膜血管病主要累及胎盘中央部分母体面底蜕膜的血管和胎膜壁蜕膜的血管。

包括4种不同但相关的病变：底蜕膜螺旋动脉持续肌化、壁蜕膜动脉壁肥厚、血管壁纤维素性坏死、急性动脉粥样硬化。

发病机制

◎ 正常妊娠子宫内膜螺旋动脉重塑的机制
- 正常的子宫内膜螺旋动脉是厚壁的肌性小动脉，管腔较小，是妊娠早期胎儿绒毛外滋养层细胞（extravillous trophoblast，EVT）的初始靶点。
- EVT从锚定绒毛处增殖、分化，其有2种侵袭途径。

- 一部分 EVT 直接浸润蜕膜间质和子宫浅肌层。
- 一部分 EVT 直接侵入螺旋动脉管腔，与自然杀伤细胞、巨噬细胞结合，降解螺旋动脉血管壁内的平滑肌和弹性纤维层，同时 EVT 及其分泌的基质型纤维素样物质取代血管内皮细胞及管壁。
- 重塑结果：EVT 及其分泌的基质型纤维素样物质完全取代血管内皮细胞及管壁，螺旋动脉血管腔扩张，将母体血液输送到发育中的胎盘陷窝。

◎ EVT 分阶段介导血管重塑
- 第一阶段（妊娠早期）：此阶段，重塑过程非常强烈，会形成栓子暂时堵塞远端血管腔，限制母体血液过多流经发育中的胎盘。
  - 妊娠的生理学低氧特征：此阶段流经胎盘中的血氧分压低于 20 mmHg，而蜕膜血液中的氧分压约为 60 mmHg。这一明显的低氧水平实际上是妊娠的生理学特征，子宫内膜腺体的分泌物和缓慢流动的血液，在营养早期胚胎的同时最大限度地减少胚胎发育关键点的氧化损伤。

- 第二阶段（妊娠早期接近尾声）：螺旋动脉管腔内的 EVT 栓子的溶解，绒毛间隙的血氧分压上升至 40~80 mmHg，真正的子宫-胎盘血液循环建立。
  - 此阶段 EVT 介导的血管重塑通过蜕膜延伸至子宫浅肌层内 1/3 肌层，有时称交界区，这一区域的重塑非常重要。螺旋动脉的血管平滑括约肌可能位于蜕膜和肌层的交界处。
  - 螺旋小动脉的重塑并不完全均匀一致，在胎盘种植部位的中心，EVT 对血管的重塑最突出。
  - 血管重塑的总体效果：①血管管腔直径增大 5~10 倍；②为胎盘绒毛间隙提供高容低阻的血流；③重塑的血管对母亲及胎儿的血管活性物质的刺激无反应能力。
  - 最终胎盘绒毛间隙的血氧分压维持在 60 mmHg，但它仍低于母体正常的动脉血氧分压 90 mmHg。

◎ **母体子宫螺旋动脉重塑异常、血管平滑肌持续存在及对母体高血压的反应**

- 可能的原因。
  - EVT 功能先天缺陷。
  - 母体不能免疫耐受父系来源的 EVT。
- 结局。
  - EVT 侵袭能力下降。
  - 子宫螺旋动脉重塑减少，胎盘血液循环功能障碍（高压低容）。
  - 蜕膜血管病主要引起母体血管灌注不良（MVM）。

与先兆子痫和胎儿宫内生长受限关系密切。

严重的子痫患者在随后的妊娠中有 10%~25% 的复发风险。

其他情况，如慢性高血压、长期的妊娠期糖尿病、自身免疫性疾病、多普勒检查血流异常、自发性早产、胎儿宫内死亡、胎儿支气管肺发育不良、新生儿神经系统损伤、足月新生儿脑瘫等。

可能没有明显大体表现。

一般胎盘重量低于相应孕周预期值，胎儿胎盘重量比增加。

严重者可见绒毛梗死、胎盘后血肿及胎盘早剥。

◎ **底蜕膜螺旋动脉持续肌化**（persistent muscularization of basal plate arteries）

- 底蜕膜血管的病理改变反映螺旋动脉的异常重塑。
- 特征是螺旋动脉的血管平滑肌降解不充分，在妊娠过程中持续存在，导致管腔变小，血管阻力增加。
- 正常重塑的螺旋动脉管壁主要为纤维蛋白样物和 EVT，无平滑肌，管腔扩张变大且不规则。
- 底蜕膜内小动脉持续肌化，血管壁内无 EVT 侵犯，平滑肌持续存在，至少累及一条胎盘底板的螺旋动脉。
- 在观察血管变化时应谨慎，对早产儿胎盘而言，其螺旋动脉重塑过程不会完全完成，位于底板蜕膜内的螺旋动脉应在妊娠前 3 个月的末期或第 4 个月的早期完全重建。
- 比较有价值的评估是在孕 20 周以后，在胎盘中央部分的底板蜕膜内发现重塑异常的血管。

◎ **壁蜕膜动脉壁肥厚（mural hypertrophy）**

- 壁蜕膜内的动脉血管主要表现为管壁肥厚。
- 在这个位置的血管壁内发现平滑肌不代表病理性改变。
- 血管平滑肌细胞增生肥大是病理性改变，其可能是对母体高血压的反应。
- 管壁肥厚的定义为血管壁的平均厚度大于血管周径的30%。
- 对此，一个标准的快速估计方法是病变血管的管腔直径小于该血管总截面直径的1/3。

◎ **血管壁纤维素性坏死（fibrinoid necrosis）**

- 常位于血管壁中膜，呈粉红色到红色，致密、玻璃样或蜡状改变。
- 是MVM的特征性病变之一，但需注意与正常的螺旋动脉重塑鉴别。
- 纤维素性坏死的血管壁通常红色较深。
- 血管壁的纤维素样坏死可能是急性动脉粥样硬化早期表现。

◎ **急性动脉粥样硬化（acute atherosis）**

- 管壁增厚，壁内可见大量泡沫样吞噬细胞，在这些病变血管的周围可以见到淋巴细胞呈袖套样聚集。
- 高血压和其他潜在因素可能导致母体血管壁损伤，最终发展为急性动脉粥样硬化。
- 严重的蜕膜炎症也可能是引起这种病变的主要因素。
- 其他变化包括血栓形成和（或）管壁破裂导致胎盘后血肿。

◎ **蜕膜血管病引起MVM**

- 根据母体蜕膜血管不同的病理生理紊乱特征，MVM可以分为2种类型。
  - 弥漫性/部分性MVM：主要特征是绒毛加速成熟和终末绒毛发育不全，大多数母体蜕膜血管有病理改变，但血管仅部分闭塞。
  - 节段性/完全性MVM：表现为绒毛梗死，表明梗死区的螺旋动脉完全闭塞。
- 很多MVM病例可以同时发现这2种类型的病理改变，特别是在早产儿胎盘中。

病理报告及注意事项

蜕膜血管病的诊断有很多局限性。

在较深的底蜕膜和胎盘种植部位的子宫浅肌层中的血管病变更有意义。

目前，在绝大多数医院，胎盘是唯一可用的病理检查组织，其仅保留一层极薄的底蜕膜，而较浅的螺旋动脉更容易被EVT侵犯和重塑。

螺旋动脉的重塑是不均匀的，位于胎盘周围的螺旋动脉重塑不完全，容易被误认为是蜕膜血管病。

蜕膜血管病的病变可能是局灶的，阅片不仔细可能会漏诊。

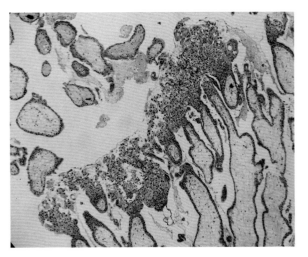

图 9-1 锚定绒毛（HE 染色） 孕 6 周自然流产标本。低倍镜下见锚定绒毛。绒毛外滋养层细胞（EVT）从锚定绒毛处增殖、分化，其有 2 种侵袭途径，一部分 EVT 直接浸润蜕膜间质和子宫浅肌层，一部分 EVT 直接侵入螺旋动脉管腔，与自然杀伤细胞、巨噬细胞结合，降解螺旋动脉壁内的平滑肌和弹力纤维层。同时，EVT 及其分泌的基质型纤维素样物质取代血管内皮细胞及管壁，导致螺旋动脉血管腔扩张，将母体血液输送到发育中的胎盘陷窝

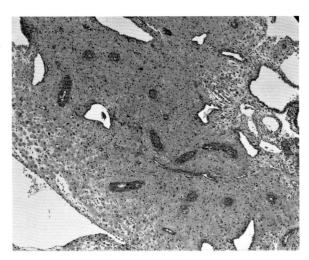

图 9-3 蜕膜内未经重塑的螺旋小动脉（HE 染色） 孕 6 周自然流产标本。低倍镜下见蜕膜内未被绒毛外滋养层细胞（EVT）重塑的螺旋小动脉

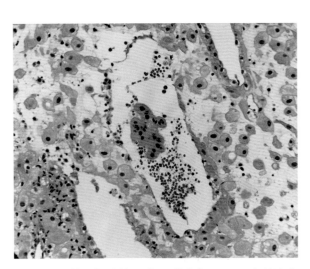

图 9-2 滋养层细胞栓子（HE 染色） 孕 8 周自然流产标本。高倍镜下显示蜕膜血管内可见滋养层细胞栓子。妊娠早期阶段，绒毛外滋养层细胞（EVT）介导的血管重塑过程非常剧烈，会形成栓子暂时堵塞远端血管腔，限制母体血液过多流经发育中的胎盘

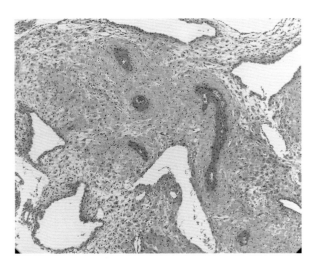

图 9-4 蜕膜内未经重塑的螺旋小动脉（HE 染色） 孕 6 周自然流产标本。高倍镜下见蜕膜内未被绒毛外滋养层细胞（EVT）重塑的螺旋小动脉血管管腔小，血管平滑肌存在

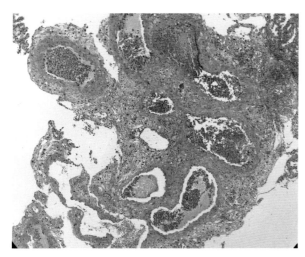

图 9-5　蜕膜内重塑的螺旋小动脉（HE 染色）　孕 6 周自然流产标本。低倍镜下见蜕膜内螺旋动脉被绒毛外滋养层细胞（EVT）重塑

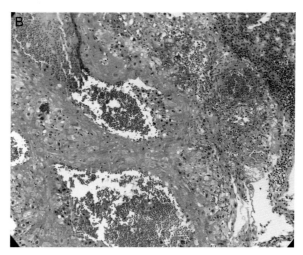

图 9-7　蜕膜内重塑的螺旋小动脉（HE 染色）　孕 6 周自然流产标本，中倍镜下显示蜕膜内重塑血管管腔扩张，形态不规则，EVT 取代血管平滑肌

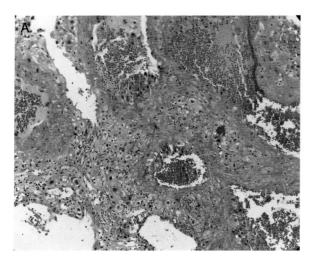

图 9-6　蜕膜内重塑的螺旋小动脉（HE 染色）　孕 6 周自然流产标本。中倍镜下显示蜕膜内螺旋动脉被绒毛外滋养层细胞（EVT）重塑

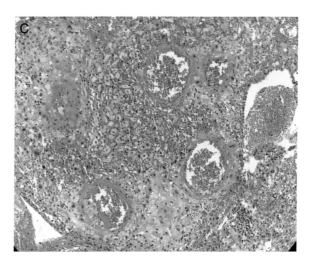

图 9-8　蜕膜内重塑的螺旋小动脉（HE 染色）　孕 6 周自然流产标本，中倍镜下显示蜕膜内螺旋动脉血管管腔扩张，甚至部分管腔被 EVT 栓子部分堵塞

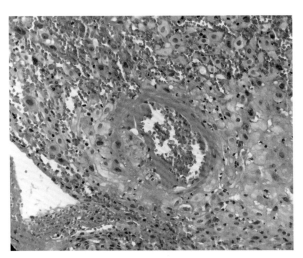

图 9-9　蜕膜内重塑的螺旋小动脉（HE 染色） 高倍镜下见蜕膜内一条螺旋动脉被绒毛外滋养层细胞（EVT）重塑，EVT 取代血管平滑肌，部分管腔可见增生成团的EVT

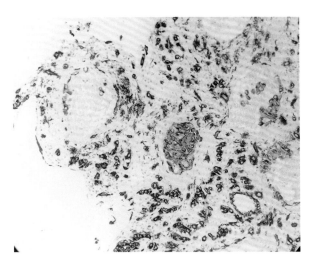

图 9-11　蜕膜内的滋养层细胞及重塑的螺旋小动脉（免疫组织化学染色） 孕 6 周自然流产标本。中倍镜下见CK 标记的蜕膜内绒毛外滋养层细胞（EVT），可见螺旋动脉血管壁平滑肌被 EVT 取代

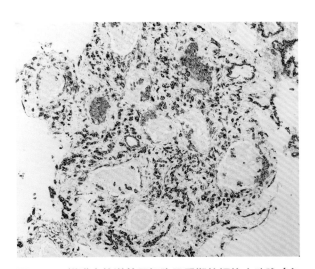

图 9-10　蜕膜内的滋养层细胞及重塑的螺旋小动脉（免疫组织化学染色） 孕 6 周自然流产标本，低倍镜下见CK 标记的蜕膜内绒毛外滋养层细胞（EVT），可见螺旋动脉血管壁平滑肌被 EVT 取代

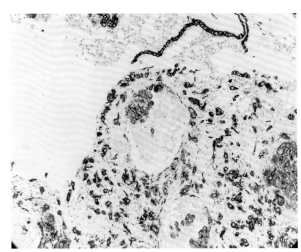

图 9-12　蜕膜内的滋养层细胞及重塑的螺旋小动脉（免疫组织化学染色） 孕 6 周自然流产标本。中倍镜下见CK 标记的蜕膜内绒毛外滋养层细胞（EVT）在重塑的血管管腔内形成 EVT 栓子，部分堵塞血管腔

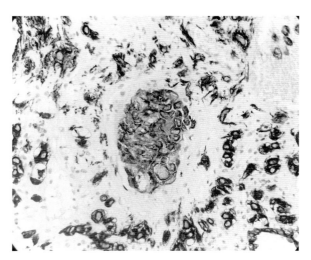

图 9-13　蜕膜内重塑的螺旋小动脉（免疫组织化学染色）　孕 6 周自然流产标本。高倍镜下见 CK 标记的蜕膜内绒毛外滋养层细胞（EVT）形成 EVT 栓子，完全堵塞血管腔

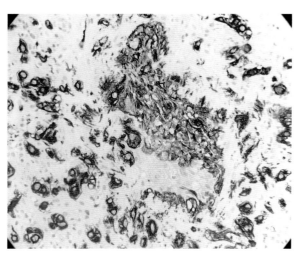

图 9-15　蜕膜内重塑的螺旋小动脉（免疫组织化学染色）　孕 6 周自然流产标本，高倍镜下见 CK 标记的蜕膜内绒毛外滋养层细胞（EVT）取代螺旋动脉血管壁平滑肌，血管腔内形成 EVT 栓子，部分堵塞血管腔

165

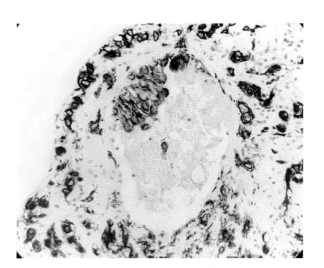

图 9-14　蜕膜内重塑的螺旋小动脉（免疫组织化学染色）　孕 6 周自然流产标本。高倍镜下见 CK 标记的蜕膜内绒毛外滋养层细胞（EVT）形成 EVT 栓子，部分堵塞血管腔

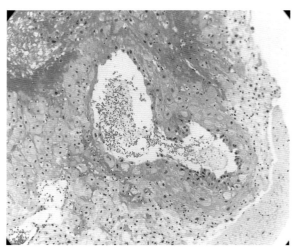

图 9-16　蜕膜内螺旋动脉被绒毛外滋养层细胞（EVT）完全重塑（HE 染色）　妊娠中期蜕膜组织。高倍镜下见蜕膜内完全重塑的螺旋动脉血管管壁主要为纤维蛋白样物和 EVT，无平滑肌，管腔扩张变大且不规则，血管腔直径增大 5~10 倍

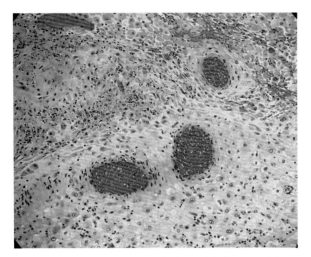

图 9-17　蜕膜内血管重塑不良（HE 染色） 妊娠中期蜕膜组织。高倍镜下见底蜕膜内小动脉持续肌化

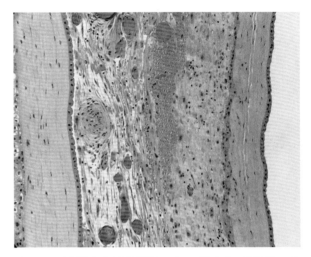

图 9-19　胎膜内血管管壁肥厚（HE 染色） 此例为子痫患者。高倍镜下见胎膜的蜕膜组织中血管管壁肥厚

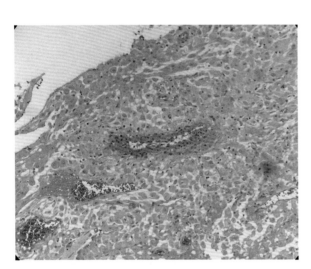

图 9-18　蜕膜内血管重塑不良（HE 染色） 妊娠中期蜕膜组织。高倍镜下显示底蜕膜内小动脉持续肌化，血管壁内无 EVT 侵犯，平滑肌持续存在

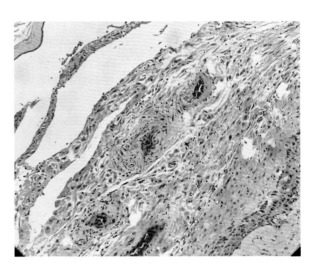

图 9-20　胎膜内血管管壁肥厚（HE 染色） 此例为子痫患者。中倍镜下见胎膜的蜕膜组织中血管平滑肌细胞增生肥大，可能是对母体高血压的反应

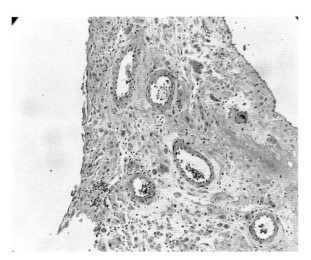

图 9-21　胎膜内血管管壁平滑肌持续存在（HE 染色）
中倍镜观。由于这些血管不在胎盘下，其经历的血管重塑程度较低

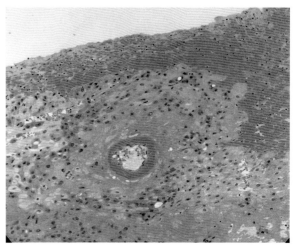

图 9-23　蜕膜内血管管壁纤维素性坏死（HE 染色） 此例为重度子痫患者。中倍镜下见蜕膜组织中血管管壁呈红色、致密改变

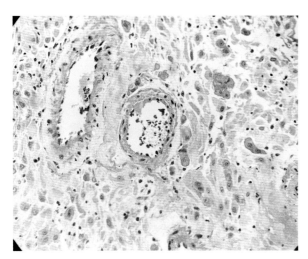

图 9-22　胎膜内血管管壁平滑肌持续存在（HE 染色）
高倍镜观。注意这些血管经历的血管重塑程度较低，在这个位置的血管壁内发现平滑肌不代表病理性改变

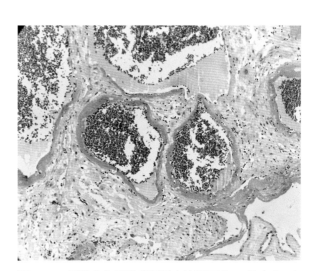

图 9-24　蜕膜内血管管壁纤维素性坏死（HE 染色） 此例为重度子痫患者。中倍镜下见蜕膜组织中血管管壁呈红色玻璃样改变

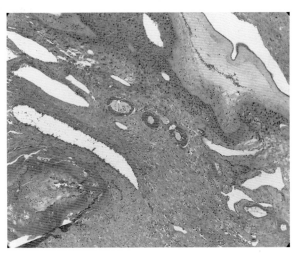

图 9-25　蜕膜内血管管壁纤维素性坏死（HE 染色） 此例为重度子痫患者。中倍镜下见蜕膜组织中 3 个血管的管壁呈红色玻璃样改变

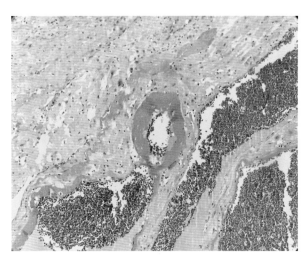

图 9-27　蜕膜内血管管壁纤维素性坏死（HE 染色） 此例为重度子痫患者。高倍镜下见蜕膜组织中血管管壁纤维素性坏死，纤维素性坏死的血管壁通常为较深的红色

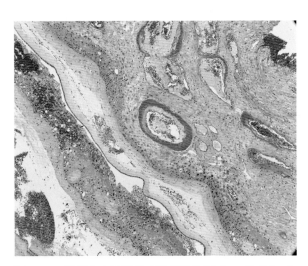

图 9-26　蜕膜内血管管壁纤维素性坏死（HE 染色） 此例为重度子痫患者。中倍镜下见蜕膜组织中血管管壁纤维素性坏死，纤维素性坏死常位于血管壁中膜，是 MVM 的特征性病变之一

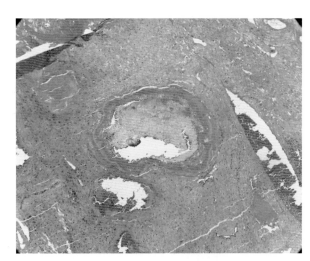

图 9-28　蜕膜内血管管壁纤维素性坏死（HE 染色） 此例为重度子痫患者。高倍镜下见蜕膜组织中血管管壁纤维素性坏死

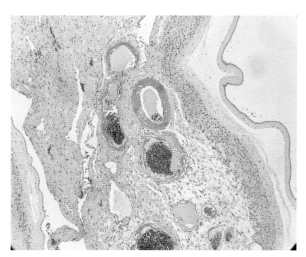

图 9-29　蜕膜内血管管壁急性动脉粥样硬化（HE 染色）
此例为重度子痫患者。中倍镜下显示蜕膜组织血管管壁急性动脉粥样硬化

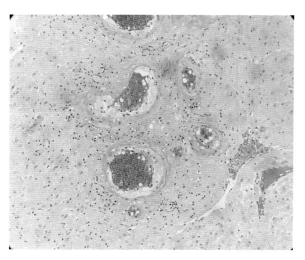

图 9-31　蜕膜内血管管壁急性动脉粥样硬化（HE 染色）
此例为重度子痫患者。中倍镜下可见病变血管管壁增厚，壁内可见大量泡沫样吞噬细胞，这些病变血管的周围可以见到淋巴细胞呈"袖套样"聚集

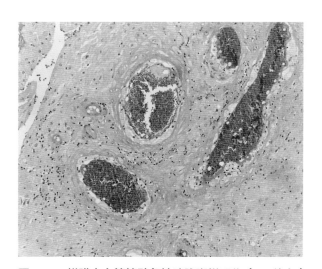

图 9-30　蜕膜内血管管壁急性动脉粥样硬化（HE 染色）
此例为重度子痫患者。中倍镜下可见病变血管管壁增厚，壁内可见大量泡沫样吞噬细胞

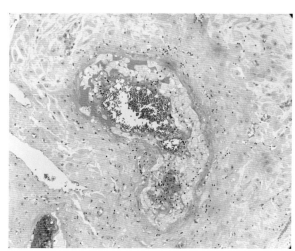

图 9-32　蜕膜内血管管壁急性动脉粥样硬化（HE 染色）
此例为重度子痫患者。高倍镜下显示病变血管管壁内可见大量泡沫样吞噬细胞

（张登才　赵澄泉）

第二节　胎盘后出血 / 血肿

定义

底蜕膜母体血管完整性缺失。

足月胎盘大约由 120 个母体螺旋动脉供血，如果这一供血系统的完整性遭到破坏，可引起母体出血，造成胎盘后血肿、胎盘早剥。

发病机制

细胞因子介导的炎症可致蜕膜血管坏死。

外伤导致蜕膜血管损伤。

高血压或静脉压增加导致血压增高，血管破裂。

临床相关

胎盘后出血是与胎盘早剥的临床诊断相关的病理诊断。

并非所有胎盘早剥的病例都会有胎盘后血肿，也不是所有病理检查发现存在胎盘后血肿的病例均可临床诊断为胎盘早剥。

大体表现

胎盘后血肿的大体表现可随血肿持续的时间而变化。早期新鲜血液松散的聚集在胎盘母面；持续出血 / 血肿将压迫胎盘母面；最终血肿可能压迫母体面邻近组织，并引起邻近绒毛梗死。

大体检查时应描述胎盘后血肿的颜色、大小、有没有胎盘母面的压痕并测量其面积。

血肿的取材应包括相邻的胎盘底板组织，如果送检有单独的凝血块，还应测量其体积和重量。

镜下表现

胎盘后出血在镜下可见凝血块附着在胎盘底板上。

在急性病例中，血液可能会分散在蜕膜中（急性蜕膜出血），并可能出现早期急性炎症反应（急性蜕膜炎）。

体积较大、持续时间长的病变会导致邻近胎盘实质受压并最终导致胎盘梗死。

病理报告及注意事项

出血 / 血肿病变数目及位置（中央、边缘、偏心）。

出血 / 血肿占胎盘总体积的百分比，或测量病变的 2 个最大维度。

图解

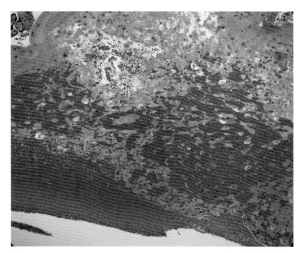

图 9-33　胎盘后出血 / 血肿（HE 染色） 中倍镜下见凝血块附着在胎盘底蜕膜上。在急性病例中，血液可能会分散在蜕膜中，并可能出现早期急性炎症反应（急性蜕膜炎）

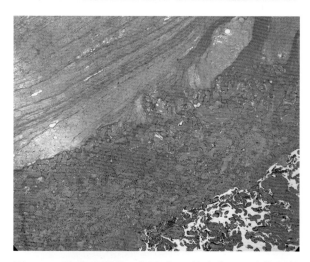

图 9-34　胎盘后出血 / 血肿（HE 染色） 血肿体积较大、持续时间长，病变会导致邻近胎盘实质受压并最终导致胎盘梗死

（张登才　赵澄泉）

第三节　胎盘异常附着 / 胎盘粘连

胎盘粘连、胎盘植入和胎盘穿透为一组与胎盘绒毛异常、着床异常相关的疾病，反映了胎盘绒毛黏附或不同程度的子宫肌层侵袭。它们导致产后胎盘残留，引起产科出血等合并症。这一类疾病统一被称为病理性黏附性胎盘（morbidly adherent placenta，MAP）。目前，国际妇产科联盟（International Federation of Gynecology & Obstetrics，FIGO）、美国妇产科学会（American College of Obstetricians and Gynecologists，ACOG）以及美国母胎医学会（Society for Maternal-Fetal Medicine）等将这一类疾病统一命名为胎盘粘连疾病谱（placental accrete spectrum，PAS），并提出相应的诊断标准和临床应用指南。虽然准确的病理诊断需要子宫切除标本或部分子宫肌层切除标本，但是在仔细检查足月分娩的胎盘、大块胎盘标本及诊刮标本时，在胎盘底板有时可发现粘连的平滑肌肌纤维，即底板黏附肌层纤维（basal plate with adherent myometrial fibers，BPMF）。一些情况下 BPMF 被视为支持临床诊断胎盘粘连（隐匿性胎盘粘连）的依据，因此，PAS 系统中包含了 BPMF。本节以 PAS 系统为蓝本，介绍 BPMF 和 PAS，兼顾当前国内应用的现状，保留胎盘粘连、胎盘植入和胎盘穿透的传统概念，将 PAS 系统和传统概念并列介绍。

定义

底板黏附肌层纤维（BPMF）：平滑肌肌纤维附着于胎盘底板（仅适用于分娩胎盘或产后刮除标本）。

胎盘粘连（placental accreta）：胎盘绒毛直接黏附于浅表子宫肌层，无肌层侵入。

胎盘植入（placental increta）：胎盘绒毛侵入或延伸到子宫肌层，但未突破浆膜。

胎盘穿透（placental percreta）：胎盘绒毛穿透子宫全肌层、浆膜层，和（或）累及宫旁组织及子宫邻近器官。

胎盘粘连疾病谱（PAS）：是一个对胎盘异常黏附、分娩时导致胎盘部分性或完全性残留的一组疾病的总体诊断术语，涵盖胎盘粘连、胎盘植入和胎盘穿透。

发病机制

子宫内膜 - 肌层交界面缺陷、妊娠时正常蜕膜形成障碍、胎盘植入部位与肌层交界面缺乏蜕膜组织是 PAS（胎盘粘连、胎盘植入和胎盘穿透）的共同病理生理基础，部分 BPMF 的发病机制被认为可能与胎盘粘连相似。常见高危因素包括：①剖宫产瘢痕，高剖宫产率是近年发病率增高的重要因素；②前置胎盘，约 10% 的前置胎盘孕妇发生胎盘粘连，而 64% 的胎盘粘连病例伴有前置胎盘；③子宫手术史，如子宫肌瘤剔除史、扩宫、子宫内膜刮除或切除术等宫内器械操作病史；④宫腔感染史、宫腔粘连综合征（Asherman syndrome）等；⑤胎盘植入蜕膜缺陷的其他部位，如宫角、黏膜下平滑肌瘤表面等；⑥其他，如高龄产妇（35 岁及以上）、多产、多胎妊娠、子宫结构异常（如双角子宫、纵隔子宫）、吸烟等。

其他可能的发生机制包括绒毛外滋养层细胞浸润性增加。局部平滑肌异常，或免疫调节异常等，但所有这些因素也可能与蜕膜缺失有关。

临床相关

◎ 临床表现
- BPMF。
  - 无特征性临床表现，多为偶然发现。
  - 少许病例因分娩过程中胎盘滞留（超过 30 分钟未娩出）需牵拉脐带甚至手工剥离，或因分娩后胎盘残留等被临床医生疑为胎盘粘连。
- PAS（胎盘粘连、胎盘植入和胎盘穿透）。
  - 除高危因素相关症状外，产前诊断主要依靠超声检查，MRI 目前也逐渐应用于临床诊断。

- 胎盘穿透如累犯膀胱、直肠等邻近脏器，可出现相应症状，但不常见。
- 胎盘剥离困难，可伴发产后大出血、弥散性血管内凝血等。

◎ 治疗

- BPMF：一般不需要治疗。
- PAS（胎盘粘连、胎盘植入和胎盘穿透）。
  - 一般需要剖宫产子宫切除术，同时要求多学科合作、充分备血以及经验丰富的重症监护医生参与等。
  - 对于累犯膀胱等子宫外器官病例，有时需要局部切除。
  - 少许情况下，胎盘粘连局限、植入肌层表浅者，可局部切除。
  - 保守治疗方法包括胎盘原位保留的期待疗法、子宫动脉结扎、应用缩宫素等，但均需加强监护，做好子宫切除的准备。

◎ 预后

- BPMF：再次妊娠时，胎盘粘连风险增加，但证据尚不充分。
- PAS（胎盘粘连、胎盘植入和胎盘穿透）。
  - 引起产科出血、休克、弥散性血管内凝血等严重并发症，产妇死亡率约为 4%。
  - 接受保守治疗的患者再次妊娠时胎盘粘连发生率高达 28.6%。
  - 新生儿因产妇出血等因素提早分娩，并引起相应并发症。

大体表现

◎ BPMF

- 仅限于分娩胎盘、大块胎盘标本（须带胎盘底板）及产后刮除标本。
- 结合临床病史及术中所见。
- 肉眼不可见，少许病例胎盘底板附着肌性组织较明显。
- 胎盘母体面可破损或破碎，轮廓不光滑，存在胎盘实质或小叶缺失。

- 在胎盘底板邻近破碎处垂直于母体面广泛取材，在母体面破碎与完整交界处最好以墨汁、硝酸银等标记。
- 胎盘按 Amsterdam 规范取材：胎盘间隔 1 cm 剖检；正常外观胎盘，全层取材不少于 3 块；如胎盘有肉眼可见病变，则每 1 个病灶至少 1 块（最好能够带周围正常胎盘组织）；脐带 2 块，一块为胎儿断端，另一块为近胎盘穿入处；胎膜 1 块，自胎膜破口向周边取材、卷曲。
- 产后刮除标本尽量选取肌性（质韧）组织镜检。

◎ PAS（胎盘粘连、胎盘植入和胎盘穿透）

- 主要用于评估子宫切除标本，偶尔用于局部肌层切除标本。
- 胎盘原位保留的子宫切除标本。
  - 结合术前影像学资料及术中所见剖检。
  - 子宫增大，浆膜面血管扩张明显，多位于子宫下端。
  - 轻拉脐带，胎盘与胎盘床不能分离（至少提示胎盘粘连）。
  - 切面见红色海绵状胎盘紧贴子宫肌层（胎盘粘连），或不同程度的肌层浸润，呈舌状或结节状推挤性侵袭，局部肌层变薄（胎盘植入）。
  - 子宫浆膜有时破损，可见突出的胎盘组织（胎盘穿透）。
  - 在前置胎盘伴子宫重塑或剖宫产瘢痕裂开的病例，可有子宫下段延长、膨隆。
  - 伴脐带附着异常（帆状胎盘）的双叶胎盘或副胎盘较常见。
  - 以墨汁、硝酸银等标记邻近破损处浆膜、子宫下段无浆膜区以及无浆膜覆盖的胎盘实质部分。
  - 胎盘和子宫壁交界处取材，包括正常交界处、浸润最深处（穿透处）及肌层由厚到薄的移行处。
  - 剖宫产瘢痕如肉眼可见，则自正常肌

层至瘢痕处纵向连续（"楔形"）取材。

■ 胎盘按 Amsterdam 规范取材。

● 胎盘娩出后的子宫切除标本。

■ 产后子宫，蜕膜增厚，子宫呈海绵状，凹凸不平，表面附血凝块。

■ 有时可见胎盘残留黏附于内膜，肌层切面可见出血灶。

■ 分娩胎盘无特征性外观，多有母体面破坏，绒毛小叶缺损或胎盘破碎。

■ 除胎盘残留处外，还应行子宫壁每隔 1 cm 切面剖检，取材重点关注胎盘着床部位。

■ 胎盘取材参照 BPMF。

● 局部肌层切除标本。

■ 罕见。

■ 多无特征性改变，少许肌组织表面粗糙，可附血凝块或残留胎盘。

■ 按长轴与深部肌层垂直全部取材。

镜下表现

◎ BPMF

● 最低诊断标准：子宫肌层平滑肌纤维黏附至胎盘底板，不论其间有无蜕膜组织。

● 分期。

■ 1 期：有蜕膜，如肌层与胎盘绒毛间隔 2 层或 2 层以下的蜕膜细胞，提示但不足以诊断胎盘粘连。

■ 2 期：无蜕膜，符合胎盘粘连（隐匿性胎盘粘连）的诊断。

● 大小：最大视野下沿底板的线性长度（mm）。

● 独立病灶数目。

● 产后诊刮标本较少诊断 BPMF。

◎ PAS（胎盘粘连、胎盘植入和胎盘穿透）

● 病理学改变：诊断性组织病理学特征为绒毛和子宫肌层之间无蜕膜，但 Rohr 纤维可正常、变薄或缺失。

■ 胎盘粘连：胎盘与子宫肌层交界面相对平整，保留原有正常轮廓，肌层无

异常（正常厚度）。绒毛外滋养层细胞植入限于内 1/3 肌层，绒毛可伸入胎盘底板处母体血管。

■ 胎盘植入：子宫肌层仍保留，但胎盘与子宫肌层交界面相对不平整、超出正常轮廓。子宫肌层（明显）变薄（子宫下段肌层较薄，因此需要与同一水平的子宫肌层比较），此时胎盘与子宫肌层交界面可较平整。绒毛外滋养层细胞植入大多减少或消失。

■ 胎盘穿透：子宫肌层消失，有时累犯宫旁、膀胱、直肠等邻近组织和器官，绒毛外滋养层细胞植入明显减少或消失。

● 其他非诊断性组织学特征。

■ 组织损伤性改变：间质水肿，平滑肌肌纤维退变、萎缩，肌层慢性炎症，内膜增厚伴含铁血黄素沉积等。

■ 子宫肌层 – 胎盘交界面见大量扩张的血管、炎细胞浸润，常见绒毛侵及血管，这些血管可延伸至深肌层。

■ 剖宫产瘢痕撕裂（cesarean scar dehiscence）：子宫肌壁变薄、纤维化（有时仅 1~3 mm 厚），偶见绒毛外滋养层细胞侵及，浆膜下血管扩张、扭曲。与胎盘植入的鉴别要点，瘢痕区淡染主要为纤维组织伴透明变性，绒毛瘢痕交界处规则、平滑，邻近区域多伴有胎盘粘连、植入。

◎ 胎盘无特征性组织病理学改变

● 可伴胎盘后、绒毛膜下及绒毛间隙出血。

◎ 病变范围与浸润深度（按传统概念描述，限于子宫切除标本）

● 胎盘粘连，通常按累及范围评估。

■ 完全性胎盘粘连：累及所有胎盘小叶。

■ 部分性胎盘粘连：至少累及 2 个胎盘小叶，但未累及所有胎盘小叶。

■ 局灶性胎盘粘连：仅累及 1 个胎盘小叶，可以是部分或整个小叶。

- 胎盘植入，通常按胎盘侵入肌层深度划分（MAP 分级）。
  - A 级：胎盘侵入肌层深度 <25%。
  - B 级：胎盘侵入肌层深度 25%~50%。
  - C 级：胎盘侵入肌层深度 50%~75%。
  - D 级：胎盘侵入肌层深度 75%~100%。
- 胎盘穿透，分成 2 类。
  - 无相邻器官侵犯。
  - 侵犯相邻器官。

◎ PAS 系统关于范围与浸润深度的描述建议（限于子宫切除标本）

- PAS 分级：根据下述 PAS 分级定义，胎盘粘连大致可视为 PAS 1 级，胎盘植入为 PAS 2 级及 3A 级，胎盘穿透为 PAS 3D 级及 3E 级。
  - PAS 1 级：无肌层浸润。大体检查时牵拉脐带，发现胎盘不易分离，提示胎盘粘连。子宫肌层横切面显示胎盘–子宫肌层交界面平滑，肌层厚度均匀，无变薄现象。
  - PAS 2 级：浅表浸润。横切面显示胎盘–子宫肌层交界面不规则，但不累及外层肌层（即子宫正常肌层厚度至少保留 25%）。
  - PAS 3A 级：深部浸润。横切面显示胎盘–子宫肌层交界面不规则，累及外层肌层（即子宫正常肌层厚度保留小于 25%），但浆膜层完整。
  - PAS 3D 级：深部侵袭性胎盘伴子宫浆膜表面破坏（"D"表示深部浸润）。
  - PAS 3E 级：深层浸润伴子宫外结构粘连，胎盘侵及邻近器官（膀胱最常见）或子宫外纤维脂肪组织（需镜检证实）（"E"表示子宫外侵犯）。
- 累及面积描述。
  - 直接测算面积（cm²）。
  - 累及区域所占胎盘床百分比（%）。
  - 测算胎盘穿透浆膜面积（cm²）。

辅助检查

免疫组织化学染色有助于识别各类细胞成分，但一般情况下依据 HE 染色的组织形态即可明确诊断。

- 蜕膜组织：CD10 阳性。
- 绒毛外滋养层细胞：细胞角蛋白（cytokeratin）、GATA3 阳性。
- 平滑肌组织：肌动蛋白（actin）、结蛋白（desmin）、钙结蛋白（caldesmon）阳性。

病理报告及注意事项

◎ BPMF

- 诊断内容：标本类型、分期、大小及数目。胎盘报告内容参照 Amsterdam 规范。
- 注释：结合临床及影像学资料，建议是否符合胎盘粘连的诊断或提示胎盘粘连（隐匿性胎盘粘连）。
- 报告举例：孕 38⁺ 周胎盘，单灶 BPMF 2 期（隐匿性胎盘粘连），最长径约 2 mm。

◎ PAS（胎盘粘连、胎盘植入和胎盘穿透）

- 目前国内大多数妇产科医生和病理医生对 PAS 系统并不熟悉，建议把传统的胎盘粘连、胎盘植入、胎盘穿透和 PAS 结合起来报告。诊断内容包括标本类型、必要的大体描述、病变部位、明确 PAS 诊断（注明胎盘粘连、胎盘植入或胎盘穿透）、侵袭肌层深度及有无子宫外器官组织累犯（PAS 分级）、累及子宫壁面积（直接测算面积或估算占胎盘床百分比）、穿透浆膜面积（cm²）、有无剖宫产瘢痕撕裂及部位。胎盘报告内容参照 Amsterdam 规范。
- 注释：结合妇产科医生手术中所见及术前影像学资料评估。
- 报告举例：产科子宫全切标本。子宫下段 PAS/ 胎盘植入，侵袭深肌层（最深处距浆膜约 4 mm），未见浆膜穿透及子宫外侵及（PAS 3A 级），累及胎盘床约 20%；子宫下段前壁见剖宫产瘢痕撕裂，长约 4 cm，最近处距浆膜 3 mm。

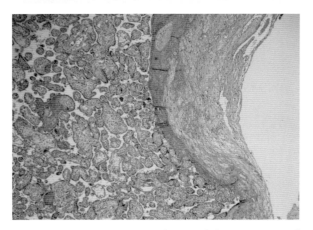

图 9-35 底板黏附肌层纤维（BPMF）（HE 染色，5×） 正常分娩娩出胎盘标本。胎盘底板仅见蜕膜组织，无肌层平滑肌附着

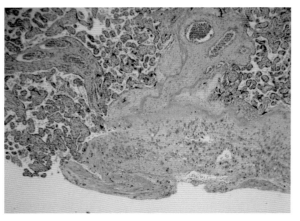

图 9-36 底板黏附肌层纤维（BPMF）（HE 染色，5×） 分娩娩出胎盘标本。胎盘底板小区附着少许平行排列的平滑肌纤维束，中间无蜕膜组织，提示胎盘粘连（隐匿性胎盘粘连）

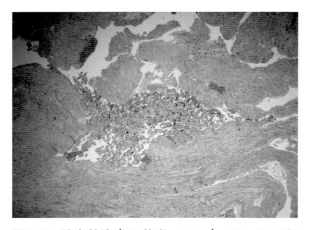

图 9-37 胎盘粘连（HE 染色，2.5×） 图 9-36 局部肌层切除标本。绒毛分布于破碎平滑肌组织中，两者之间未见蜕膜组织，区域绒毛直接紧贴于平滑肌纤维束，符合胎盘粘连诊断

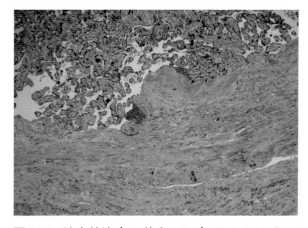

图 9-38 胎盘粘连（HE 染色，5×） 图 9-36 局部肌层切除标本。示绒毛直接黏附于平滑肌纤维束（中间无蜕膜组织），可诊断为胎盘粘连。平滑肌组织内见中间型滋养层细胞浸润

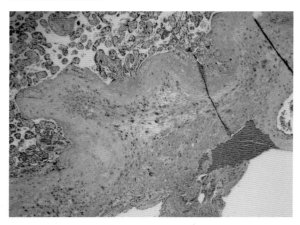

图 9-39 底板绒毛与血管平滑肌组织相连（HE 染色，5×） 分娩娩出胎盘标本。胎盘底板绒毛与平滑肌纤维相连，中间见少许蜕膜细胞。平滑肌组织内见少许中间型滋养层细胞植入。平滑肌纤维围绕血管腔分布，提示为血管壁成分（非子宫肌层来源），不能诊断为 BPMF

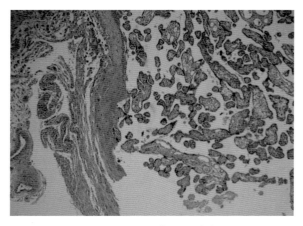

图 9-40 底板黏附肌层纤维（BPMF）（HE 染色，5×） 分娩娩出胎盘标本。胎盘底板绒毛与平滑肌纤维相连，中间无蜕膜细胞间隔。与图 9-30 不同，平滑肌纤维与胎盘底板平行排列，与血管肌层无关，提示为子宫肌层平滑肌组织，可诊断为 BPMF

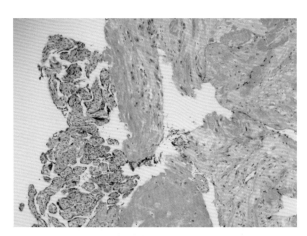

图 9-41 底板黏附肌层纤维（BPMF）（HE 染色，10×）
产后诊刮标本。见胎盘残留，绒毛与平滑肌组织相连，中间见少许蜕膜组织，难以明确胎盘粘连诊断

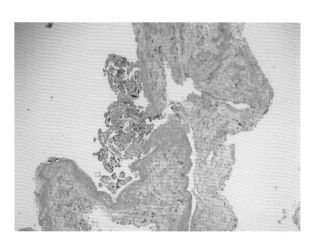

图 9-43 底板黏附肌层纤维（BPMF）（HE 染色，5×）
产后诊刮标本

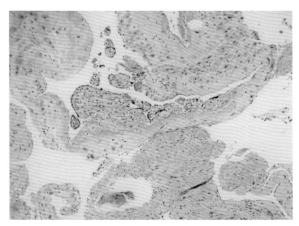

图 9-42 底板黏附肌层纤维（HE 染色，10×） 产后诊刮标本。胎盘绒毛与平滑肌组织相连，中间无蜕膜组织，与图 9-41 不同，可以诊断为胎盘粘连（隐匿性胎盘粘连）

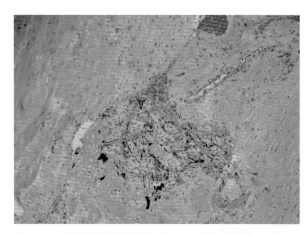

图 9-44 底板黏附肌层纤维（BPMF）（HE 染色，10×）
产后诊刮标本。成片的平滑肌组织内见胎盘绒毛，两者无蜕膜组织间隔，至少提示胎盘粘连。平滑肌纤维平行排列，未见胎盘部位反应，部分平滑肌组织与绒毛之间见出血，可能为手术操作、切面及制片包埋过程中的假象，难以直接诊断胎盘植入

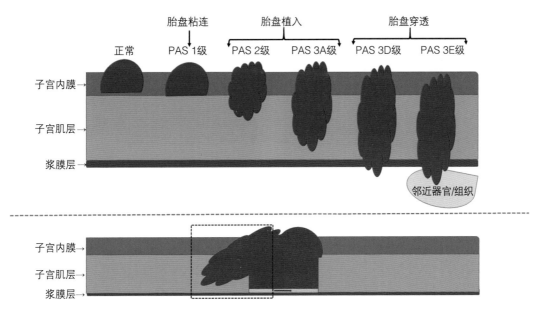

图 9-45 胎盘粘连、胎盘植入、胎盘穿透及 PAS 分级之间的关系示意图 正常情况下，胎盘与子宫肌层之间为蜕膜所分隔，PAS 诊断性病理学特征是蜕膜层丢失。PAS 按肌层破坏程度分级。PAS 1 级与肌层紧贴，但不破坏肌层，肌层无变薄，相当于传统的胎盘粘连。PAS 2 级累及肌层较浅，肌层变薄，子宫肌层厚度至少保留 25%。PAS 3A 级浸润深部肌层，子宫肌层保留厚度小于 25%，但浆膜层完整。PAS 2 级和 3A 级大致相当于传统的胎盘植入。PAS 3D 级为深部肌层浸润伴浆膜破坏。PAS 3E 级则有子宫外结构侵及。PAS 3D 级、3E 级为胎盘穿透（上图）。PAS 2~3 级通常发生于剖宫产瘢痕撕裂（下图）。胎盘黏附于瘢痕处（黄色区域），但 PAS（胎盘植入）的诊断需要肌层浸润、破坏的证据（如肌层变薄）。因此，需要邻近胎盘的连续性取材（虚线方框提示剖宫产瘢痕撕裂的大体取材范围，即"楔形"取材）

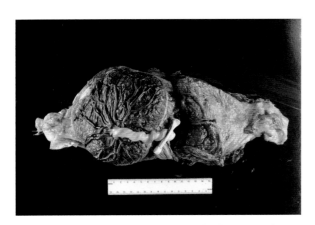

图 9-46 胎盘原位保留的子宫切除标本 子宫前后对剖，胎盘附着于子宫体前壁，牵拉脐带，胎盘不易分离，组织学证实胎盘粘连

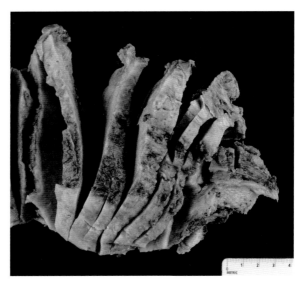

图 9-47 产后子宫切除标本剖检 子宫内膜面出血、粗糙，间隔 1 cm 横切面剖检

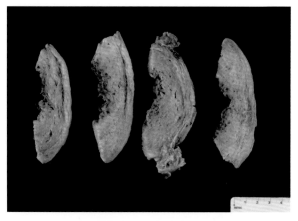

图 9-48　产后子宫切除标本连续切面　图 9-47 连续切面，可见少许胎盘组织残留，紧贴于子宫肌层，但与肌层分界尚清楚（PAS 1 级），组织学检查证实有胎盘粘连、植入可能

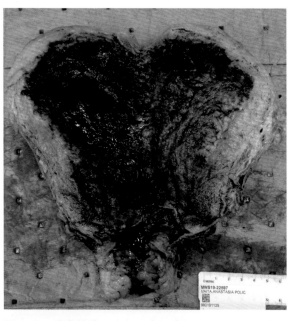

图 9-49　胎盘粘连　产后子宫切除标本。子宫体后壁内膜面出血、粗糙

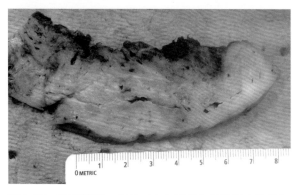

图 9-50　胎盘粘连　图 9-49 产后子宫切除标本的横切面，上方为内膜面，中间偏右侧见小块胎盘组织（长径约 0.3 cm）紧贴于下方子宫肌层，未见肌层浸润，肌层厚度正常。组织学检查证实胎盘粘连（PAS 1 级）

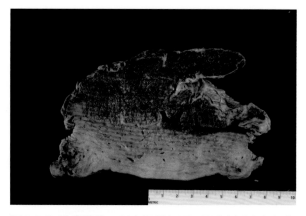

图 9-51　胎盘粘连　子宫肌层切面。图左侧胎盘组织紧贴于子宫肌层，但肌层无破坏、厚度正常，胎盘 – 肌层交界面规则（胎盘粘连）。图右侧胎盘与肌层已分离。两侧胎盘 – 肌层交界面水平大致相同（PAS 1 级）

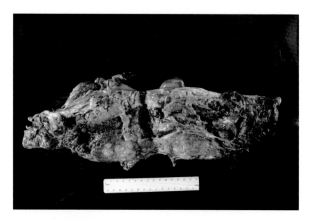

图 9-52　胎盘植入合并多发性平滑肌瘤　产后子宫切除标本。胎盘已剥离，前后对剖（左侧为子宫后壁、右侧为子宫前壁），宫腔面粗糙。子宫下端前侧壁（右上及右下）见胎盘植入肌层，接近全层（距浆膜约 6 mm），浆膜层完整（PAS 3D 级）。前壁浆膜见球形肿块，子宫体肌层见多个灰白界清结节（平滑肌瘤）

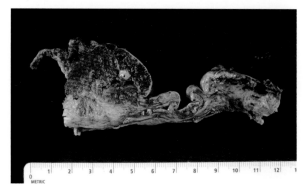

图 9-53　胎盘植入子宫深肌层　图 9-52 同一标本。子宫下端（左）至子宫颈（右）纵切面，胎盘位于子宫下端。局部见淡红色胎盘组织"舌状"浸润于灰白肌层组织（左下），深达 75% 子宫体肌层（PAS 3D 级）

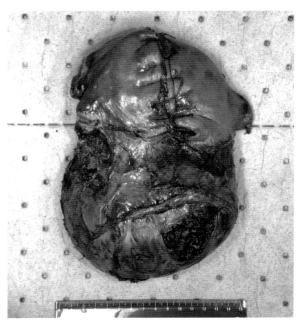

图 9-54 胎盘穿透 子宫切除标本。图上方为宫底，子宫下端明显膨隆，左前壁浆膜见 5.2 cm×3.3 cm 组织缺损（图右下方），胎盘外露，表面未见子宫肌层及浆膜衬覆，符合胎盘穿透（PAS 3D 级）诊断。宫体前壁近中线处见缝合之剖宫产手术切口

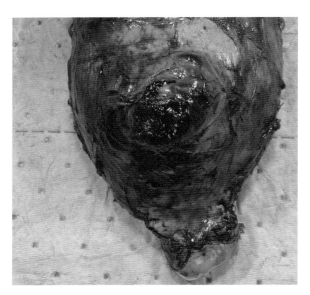

图 9-55 胎盘穿透 子宫切除标本。子宫前壁组织缺损，胎盘（暗红色）外露，表面无子宫肌层及浆膜覆盖（PAS 3D 级）

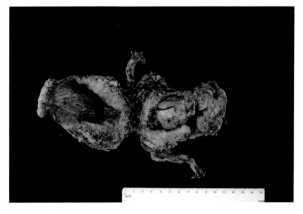

图 9-56 前置胎盘与胎盘穿透 胎盘原位保留的子宫切除标本。前后对剖（左侧为子宫后壁、右侧为子宫前壁），胎盘附着于子宫下端前壁（部分性前置胎盘），前壁见胎盘穿透（图左上及左下，PAS 3D 级）

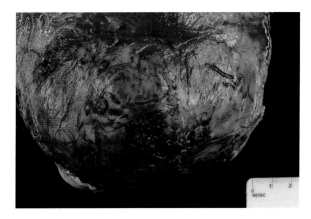

图 9-57 前置胎盘与胎盘穿透 胎盘原位保留的子宫切除标本。子宫下端膨大，前壁组织缺损 3.6 cm×2.4 cm，胎盘绒毛外露，表面未见浆膜及肌层覆盖（PAS 3D 级）

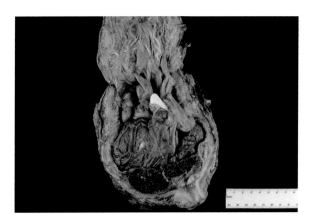

图 9-58 前置胎盘与胎盘穿透 胎盘原位保留的子宫切除标本，图 9-57 同一标本。左右对剖，腔面观，完全性前置胎盘，子宫剖面见下端前壁胎盘植入，肌层变薄。后壁胎盘底板处见多量淡黄色物质沉积（Rohr 层）

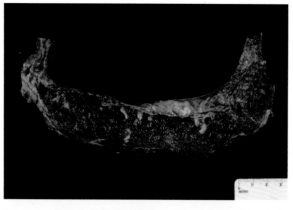

图 9-59　前置胎盘与胎盘穿透　胎盘原位保留的子宫切除标本，图 9–57 同一标本。子宫下端前壁肌层横切面观（上方为腔面，下方为浆膜面），示胎盘植入近全肌层，局部穿透浆膜，表面仅附少许血凝块（PAS 3D 级）

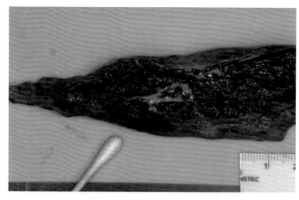

图 9-62　胎盘植入、穿透　胎盘原位保留的子宫切除标本，图 9–60 同一标本的切面观。肌层横切面见暗红色胎盘组织浸润全肌层，局部表面未见浆膜（棉签所指），提示胎盘穿透

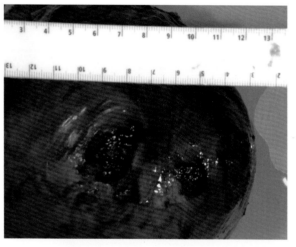

图 9-60　胎盘植入、穿透　胎盘原位保留的子宫切除标本。子宫体浆膜面见两处组织缺损，长径分别为 3 cm 和 1 cm，胎盘外露，表面未见浆膜覆盖，符合胎盘穿透诊断（PAS 3D 级）

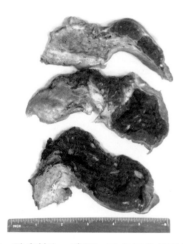

图 9-63　胎盘植入、穿透　胎盘原位保留的子宫切除标本，图 9–60 同一标本。连续肌层切面，肌层变薄，胎盘（暗红色）舌状植入肌层（灰白色），浸润肌层最深处近 100%（甲醛固定组织）

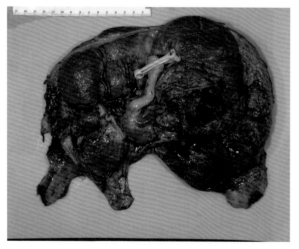

图 9-61　胎盘植入、穿透　胎盘原位保留的子宫切除标本。图 9–60 同一标本的腔面观（子宫自右侧壁前后剖开）。胎盘位于子宫体及底部，右侧壁暗红区域（胎盘组织）贯穿肌层，至少提示胎盘植入全肌层

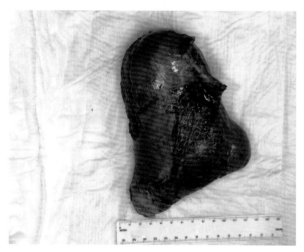

图 9-64　部分性前置胎盘与胎盘植入　胎盘原位保留的子宫切除标本。上方为子宫底，子宫下端膨隆，浆膜面光滑，未见组织缺损。左侧为子宫前壁，见缝合之剖宫产手术切口

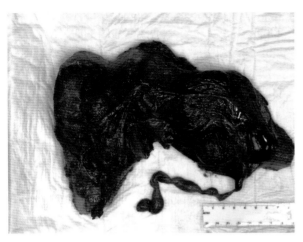

图 9-65　部分性前置胎盘与胎盘植入　胎盘原位保留的子宫切除标本，图 9-64 同一标本的腔面观（左侧壁剖开）。胎盘附着于子宫下端前壁（部分性前置胎盘），脐带边缘附着（"球拍状"胎盘）

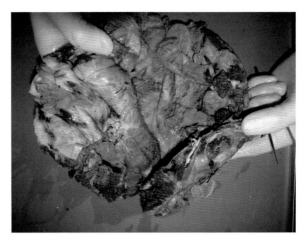

图 9-68　胎盘植入与穿透　胎盘原位保留的子宫切除标本，图 9-67 同一标本的前壁剖开。宫腔内显示为完全性前置胎盘，呈舌状浸润于子宫下段肌层，子宫肌层破坏、变薄，局部深达全层，子宫下段右侧壁多处见胎盘穿透

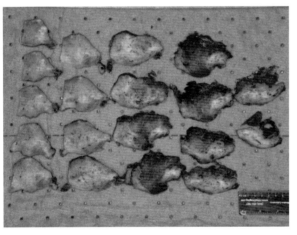

图 9-66　部分性前置胎盘与胎盘植入　胎盘原位保留的子宫切除标本，图 9-64 同一标本的连续横切面（甲醛固定标本）。示子宫下端胎盘舌状植入（胎盘为淡红色至暗红色，肌层为灰白色），最深处距浆膜约 0.1 cm（PAS 3D 级）

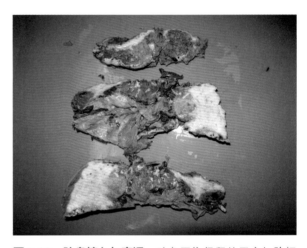

图 9-69　胎盘植入与穿透　胎盘原位保留的子宫切除标本，图 9-67 同一标本切面观。纵切面见胎盘植入全肌层、多处穿透浆膜（未见浆膜及肌层覆盖）

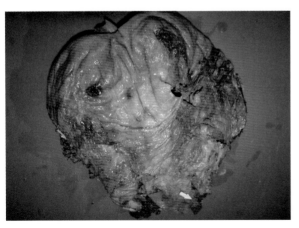

图 9-67　胎盘植入与穿透　胎盘原位保留的子宫切除标本。子宫下端膨大，浆膜面局部血管扩张，多处破损，见胎盘组织穿透（白色箭头，PAS 3D 级）

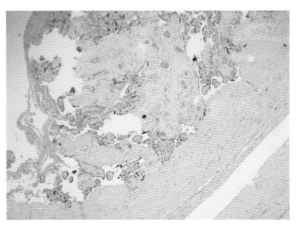

图 9-70　胎盘粘连（HE 染色，5×）　子宫切除标本。胎盘绒毛直接黏附于胎盘子宫肌层平滑肌组织，肌层厚度无明显改变（未显示）（PAS 1 级），胎盘部位反应不明显

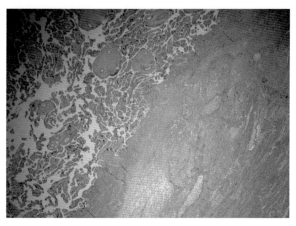

图 9-71 胎盘粘连（HE 染色，5×） 子宫切除标本，胎盘与子宫肌层（右下）之间无蜕膜组织，可见多量纤维素样物沉积（Rohr 层），形态符合胎盘粘连

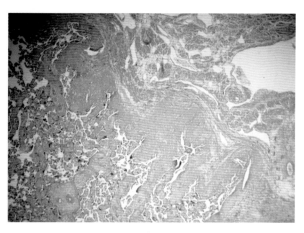

图 9-74 胎盘植入与穿透（HE 染色，2.5×） 图 9-67 同一病例的子宫切除标本。胎盘与子宫交界面不规则、呈锯齿状，其间无蜕膜，肌层变薄，部分血管扩张

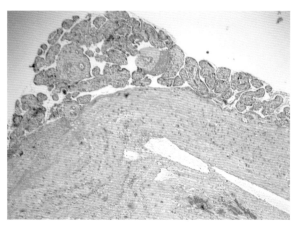

图 9-72 胎盘粘连（HE 染色，5×） 部分子宫肌层切除标本，胎盘绒毛附着于平滑肌纤维，中间无蜕膜组织。平滑肌纤维有退化及黏液样变，中间型滋养层细胞浸润比较明显（胎盘部位反应）。结合分娩过程中人工剥离胎盘病史，可诊断胎盘粘连

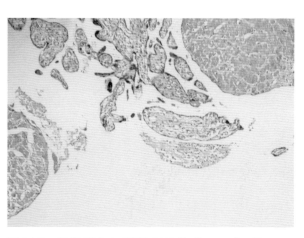

图 9-75 胎盘植入与穿透（HE 染色，5×） 图 9-67 同一病例。胎盘穿透，绒毛表面未见肌层、浆膜覆盖

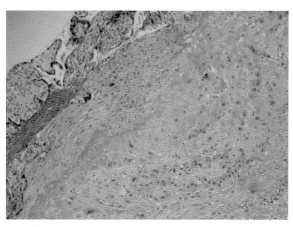

图 9-73 胎盘粘连（HE 染色，10×） 部分子宫肌层切除标本，图 9-72 的放大观

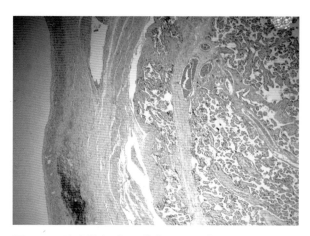

图 9-76 胎盘植入（HE 染色，2.5×） 胎盘植入子宫深肌层，距浆膜约 1 mm（PAS 3A 级），可见胎盘组织分离肌层，浆膜下肌层见钙化（图左下方）

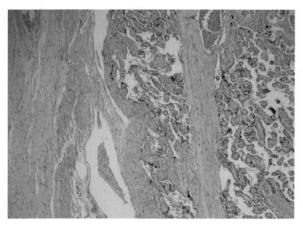

图 9-77　胎盘植入（HE 染色，5×）　胎盘组织分离肌层，肌层未见中间型滋养层细胞浸润（胎盘部位反应），图 9-76 的放大观

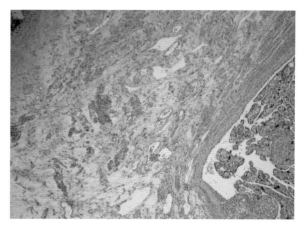

图 9-80　胎盘植入，子宫肌层病理学改变（HE 染色，5×）　平滑肌纤维水肿、退行性变，为胎盘植入的伴随病理组织学改变，图右侧为胎盘植入

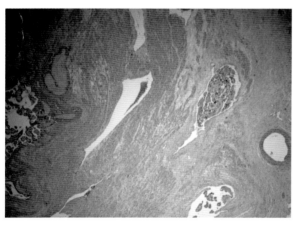

图 9-78　胎盘植入，子宫肌层病理学改变（HE 染色，2.5×）　绒毛侵犯深部子宫肌层血管，为胎盘植入的伴随病理组织学改变，图左侧见胎盘直接紧贴子宫肌层（胎盘植入）

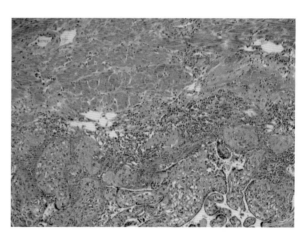

图 9-81　胎盘植入，子宫肌层病理学改变（HE 染色，5×）　图右下侧为胎盘植入，植入前沿子宫肌层可见明显的淋巴细胞浸润，为胎盘植入的伴随病理组织学改变

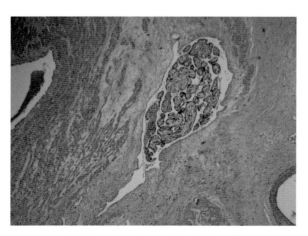

图 9-79　胎盘植入，子宫肌层病理学改变（HE 染色，5×）　绒毛侵犯子宫肌层血管，图 9-78 的放大观

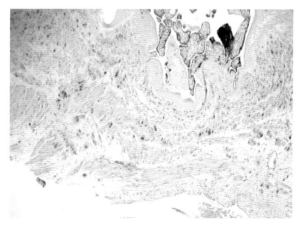

图 9-82　胎盘植入，子宫肌层病理学改变（HE 染色，5×）　子宫深部肌层胎盘植入部位可见较明显的中间型滋养层细胞浸润（胎盘种植部位反应）

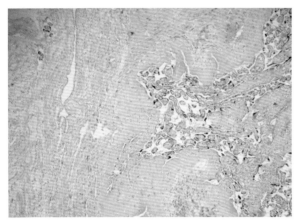

图 9-83　胎盘植入，子宫肌层的病理学改变（HE 染色，5×）　子宫肌层胎盘种植部位反应不明显，同时见绒毛侵犯深部血管（图左上角，右侧为胎盘植入）

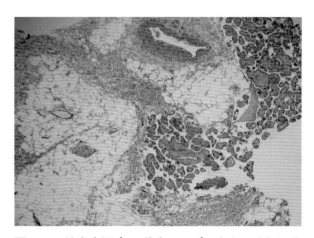

图 9-86　胎盘穿透（HE 染色，5×）　宫旁脂肪组织内见胎盘组织，提示胎盘穿透（PAS 3E 级）

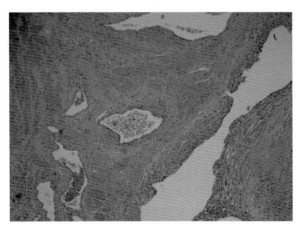

图 9-84　胎盘植入，子宫肌层病理学改变（HE 染色，5×）　周围肌层见多量血管扩张

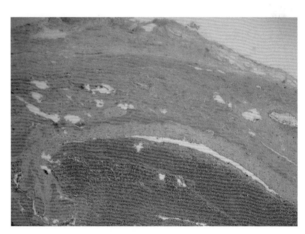

图 9-87　剖宫产瘢痕撕裂（HE 染色，5×）　胎盘组织、血凝块及纤维素样物紧贴薄层瘢痕组织，邻近浆膜。邻近浆膜血管扩张、充血

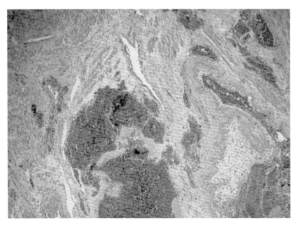

图 9-85　胎盘植入，子宫肌层病理学改变（HE 染色，5×）　周围肌层血管扩张伴出血

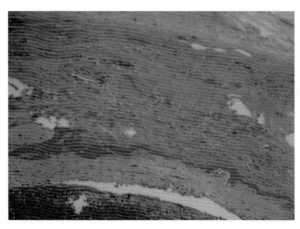

图 9-88　剖宫产瘢痕撕裂（HE 染色，10×）　浆膜下纤维瘢痕组织伴透明变性，图 9-87 的放大观

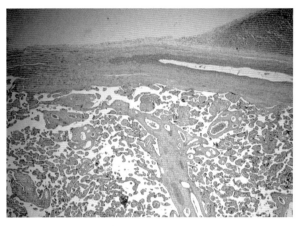

图 9-89　胎盘植入（HE 染色，5×）　胎盘与子宫肌层交界面平直，但肌层很薄，距浆膜约 1 mm，可诊断胎盘植入（PAS 3D 级）。与图 9-88 比较，要注意子宫肌层与瘢痕组织的形态学区别

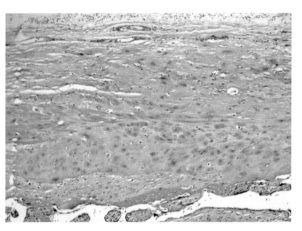

图 9-90　胎盘植入部位的子宫肌层（HE 染色，10×）　胎盘植入（图下方），深部子宫肌层内可见胎盘部位反应，图 9-89 的放大观

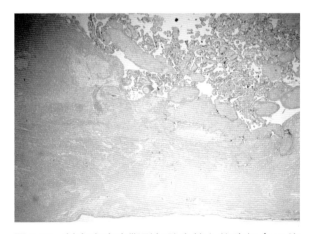

图 9-91　剖宫产瘢痕撕裂与胎盘植入的移行（HE 染色，2.5×）　楔形取材，示胎盘植入（图左侧，子宫肌层染色较深）与剖宫产瘢痕撕裂（图右侧，瘢痕组织染色较淡）

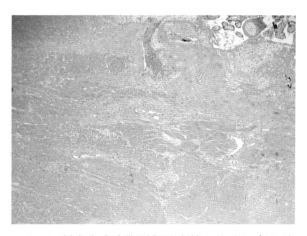

图 9-92　剖宫产瘢痕撕裂与胎盘植入的移行（HE 染色，5×）　楔形取材，图 9-91 左侧处放大观，胎盘绒毛与肌层平滑肌组织紧贴，提示胎盘植入（PAS 3D 级）

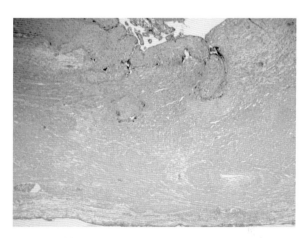

图 9-93　剖宫产瘢痕撕裂与胎盘植入的移行（HE 染色，5×）　楔形取材，图 9-91 中间处放大观，示胎盘植入 – 剖宫产瘢痕撕裂的移行区域

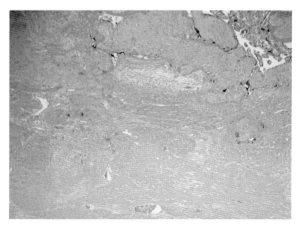

图 9-94　剖宫产瘢痕撕裂与胎盘植入的移行（HE 染色，5×）　楔形取材，图 9-91 的右侧处放大观，示剖宫产瘢痕撕裂为透明变性的胶原纤维

（吕炳建　赵澄泉）

参考文献

[1] Lyall F, Robson SC, Bulmer JN. Spiral artery remodeling and trophoblast invasion in preeclampsia and fetal growth restriction: relationship to clinical outcome[J]. Hypertension. 2013, 62(6): 1046-1054.

[2] Tony PW. Manifestations of hypoxia in the second and third trimester placenta[J]. Birth Defects Research, 2017, 109(17): 1345-1357.

[3] Redline RW, Boyd T, Campbell V, et al. Maternal vascular underperfusion: nosology and reproducibility of placental reaction patterns[J]. Pediatr Dev Pathol, 2004, 7(3): 237-249.

[4] Heerema-McKenney A, Popek EJ, De Paepe M. Diagnostic pathology: placenta[M].2 Ed. Elsevier, 2019.

[5] Redline RW, Boyd TK, Roberts DJ. Placental and gestational pathology[M]. London: Cambridge University Press, 2018.

[6] Hecht JL, Baergen R, Ernst LM, et al. Classification and reporting guidelines for the pathology diagnosis of placenta accreta spectrum (PAS) disorders: recommendations from an expert panel[J]. Mod Pathol, 2020, 33(12): 2382-2396.

[7] Jauniaux E, Chantraine F, Silver RM, et al. FIGO consensus guidelines on placenta accreta spectrum disorders: epidemiology[J]. Int J Gynaecol Obstet, 2018, 140(3): 265-273.

[8] Cahill AG, Beigi R, Heine RP, et al. Placenta accreta spectrum[J]. Am J Obstet Gynecol, 2018, 219(6): B2-B16.

[9] Dannheim K, Shainker SA, Hecht JL. Hysterectomy for placenta accreta; methods for gross and microscopic pathology examination[J]. Arch Gynecol Obstet, 2016, 293(5): 951-958.

[10] Jauniaux E, Hussein AM, Zosmer N, et al. A new methodologic approach for clinico-pathologic correlations in invasive placenta previa accreta[J]. Am J Obstet Gynecol, 2020, 222(4): 379.e1-379.e11.

胎盘诊断病理学

186

第十章　多胎妊娠

□　陶　祥　于忠欣

第一节　概述

（一）定义

一次妊娠宫腔内同时有 2 个或 2 个以上胎儿时称为多胎妊娠。多胎妊娠是一种病理性妊娠状态，它会从多方面影响母体及胎儿的健康，例如，有报道称极低体重儿（出生体重小于 1500 g）中 1/4 是多胎妊娠。而双胎妊娠的新生儿死亡率几乎为单胎妊娠的 4 倍，三胎妊娠和四胎妊娠的死亡率分别为单胎妊娠的 12 倍和 26 倍。因为双胎妊娠占多胎妊娠的绝大多数，且发生机制与多胎妊娠一致，故本章阐述双胎妊娠，超过双胎的多胎妊娠，即不同类型的双胎妊娠的排列组合形成不展开叙述。

（二）发生机制

双胎妊娠有非常复杂的形成因素，由于牵涉伦理，医学实验不能在人类胚胎上开展，所以除了一些明确的医源性因素外，双胎形成的机制仍然建立在动物实验或某些妊娠特例所推测出的假说之上，仍待进一步研究明确。医源性因素包括治疗不孕症时使用人工促排卵药物，导致排卵数量增加。人工辅助生殖技术的使用，为增加受孕概率而增加移植的胚胎数目，直接导致多胎妊娠率升高。遗传因素，例如，孕妇为双卵双胎之一，则其妊娠出现双胎的概率为 1/58，明显超

过平均概率。还有一些种族存在高比例的多胎妊娠率，如报道的尼日利亚的某个社区中约每 20 次分娩中即有 1 例双胎。这主要是由于这些人群单次月经周期的排卵数量可能高于一般人群所致的双卵双胎发生概率上升，故单卵双胎的发生率在人群中则无明显差别。

（三）分类

◎ **按照合子性（zygosity）区分双胎妊娠**

指双胎的来源是单一受精卵还是各自不同的受精卵。如果为单一受精卵来源，则称为单卵双胎，而为双受精卵来源的，则称为双卵双胎。以往认为通过胎盘的绒毛膜性及胎儿的特征可以明确合子性，但有各种少见但确实存在的实例证实这一对应关系是不全面的。合子性的证实需要对妊娠物的染色体进行鉴定才可明确。绝大多数情况下，性别不同的双胎为双卵双胎，但这也会有例外，如 46，XY 核型的双胎之一在早期细胞分裂时丢失 Y 染色体，而形成 46，XY 的男性和表型为女性的 45，XO 的特纳综合征婴儿。Zech 报告了一例 47，XXY 合子形成的双胎，两胎儿均出现三体自救现象，分别丢失一条 X 染色体和一条 Y 染色体而形成一男一女婴儿，核型分析发现两婴儿体内均为 46，XX/46，XY 嵌合体核型。

◎ 按照绒毛膜性（chorionicity）区分双胎妊娠

即胎盘的绒毛膜个数。双卵双胎一般会形成 2 个胎盘，如果种植部位靠近，则两胎盘可能融合，而形成单一的双绒毛膜双羊膜囊（dichorionic diamniotic，DCDA）双胎胎盘。如果是同卵双胎，则情况相对复杂，可以形成包括 2 个独立胎盘的各种种类。绒毛膜性是基于传统的同卵双胎在受精卵分裂的时相决定的理论，即越早分离，两个体及所属的胚外结构（胎盘、羊膜）越独立。如果受精卵在受精的第 2~3 天滋养外胚层（形成绒毛膜的胚层）尚未形成时即分裂为 2 个细胞团，则形成类似于上述的双卵双胎（DCDA）；如果在第 3~8 天分裂，此时滋养外胚层已经形成，则绒毛膜为 1 个，内细胞团分裂，形成 2 个独立的羊膜囊，即单绒毛膜双羊膜囊（monochorionic diamnionic，MCDA）双胎胎盘；如分裂出现于 8~13 天，则羊膜囊也已经形成，此时 2 个胚胎在同一羊膜囊中，为单绒毛膜单羊膜囊（monochorionic monoamnionic，MCMA）双胎胎盘。如果更晚分裂，2 个胚胎的某些部位无法分开，则形成连体胎儿。明确绒毛膜性在一定程度上可以推测合子性质；更重要的是单绒毛膜性胎盘的确证与多种不良妊娠结局有直接关系；不同的绒毛膜性也对应不同的胎盘和妊娠疾病谱。

（四）多胎妊娠的病理诊断的目的

除了与单胎胎盘相同的诊断目的，在多胎妊娠中，病理检查更有其特别的作用。最重要的是确定绒毛膜性，因为单绒毛膜双胎就意味着会有更多的并发症；病理检查也是证实临床的多胎妊娠所特有的疾病（如双胎输血综合征等）的手段；也是评价各种宫内治疗效果的途径。合理且规范的胎盘取材，也为进一步明确合子性等基础工作提供了素材。

（五）双胎胎盘的取材

各自胎盘的中央区实质、边缘区以及病变部位的全层。

各自胎盘的脐带。

各自胎盘的胎膜。

如果有界膜，取一块界膜卷。

第二节 单绒毛膜双胎胎盘及其并发症

（一）单绒毛膜双胎胎盘

定义

双胎被同一个绒毛膜囊所包裹的胎盘，可以根据羊膜腔的数量进一步分为单绒膜双羊膜囊双胎胎盘和单绒膜单羊膜囊双胎胎盘。两胎儿间可无界膜或界膜内无绒毛膜结构。

发病机制

单个受精卵在受精后约第 3 天后分裂为两团内细胞团，此时滋养外胚层已经发生，2 个胚胎共有 1 个绒毛膜囊。如果为第 3~8 天分裂，则羊膜囊尚未形成，此后 2 个胚胎分别有各自独立的羊膜囊，如果在第 8~13 天分裂，则羊膜已经形成，2 个胚胎共有 1 个羊膜囊。如果 13 天以后再分裂，则部分躯体不能分开而形成连体胎儿。

临床相关

单绒毛膜双胎较双绒毛膜双胎有更多的并发症。

最主要的原因为单绒毛膜双胎之间一般都会存在血管吻合支，由这些吻合支所导致的双胎之间的血液交通，可以形成不同程度的一胎向另一胎输血，根据输血的严重程度，可产生双胎输血综合征（twin-to-twin transfusion syndrome，

TTTS）、双胎贫血-红细胞增多序列征（twin anemia-polycythemia sequence，TAPS）以及一胎宫内死亡后，活胎持续性向死胎供血的双胎反向动脉灌注序列征（twin reversed arterial perfusion，TRAP）。

大体表现

两胎儿共用同一个胎盘，胎盘表面有2根脐带附着，可能会有其中的1根或2根呈帆状附着于胎膜，此时在胎盘的表面可见到各自的血管网。

观察两脐带之间的胎盘表面的界膜，单绒毛膜双羊膜囊双胎的界膜菲薄，呈半透明，在胎盘表面与绒毛膜板附着疏松，向两边掀开羊膜后，胎盘表面平坦，不留痕迹。有时因分娩因素界膜破损而不易被发现，易误认为是单绒毛膜单羊膜囊双胎胎盘，可以仔细观察胎盘表面是否有残存的界膜撕脱位置的羊膜缝隙。但有时整个胎盘表面的羊膜均脱落而无法判断，此时，如果脐带附着位置距离较远，则双羊膜囊的可能性较大，分析时可结合孕期超声的结果。然而，在双胎诊断中重点是绒毛膜性，即明确绒毛膜囊的个数，这会直接产生各自不同的疾病谱系，也是临床着重需要病理医生明确的。所以，在证实为单绒毛膜囊后，羊膜囊个数的重要性并不大。

观察脐带附着，2根脐带附着点距离较近（甚至附着点融合）或一根细脐带从另一根脐带上分支出来，均为单羊膜囊的表现。如果2根脐带出现缠结，也提示为单羊膜囊。

2根脐带的直径测量，如果有明显的差异，提示有双胎输血综合征的可能。

为观察绒毛膜板的血管，可将胎盘表面的羊膜层掀去，以便于观察。到每一个小叶的血管是动静脉相伴行的。在2根血管相交处，位于上方的是动脉，下方的是静脉。越远离脐带根部血管越细，在2个胎盘交界处，血管正常均消失，形成一大致呈直线的赤道板，借此可以评估两胎盘实质所占的大致比例。赤道板与界膜的位置可以不一致，即赤道板不一定处于界膜的正下方。这与双绒毛膜双胎的情形不一样。

可以通过血管灌注颜料来反映血管交通支的存在。交通支是某根血管跨过赤道板与另一边的血管相吻合，在绒毛膜板可见到的血管吻合支为动脉-动脉吻合支或静脉-静脉吻合支。如果不灌注颜料，也可以通过推挤一侧血管内的积血来证实为吻合支。动脉-静脉吻合支位于小叶的深部，不能在绒毛膜板直接发现。如果观察到从一侧胎盘发出的单根血管进入两胎盘之间的某一小叶而缺乏伴行的动、静脉，同时从另一侧胎盘也发出单根血管进入同一个小叶，应疑为动脉-静脉吻合支。

单绒毛膜双羊膜囊双胎胎盘的交通支有粗有细，粗吻合支由于分流的血液较多，可能会引起明显的TTTS，而细小血管的吻合分流较小，常常仅造成一胎贫血、一胎红细胞增多的表现。单绒毛膜单羊膜囊双胎胎盘的脐带根部一般彼此靠近，且一般均有粗大的血管吻合支存在。过于大的血管吻合支可以平衡两侧的血压，在一边血压高时，血液通过吻合支进入另一胎儿，最终达到血压的一致，反而可以起到保护作用。

镜下表现

界膜由两层羊膜组成，分别包括羊膜上皮及其下方的乏细胞的胶原化间质。羊膜间质之间是菲薄的黏液。

其他的镜下病变特征与单胎胎盘相一致。由双胎间输血所形成的特异性病变在以下的小节中描述。

病理报告及注意事项

每一例双胎胎盘均需要重点描述绒毛膜性，并尽可能明确羊膜性。

双胎胎盘的称重的内容可参考双胎胎盘的表格（表格具体内容见附录表16-4）。

（二）慢性TTTS

定义

发生于单绒毛膜双胎，最多见于单绒毛膜双

羊膜囊双胎。双胎间由于存在持续单向血流，两胎儿分别为供血儿与受血儿。

供血儿由于血容量不足，故尿量减少，羊水过少，胎儿营养不良，贫血貌，发育迟缓，由于两胎儿羊水不一致，所以 TTTS 又称为羊水过多－羊水过少序列征（twin oligohydramnios-polyhydramnios sequence，TOPS）。

发病机制

常为胎盘深部的动脉－静脉吻合支形成稳定的压力差，所形成的持续性由动脉一侧胎儿向静脉一侧胎儿供血，同时不伴有表面的大的动脉－动脉吻合支进行血液重平衡。

两胎儿各自体内的多种激素和生化调节因子出现变化，而由于交通支的存在而使这些调节因子同时作用于两胎儿，所致的后果是体液调节的紊乱，受血儿由于血容量过多，故尿量多，羊水过多，胎儿血压增加，动脉硬化，各器官体积增大，严重者出现充血性心力衰竭，全身水肿。由于失血和长期的心脏负荷增加而出现心衰。供血儿与受血儿均可出现宫内死亡。

临床相关

◎ TTTS 的临床诊断标准
- 单绒毛膜双胎。
- 羊水：一胎最大羊水池深度 ≥ 8 cm，另一胎最大羊水池深度 ≤ 2 cm。

◎ Quintero 临床分级系统（采用普通超声及多普勒超声检查，目的是用于临床决策）
- 1 期：一胎最大羊水池深度 ≥ 8 cm，另一胎最大羊水池深度 ≤ 2 cm。
- 2 期：1 期表现和供血胎儿膀胱不充盈。
- 3 期：1 期或 2 期表现和严重的多普勒超声异常。
- 4 期：两胎儿之一出现腹水或明显水肿。
- 5 期：两胎儿之一濒临死亡或已死亡。

大体表现

单绒毛膜双胎胎盘：界膜为双层羊膜。

双胎之间存在血管吻合支，通常为静脉－静脉和动脉－静脉，而缺乏动脉－动脉吻合支。

常可见脐带附着异常，尤以帆状附着常见。

胎盘的分配比例失衡。

镜下表现

镜下表现不恒定，与 TTTS 的严重程度、持续时间有关。

供血胎儿：终末绒毛可过度成熟，大且分支增多，血管内有核红细胞增多，由于羊水过少而易出现羊膜结节。如继发心衰，可出现绒毛水肿。

受血胎儿：终末成熟度正常或欠成熟，毛细血管淤血，较少出现有核红细胞，绒毛可有水肿。

由于可继发分娩时或一胎宫内死亡时的急性 TTTS，而导致血流重新分配，可能改变两胎盘的贫血－淤血的状况。

不同胎儿的情况、胎盘的解剖因素，如各胎儿的相应胎盘部分在宫腔内的位置、脐带异常附着伴随胎儿循环障碍时，均可在胎盘形态上产生叠加效应。

病理报告及注意事项

对绒毛膜性的准确判断是双胎诊断的关键。

临床送检时应在脐带上标注对应的胎儿编号，并提供相应的胎儿临床表现。

报告双胎的胎盘分配比例和相应的成熟度。

分别描述各自胎盘的病理改变。

（三）急性 TTTS

定义

单绒毛膜双胎胎盘，在一胎宫内死亡后或一胎分娩后未及时夹闭血管，所导致的血流急性重分布或流失。

发病机制

正常情况下的双胎血压相似，但如果出现一胎宫内死亡，死亡胎儿血压降为 0，此时，活胎则会通过血管交通支向死亡胎儿供血。

另一种可能性为，双胎一胎分娩，但脐带未夹闭，此时类似于血压为 0 状态，宫内的胎儿则会通过血管吻合支失血。

可出现于无 TTTS 的双胎妊娠，也可出现于慢性 TTTS 基础上的再发生急性 TTTS，从而改变原来 TTTS 时供血儿与受血儿的缺血表现，引起判断上的失误。

但急性输血并不能改变胎盘的成熟度、胎儿原有的发育水平。

如果为产时的急性失血，则失血新生儿的即时血红蛋白并不会有明显的降低。

大体表现

胎盘表面一般有大的血管吻合支（动脉 – 动脉或静脉 – 静脉）。

镜下表现

可能掩盖原来的供血胎儿包括胎盘的乏血和受血胎儿及胎盘淤血的状态。

失血一方的胎盘终末绒毛的毛细血管塌陷，如果原来存在慢性 TTTS，且供血儿为失血一方，则不会误诊。

如果为受血儿一方失血，则原来处于淤血状态的绒毛血液丢失而血管塌陷，易被误认为供血儿，但胎盘成熟度相对滞后、相对应的胎儿体型大提示为原先的受血儿。

病理报告及注意事项

病理报告中不需要特别提出，因为受产后胎盘的处理方式不同也可以导致胎盘内原有存血的流失，所以病理医生需要考虑到有急性 TTTS 的可能性，避免对供血儿与受血儿的误判即可。

（四）TAPS

定义

发生于单绒毛膜双胎的、由于缓慢的双胎间

的输血导致双胎间血红蛋白量及网织红细胞的量的差别，而不存在两胎儿的羊水量的差异。

发病机制

由于输血缓慢且量较少，造成供血儿仅出现贫血且受血儿红细胞增多，诊断 TAPS 需要排除严重的羊水不一致，即不存在 TOPS。

造成 TAPS 的原因可能为原发的细小的胎盘间的吻合支造成的，也可能为 TTTS 宫内治疗后残存的小吻合支造成的。

临床相关

双胎中供血者出现贫血，血红蛋白量减小；受血者红细胞增多，两胎儿间的血红蛋白差大于80 g/L。而治疗上是选择期待还是干预仍有争议。

大体表现

单绒毛膜双羊膜囊双胎胎盘，双胎间的动脉 – 静脉吻合支纤细，通常直径小于 1 mm。动脉 – 动脉吻合出现比例较 TTTS 少，出现于10%~20% 的 TAPS 胎盘中，而静脉 – 静脉吻合支出现率更低。

两胎盘间因为血红蛋白的差异而一边较浅、另一边较深。

镜下表现

镜下特征不明显，可能存在终末绒毛毛细血管中有核红细胞数量的差异。

病理报告及注意事项

对绒毛膜性的准确判断是双胎诊断的关键。临床送检时应在脐带上标注对应的胎儿编号，并提供相应的胎儿临床表现。

报告双胎的胎盘分配比例和相应的成熟度。分别描述各自胎盘的病理改变。

（五）宫内胎儿死亡

定义

双胎胎儿中其中一胎或两胎死亡。

由于长期的 TTTS，造成供血儿的长期营养不良而死亡，也可以造成受血儿长期心脏负荷加大而死亡。

当其中一胎（不论先前是供血者还是受血者）死亡后，未死亡胎儿可通过血管吻合支向死亡胎儿供血，由于这种急性的血流动力学改变，常会导致继发的另一胎的死亡。

双胎之一死亡后可以进一步出现不同的临床表现。

如果在妊娠早期出现，则被称为双胎消失综合征（vanishing twin syndrome），表现为妊娠早期超声提示有两胚芽，但最后分娩时仅有一胎儿，且胎盘没有任何明显的异常表现。这一比例在双胎妊娠（包括双绒毛膜双胎）中可能高达30% 左右。

如果出现稍晚，则死亡的胎儿常出现于胎盘的胎儿面，形成一略微隆起的黄色斑块，仔细观察可见到残存的脊柱、四肢和黑色的视器等结构，称为纸样儿（fetus papyraceous）。

再晚一些的双胎死亡，如果另一胎存活，可见到木乃伊化的死亡胎儿及相应机化的胎盘组织。

双胎消失综合征或者纸样儿的存在对母体或存活胎儿没有明显的临床意义或造成不良后果。

可以完全形成单胎胎盘的形态。可以在单胎胎盘表面见到纸样儿，表现为黄色不规则斑块，仔细观察可见到脊柱、四肢、视器等结构，黑色类圆形的视器结构有助于与绒毛膜板下纤维素沉积等病变鉴别。

妊娠中期胎儿死亡，可见到木乃伊化的胎儿以及相应胎盘的陈旧性梗死而肉眼表现为部分胎盘呈灰白色，质地变硬。

纸样儿可在羊膜与绒毛膜板之间见到胎儿局部的断层结构，胎儿组织呈现凝固性坏死。

相对晚期的死亡胎儿则出现相应部分胎盘实质、脐带、羊膜的陈旧性梗死、钙化。

注意对纸样儿的观察，镜下要做相应的描述。

（六）TRAP

TRAP 是一种严重的双胎输血的表现，由一正常发育的胎儿通过胎盘的动脉－动脉吻合支对另一心脏不发育的且伴有严重畸形的胎儿供血，接受供血的胎儿的脐血流方向与正常脐血流相反，故称为反向动脉灌注。

TRAP 的形成需要 2 个先决条件，即在妊娠早期出现一胎循环衰竭或心脏无功能；胎盘表面存在动脉－动脉吻合支，通常也存在静脉－静脉吻合支。

正常胎儿通过胎盘表面的动脉－动脉吻合向无心胎儿供血，血流经脐动脉反流至无心胎儿体内，进入下肢循环，在组织释放营养物质后，通过静脉回流至脐静脉再流向胎盘，通过静脉－静脉吻合支进入正常胎儿循环。

如果无心胎儿很小，则对于正常胎儿的循环影响较小，可能不出现严重并发症。如果无心胎儿的重量大于正常胎儿体重的50% 时，正常胎儿的心脏负担明显加重，可能会导致心力衰竭。

发病率约 1/3.5 万例妊娠。

正常胎儿可出现心力衰竭，严重者可出现胎儿宫内死亡。

大体表现

主要表现在无心胎儿的多种畸形表现：通常上半身不发育，占 60%~75%；无头发育，约占 15%，另有未能识别的胎块和仅有头部发育的畸形胎儿。

胎盘为单绒毛膜双羊膜囊或单绒毛膜单羊膜囊，两脐带通常附着点距离较近，甚至共用同一附着点。

镜下表现

胎盘无特异性表现，遵照普通的胎盘报告模式。

无心胎儿根据其发育程度和发育器官的种类而有不同的镜下表现。

病理报告及注意事项

注意无心胎儿的称重，因为其反映正常胎儿的心脏负荷程度。

注意胎盘中反映胎儿失代偿的表现，如绒毛弥漫性水肿。

如果为单绒毛膜单羊膜囊胎盘类型，注意两脐带之间是否有缠结。

（七）单绒毛膜单羊膜囊（MCMA）双胎胎盘

定义

两胎儿处于同一个羊膜囊内，没有界膜间隔。因为单绒毛膜双羊膜囊（MCDA）常在分娩时界膜剥脱、自发性界膜破裂或医源性宫腔操作导致界膜不完整，而被误认为是 MCMA，所以需要结合多次的妊娠期超声检查来明确。

发病机制

MCMA 双胎的形成机制包括：①内细胞团在受精第 8~12 天分裂；②此时，滋养外胚层和羊膜已分化，最终形成单一的胎盘。

临床相关

MCMA 约占所有双胎的 2%，出现宫内死亡的概率为 10%~40%。

脐带缠绕是 MCMA 的特有的风险因素而导致胎儿死亡，并常常出现于孕 24 周之前，因为此时胎儿相对羊膜腔较小，活动度较大。

几乎所有的 MCMA 均会发生早产。

少数 MCMA 也可以发生 TTTS，占 3%~10%，但因为羊水过少 – 羊水过多序列征的诊断标准无法应用，故诊断依赖于其他的指标，如膀胱充盈度差异、胎儿多普勒超声异常、羊水过多等。

大体表现

两脐带附着点彼此靠近，其间有明显的吻合支相连。部分病例脐带近附着点前可融合呈叉状，并经常缠结。

胎儿可能出现连体畸形。

镜下表现

镜下表现不特异。

如果脐带缠结，可出现胎儿灌注的异常。

病理报告及注意事项

注意鉴别假性的 MCMA。如果两脐带附着处相隔较远、两胎盘胎儿面的颜色由于感染或胎粪污染而有差异，均提示可能为 MCDA 的界膜破裂所致。

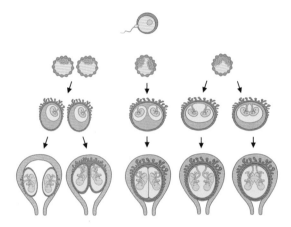

图 10-1　单卵双胎胎盘的形成示意图　卵裂球或内细胞团在不同时期分离,可以形成包括双绒毛膜双胎胎盘(包括分离及融合的双胎盘)、单绒毛膜双羊膜囊双胎胎盘、单绒毛膜单羊膜囊双胎胎盘和连体胎儿等不同类型

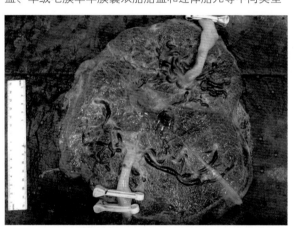

图 10-2　单绒毛膜双羊膜囊双胎胎盘　胎盘实质为一整体,表面可见 2 根脐带附着,通过血管分布可大致勾勒出各自的胎盘实质的范围,之间为赤道板。脐带之间可见界膜剪除后留下的痕迹,这一痕迹几乎与胎盘表面相平,且这一痕迹并不完全与赤道板重合。中央一灰红色不规则斑块为宫内激光消融治疗的痕迹

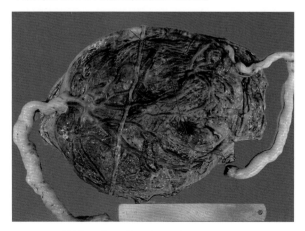

图 10-3　单绒毛膜双胎的胎儿面的血管吻合支　箭头处为一对明显的血管吻合支(动脉 – 动脉和静脉 – 静脉)。红色线大致为赤道板的位置,分出两胎盘的相应范围

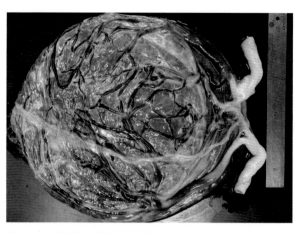

图 10-4　单绒毛膜单羊膜囊双胎胎盘　2 根脐带根部接近,其间有大的血管吻合支,胎儿面的横行皱褶为上部分羊膜被掀起而形成,并非界膜

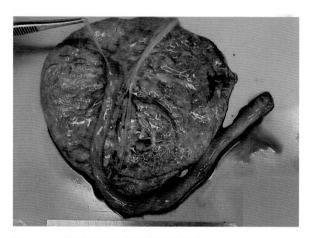

图 10-5　单绒毛膜单羊膜囊双胎胎盘　一胎早期死亡,其脐带发自另一脐带的根部

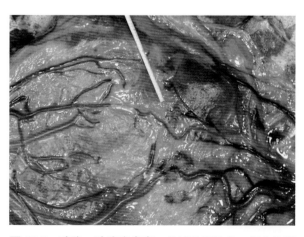

图 10-6　动脉 – 动脉吻合支　单绒毛膜胎盘,揭去羊膜后,注入染料显示吻合支,根据血管交叉可知为动脉

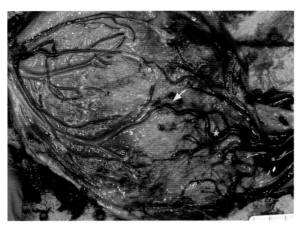

图 10-7　动脉 – 静脉吻合支　单绒毛膜囊胎盘，注入染料，各有一支来自不同胎盘的血管在界膜处接近，但在胎盘表面没有直接吻合（箭头），根据血管交叉（＊处）可判断一支为动脉、一支为静脉

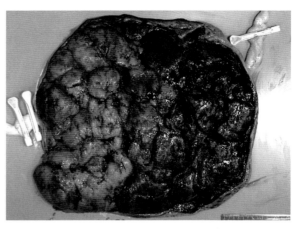

图 10-10　双胎输血综合征　图 10-9 胎盘的母体面。两胎盘含血量明显不同，左侧为供血儿胎盘，右侧为受血儿胎盘

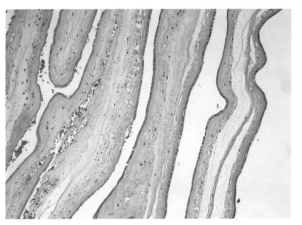

图 10-8　单绒毛膜双胎的界膜　由 2 层背靠背的羊膜所形成

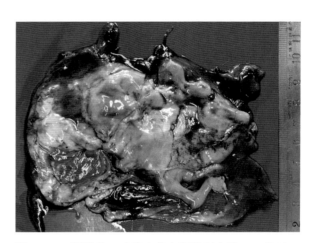

图 10-11　纸样儿　胎膜中黄色不规则斑块，可见到四肢的结构和中轴骨结构

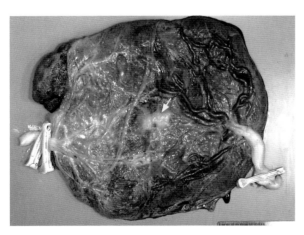

图 10-9　双胎输血综合征　胎盘胎儿面。左侧的胎盘相对小，实质颜色浅（含血量少）；右侧的胎盘相对大，实质颜色深（含血量多），脐带水肿。箭头处为宫内对吻合支进行的消融手术的痕迹

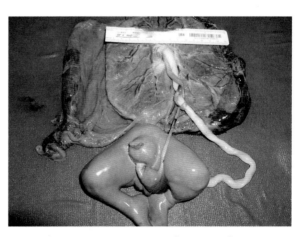

图 10-12　反向动脉灌注序列征（无心畸形）　较细的一根脐带连接一仅有下肢和部分盆腔发育的畸形胎儿，2根脐带根部彼此靠近

第三节 双绒毛膜双胎的并发症

双胎发育不均衡（twin growth discrepancy）

定义

双胎其中一胎生长受限，在产前超声检查时推测的胎儿重量差为较重胎儿的20%~25%，或是腹围差超过大胎儿的10%，同时排除了MCDA的TTTS的可能性后，称为双胎发育不均衡。可见于MCDA或是DCDA。

发病机制

MCDA胎盘的常见原因：①两胎儿分配胎盘的比例有差异；②其中一胎儿的脐带附着异常（如帆状附着）；③可能是细小的血管吻合导致隐性的双胎间输血。

DCDA胎盘的常见原因：①胎盘分配比例的差异；②脐带附着异常（如帆状附着）；③胎盘附着的差异；④两胎遗传背景的差异；⑤两胎盘存在不同的病变。

临床相关

MCDA发生双胎发育不均衡的概率为15%~46%。DCDA发生的概率为7%~26%，小胎儿出生体重低于同胎龄儿的第10百分位数。

大体表现

两胎盘的比例存在明显的差异。

脐带附着部位异常。

可出现单脐动脉。

如果为DCDA胎盘或2个独立胎盘时，其中的一个胎盘实质存在明显的病变，并对应发育较小的胎儿。

镜下表现

DCDA的各胎盘存在相互独立的病理改变，并影响不同比例的胎盘实质。

两胎盘在成熟度上存在明显的差异，反映胎儿的不同的代偿反应。

如果发育小的胎儿存在脐带的附着异常，则可发现一系列的整体性或部分性胎儿灌注异常的表现。

病理报告及注意事项

确定绒毛膜性有助于分清不同的病因。

需要明确发育不均衡胎儿相对应的脐带及胎盘实质。

图解

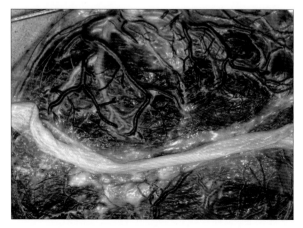

图 10-13　双绒毛膜双胎的胎儿面　界膜肥厚、不透明，血管在界膜附近消失

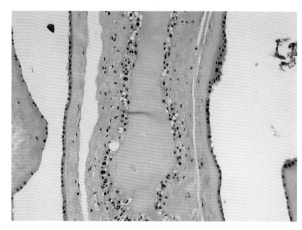

图 10-14　双绒毛膜双胎的界膜　由两层羊膜及之间的平滑绒毛膜组成

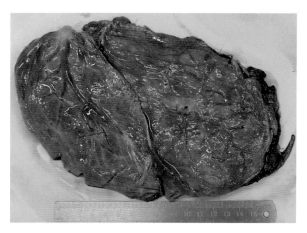

图 10-15　双绒毛膜双胎胎盘伴感染　一胎发生宫内感染，伴胎粪污染，由于界膜厚，阻隔了感染的蔓延

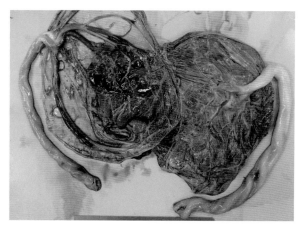

图 10-16　双绒毛膜双胎胎盘伴双胎发育不均衡　左侧胎儿发育小于右侧，原因为左侧胎盘为帆状胎盘，静脉回流受阻而怒张，胎盘发育小，脐带相对另一胎儿脐带更细

参考文献

[1] McNamara HC, Kane SC, Craig JM, et al. A review of the mechanisms and evidence for typical and atypical twinning[J]. Am J Obstet Gynecol, 2016, 214(2): 172-191.

[2] D'Antonio F, Odibo AO, Prefumo F, et al. Weight discordance and perinatal mortality in twin pregnancy: systematic review and meta-analysis[J]. Ultrasound Obstet Gynecol, 2018, 52(1): 11-23.

[3] Heerema-McKenney A, Popek EJ, De Paepe ME. Diagnostic pathology: placenta[M]. 2 Ed. Elsevier, 2019.

[4] Kraus FT, Redline RW, Gersell DJ, et al. AFIP Atlas of nontumor pathology: placental pathology[M]. Washington D. C.: American Registry of Pathology, 2004.

第十一章　感染与炎症

□　李　娟　赵澄泉

感染与炎症是胎盘病理中最常见的病理改变，胎盘位于外部环境及抗原性不同的生物体这两个界面之间，既要保护母体和胎儿免受感染，又要耐受外来组织侵入子宫，这使得胎盘在炎症与免疫防御方面的作用非常复杂而且重要，包括由感染因素引发的感染性炎症病变以及无明确感染病因的特发性（免疫性）炎症病变。

第一节　感染的途径和特点

微生物的感染对胎儿生长发育可能产生严重影响，但对病原体如何通过胎盘屏障进行垂直传播目前知之甚少。通常有 4 种途径可以进入羊膜腔，包括宫颈阴道上行性感染、血源性感染、邻近器官直接蔓延及羊水穿刺等手术医源性感染途径。病原体可以通过子宫内膜感染直接到达胎盘，但炎症本身往往影响正常着床，这种途径是罕见的。这里我们主要讨论前两种感染途径。

定义

血源性感染：微生物经过母体血液传播引起胎盘和胎儿感染。

上行性感染：微生物经过宫颈阴道进入羊膜腔引起羊水污染。

发病机制

◎ 血源性感染

● 胎盘绒毛合体滋养层细胞有抗感染的作用，微生物破坏这一屏障的确切机制仍不

清楚。

● 妊娠早中期细胞柱上不成熟的细胞滋养层细胞和绒毛外滋养层细胞易于感染，母血中的微生物通过破坏滋养层或直接感染合体滋养层细胞，进入绒毛间质感染胎盘和胎儿。

● 病毒与宿主细胞之间相互作用诱导病毒蛋白构象变化，通过与细胞膜直接融合或者通过内化进一步释放到细胞中。

◎ 上行性感染

● 具体机制仍不清楚，阴道有 100 多种细菌可以引起绒毛膜羊膜炎，妊娠期宫颈黏液栓是解剖和功能性屏障，细菌可以通过破裂的胎膜或者直接感染胎膜进入羊膜腔，早期羊水感染以生物膜的形式呈异质性分布，感染时间长以后才在羊水中扩散。

● 实验证明羊膜破裂并非是上行细菌进入羊水的必要条件，病原体可能通过宫颈黏液栓上升进入宫颈口，这部分胎膜缺乏蜕

膜，常伴有羊膜坏死，这很可能是胎膜未破而细菌进入羊水的基础。

- 宫颈阴道菌群进入羊膜腔后首先引起母体炎症反应，来自游离胎膜的蜕膜小静脉和（或）来自绒毛间隙的母体中性粒细胞，逐渐向羊膜腔迁移并浸润绒毛膜（6~12小时）、羊膜（12~36小时）。
- 母体炎症反应几小时或几天后，释放细胞介素引起胎儿炎症反应，早产胎盘往往先出现绒毛膜板血管炎；而足月妊娠先后引起脐静脉炎、脐动脉炎。
- 当宫内炎症存在时，胎儿可能通过感染的羊水和（或）炎症细胞从子宫胎盘循环转移而暴露，随后形成全身炎症反应，称为胎儿炎症反应综合征。孕囊内促炎细胞因子和趋化因子的释放是胎儿和新生儿损伤的主要原因。

临床相关

◎ 血源性感染

- 母亲怀疑或确诊感染，有时母亲临床症状轻微或者仅仅实验室检查结果为阳性。
- 有死产或者新生儿死亡病史，不明原因的胎儿窘迫。
- 胎儿超声异常或者胎盘大体检查异常提示先天性感染。

◎ 上行性感染

- 最常见的是解脲支原体、革兰氏阴性类杆菌和阴道加德纳菌等。
- 母亲可伴有发热、腹痛、阴道分泌物异味等。
- 绒毛膜羊膜炎与高达40%的早发新生儿脓毒症病例有关。
  - 胎儿可能吸入感染的羊水发展为先天性肺炎。
  - 吞咽感染的羊水可能是新生儿胃炎、肠炎或腹膜炎的原因。
  - 胎儿皮肤或眼睛可以通过与液体中的微生物直接接触而感染，可能导致新生儿化脓性皮炎或眼炎。

- 除了胎儿脓毒症的风险外，胎儿的炎症反应可能导致脑白质损伤、脑室内出血和脑室周围白质软化，从而导致脑瘫和其他短期和长期神经功能缺陷。
- 胎儿血管内皮激活可能促进绒毛膜血管血栓的形成，甚至可以栓塞到胎儿。

大体表现

◎ 血源性感染

- 大量受感染的胎盘没有明显的大体特征。
- 可见到小胎盘、水肿胎盘。
- 脐带可能呈现白色不透明区域，其血管增厚，应该检查脐带全长，因为病变可能节段性分布。

◎ 上行性感染

- 胎膜表面浑浊最常见的原因，中性粒细胞浸润导致出现大量渗出液，持续时间长就会变黄。
- 感染还会导致羊膜粗糙，呈反应性改变，常伴有水肿、黏滑感。
- 胎膜有时易碎，可能被留在子宫中随恶露排出。
- 胎盘的气味可能不同，梭菌和拟杆菌感染的会有粪便气味，而李斯特菌感染有甜味。

镜下表现

◎ 血源性感染

- 主要引起绒毛炎。
- 急性绒毛炎表现为绒毛间质中性粒细胞浸润，常见于B族溶血性链球菌和李斯特菌感染，前者常见单个绒毛炎症，后者可以形成脓肿。
- 慢性绒毛炎表现为绒毛间质中慢性炎细胞浸润，分为感染性和非感染性。
- 慢性感染性绒毛炎约占1%，间质中见浆细胞浸润，可联合实验室检查以确定感染的病原体。
- 慢性非感染性绒毛炎占大部分，主要表现为淋巴细胞浸润绒毛间质。

- 大多数慢性绒毛炎最终被归类为病因不明的慢性绒毛炎。然而，病因不明的慢性绒毛炎最常见的是淋巴组织细胞性炎症，而不是淋巴浆细胞性炎症。在诊断病因不明的慢性绒毛炎之前，应排除传染性病因，因为病因不明的慢性绒毛炎是排除性诊断。

◎ **上行性感染**

- 常引起急性和亚急性绒毛膜羊膜炎。
- 母体炎症反应分为 3 期 2 级，主要发生在游离胎膜和绒毛膜板。

- 胎儿炎症反应分为 3 期 2 级，主要发生在绒毛膜板血管和脐带血管。
- 胎儿炎症反应一般发生在孕 20 周后。

辅助检查

特殊染色：是一种非常实用的方法，如革兰氏染色。

胎盘培养：新鲜胎盘，在子体面羊膜与绒毛膜之间取样进行培养。

原位杂交：在考虑特殊病原体感染时可以使用原位杂交确诊。

图 解

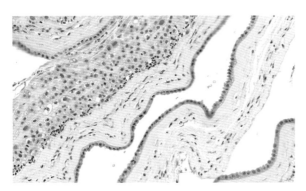

图 11-1　上行性感染，母体炎症 1 期　绒毛膜细胞层与纤维层之间见少量中性粒细胞，为母体炎症反应 1 期 1 级，羊膜下见散在含胎粪的浅棕色颗粒

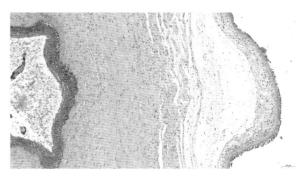

图 11-3　上行性感染，母体炎症 3 期　绒毛膜板下、纤维层均见中性粒细胞浸润，伴有羊膜基膜嗜酸性变，羊膜上皮呈反应性改变，此为 3 期 1 级

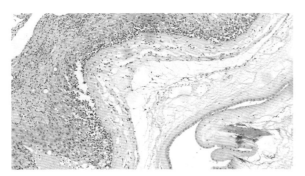

图 11-2　上行性感染，母体炎症 2 期　中性粒细胞进入绒毛膜纤维层，无羊膜上皮坏死，此为 2 期 1 级

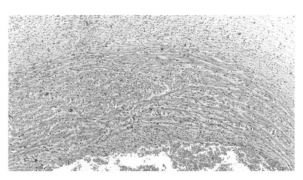

图 11-4　上行性感染，胎儿炎症 1 期　脐带静脉血管壁周围见中性粒细胞浸润

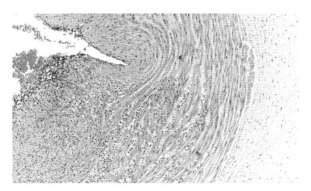

图 11-5　上行性感染胎儿炎症 2 期　脐带动脉血管壁周围见中性粒细胞浸润，1 条或 2 条动脉累及均为 2 期

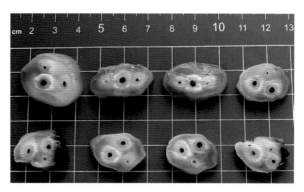

图 11-7　坏死性脐带炎　大体切面脐带血管周围呈白色，环状，质地较硬，此例为脐带脱垂支原体感染的病例

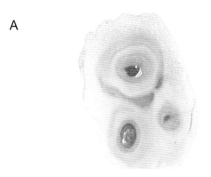

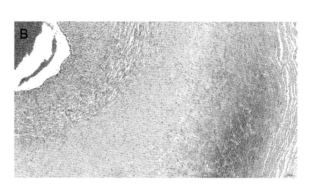

图 11-6　上行性感染，胎儿炎症 3 期　脐带 3 条血管周围同心圆状结构，脐血管炎症伴有钙化灶，提示病变持续时间较长（A）。高倍镜下见中性粒细胞浸润并伴有钙化坏死（B）

第二节　特殊微生物的感染

胎盘作为天然屏障保护着胎儿，与先天性疾病相关的病原体可能采用一种共同的机制，更有可能在妊娠不同阶段出现不同的感染途径与母婴危害，本节将简要介绍常见微生物的感染和诊断特点。

（一）细菌和真菌

B 族溶血性链球菌（group B strepto-coccus, GBS）

15%~40% 的孕妇阴道有 GBS 定植，可以通过血源性或上行性感染。

临床相关

GBS 感染会引发早发型新生儿败血症。

早发型疾病是发生在生后 7 天内，大部分在 1 小时内发生。早发型新生儿败血症死亡率为 4%~15%，通常为上行性感染，导致胎儿发生脓毒症、呼吸窘迫、肺炎，甚至胎儿死亡。

晚发型疾病是发生在生后 7 天到 3 个月。晚发型新生儿败血症死亡率 0~6%，常出生时发生菌血症，以及脑膜炎或骨髓、关节的局灶性感染。

镜下表现

单个孤立的急性绒毛炎，可见血管内微生物。

38%~75% 的病例有组织学绒毛膜羊膜炎，常病变轻微，但有时也会伴发高级别、高分期的急性绒毛膜羊膜炎。

胎儿炎症反应可能比母体炎症反应更强烈。

特殊染色：革兰氏染色阳性球菌，成对的或者短链状的。

细菌在常温下容易大量繁殖。

A 族化脓性链球菌（group A streptococcus, GAS）

是母体败血症性休克的主要原因，24 小时内母儿死亡率极高。

冬春之交发病率较高，发病前常有咽部 GAS 感染。

孕妇常表现为剧烈而频繁的宫缩，腹痛难忍。

胎盘中母体和胎儿炎症反应轻微；子宫呈化脓性平滑肌炎；绒毛膜板下、绒毛间隙及子宫肌层血管中常发现菌落。

李斯特菌

食源性感染，病原体可通过血行途径到达胎盘，附着在绒毛合体滋养体细胞上，穿透绒毛表面，引起胎盘微脓肿，最终导致胎儿感染。

是为数不多的能穿过胎盘屏障对胎儿造成重大伤害的病原体之一。

孕妇是易感人群，能够引起自然流产、死产、早产、胎儿感染，有研究报道称死产和新生儿死亡病例占 20%~60%。

胎盘实质内绒毛坏死形成大小不一的脓肿，累及多个绒毛。

绒毛周围纤维素沉积，并伴有坏死性绒毛膜羊膜炎。

羊膜上皮细胞内和细胞外可查见微生物。

银染色或革兰氏染色通常在脓肿中心查见微生物。

白色念珠菌

较为罕见，因为羊水的 pH 可抑制真菌的生长，先天性念珠菌病可能发生在未破膜时。

可能与晚发型新生儿败血症有关，但大多数无症状。

脐带可能有表面的黄白色斑点。

脐带周围炎，在脐带羊膜下可见微脓肿。

有或无绒毛膜羊膜炎。

常在脐带周围查见菌丝。

可以用银染证实，但要排除由于染液污染所致。

梅毒

大多数是因为妊娠期间没有规范治疗。

妊娠期梅毒可引起婴儿早产、低出生体重、死产、新生儿早期死亡或先天性感染。

妊娠早期感染死产的风险高达 40%。

2/3 的感染婴儿在出生时无症状，早期体征包括手和脚上的特征性水泡或红斑性大疱皮疹。

胎盘增厚和苍白，该表现继发于胎儿贫血。

扩张但不水肿的绒毛和细胞丰富的绒毛，绒毛成熟度延迟。

混合型淋巴浆细胞绒毛炎，急性和（或）慢

性绒毛炎，常见慢性绒毛炎，伴有坏死灶。

局部急性血管炎，绒毛血管壁增厚，"洋葱皮样"。

严重坏死性脐带炎见于 50% 的病例，华通胶中查见炎症细胞（中性粒细胞、淋巴细胞、浆细胞和巨噬细胞），炎症细胞发生退变。

螺旋体存在于未接受抗生素治疗或治疗前的死胎中。

急性和（或）慢性绒毛膜羊膜炎少见，蜕膜淋巴细胞和浆细胞增加。

辅助检查

银染色、PCR 和免疫组织化学方法。

鉴别诊断

其他病因的绒毛炎和坏死性脐带炎。

CMV 通常与淋巴浆细胞性绒毛炎有关，很少有脐带周围炎。

球孢子菌

球孢子菌病（coccidiomycosis）是由球孢子菌（Coccidioides）引起的以呼吸系统感染为主的真菌病，偶可致全身播散。球孢子菌包括粗球孢子菌（Coccidioides immitis）和波萨达斯球孢子菌（Coccidioides posadasii）。

临床相关

球孢子菌主要流行于美国西南部与中美洲、南美洲部分地区。我国也有球孢子菌感染的报道，认为主要是输入性感染，目前报道的病例少，临床医生对此病普遍认识不足，漏诊、误诊率高。

孕妇呼吸道感染后其全身播散风险会增大（40~100 倍）。少数情况下，原发性球孢子菌病在胎盘检查时被最先发现，此时病理医生准确诊断，不要漏诊就显得非常重要。而且母亲需进行抗真菌治疗，还需密切观察新生儿是否感染。

大体表现

胎盘呈多灶性梗死，无特异性。

镜下表现

梗死样区域示中心坏死，可见核碎裂，呈粉尘状。

坏死灶周围区域伴有明显的绒毛周围纤维素沉积，并有不同程度的急、慢性炎症细胞浸润。

坏死及周围纤维素沉积区域可见到大量的圆形厚壁孢子，又称球体（spherules），大小为 20~100 μm，其中可充满内孢子（endospores，2~10 μm）。

母亲蜕膜也可见相似的病理改变。

HE 染色一般足以诊断，但特殊染色（PAS 染色或 GMS 染色）更加清楚易见真菌球体。

（二）病毒

巨细胞病毒（cytomega lovirus，CMV）

临床相关

巨细胞病毒可以通过血源性传播、宫颈分泌物分娩时传播及产后母乳传播。

先天性 CMV 感染的发病率估计为 0.2%~2.5%，85%~90% 的感染婴儿是无症状的。

妊娠早期垂直传播率较低，但导致的发育异常非常严重，对大脑发育和听力造成严重损害，是非遗传性听力损失的主要原因。

妊娠晚期感染，新生儿可能延迟发病，病理医生必须确定常见的组织学发现，帮助临床确认诊断，以便跟踪晚期后遗症。

镜下表现

淋巴浆细胞性绒毛炎和绒毛间质纤维化，无血管绒毛是最常见的发现。由于病毒感染内皮细胞导致胎儿血管破坏，绒毛呈纤维化或无血管绒毛。血管破坏后导致红细胞外渗和随后形成含铁血黄素沉积。

病毒细胞产生巨细胞包涵体，称为"猫头

鹰眼样",是唯一的核内和胞质内包涵体,非常少见。

经典的核内包涵体是嗜酸性的,周围有一个清晰的光晕,看起来像玻璃状或污迹,最常见于内皮细胞或 Hofbauer 细胞(绒毛间质内的巨噬细胞样细胞)。

病毒检测已在多达 15% 的胎儿和胎盘组织中得到证实。

辅助检查

免疫组织化学染色可以突出病毒包涵体以及嗜酸性坏死碎片。

应该对胎儿或出生后的 3 周内新生儿进行检测,因为先天性感染和产后感染在 3 周后不能区分。

先天性 CMV 最常见的测试是对尿液、唾液或羊水进行病毒培养或 PCR。新生儿尿液病毒培养被认为是金标准,但 PCR 具有更高的敏感性。

如果胎盘 CMV 检测阳性,而胎儿不存在 CMV,提示胎盘可能是 CMV 传播的保护性屏障。

鉴别诊断

单纯疱疹病毒:坏死性绒毛炎,只有核内包涵体,PCR 检测可以鉴别。

胎儿血栓性血管病变:多是由于脐带异常导致的无血管绒毛,但不伴有绒毛间质慢性炎症。

疱疹病毒

临床相关

既可以血源性感染也可以上行性感染,分为单纯疱疹病毒 1 型、2 型,单纯疱疹病毒 1 型引起唇疱疹,单纯疱疹病毒 2 型与生殖器溃疡有关。

如果孕妇有活动性的生殖器感染,分娩过程中传给胎儿的风险约 80%,通过剖宫产可以减少传播。

经典三联征:皮肤囊泡或瘢痕;眼睛病变,

如微眼症、视网膜发育不良;神经系统损伤,如颅内钙化、小头畸形、脑积水。

镜下表现

容易出现坏死性绒毛炎,浆细胞常见。

上行性感染时表现为坏死性脐带炎。在出生时或出生后传播的情况下胎盘可能是正常的。

血源性感染以坏死性淋巴浆细胞性绒毛炎为主,伴有坏死性蜕膜炎。

上行性感染以坏死性脐带炎为特征,胎膜可以出现急性、慢性炎症细胞,绒毛膜板可以有慢性胎儿血管炎。

细胞学特征:典型的"3M 征",即可见多核巨细胞并呈镶嵌排列,染色质推向核膜形成边集;核膜增厚,染色质呈毛玻璃样。

鉴别诊断

先天性梅毒:也表现为浆细胞坏死性脐带炎,缺乏具有病毒细胞病变作用的单个坏死细胞。

风疹病毒

临床相关

母体原发感染在整个妊娠期垂直传播概率不同,妊娠早期垂直传播率为 80%~90%,中期为 25%~30%,晚期为 60%。

成人或儿童轻度感染,耳后淋巴结肿大,成人可能有低度发热、头痛不适。

先天性风疹综合征:发生在妊娠 16 周以内,眼睛缺陷,如白内障、脉络膜视网膜炎、青光眼、小眼症和色素性视网膜病变);听力缺陷,如感音神经性耳聋;心脏缺陷,如动脉导管未闭或室间隔缺损和周围肺动脉狭窄;大脑缺陷,如小头畸形。

镜下表现

滋养层细胞和内皮细胞的损伤,可见嗜酸性包涵体,非特异性绒毛炎。

绒毛坏死,血管炎症和 Hofbauer 细胞增生，伴有强烈的急慢性绒毛炎。

严重急性呼吸窘迫综合征冠状病毒 -2（SARS-CoV-2）

据报道，席卷全球的新型冠状病毒肺炎（COVID-19）截至 2021 年 5 月 30 日感染累计病例达 1.696 亿，致 353 万人死亡。COVID-19 的致病病原体为严重急性呼吸窘迫综合征冠状病毒 -2（SARS-CoV-2）。

◎ 垂直传播

母亲 SARS-CoV-2 感染并不代表胎盘感染。胎盘病毒感染并不等同于宫内垂直传播至新生儿。一篇报道显示 313 例感染 COVID-19 母亲中仅 24 例（8%）新生儿 SARS-CoV-2 检查为阳性。先天免疫、胎盘结构屏障、蜕膜免疫细胞之间的相互作用和胎儿绒毛外滋养层细胞一起对 SARS-CoV-2 的感染起到保护作用。

◎ SARS-CoV-2 的结构

SARS-CoV-2 为一大的球形有包膜的单股正链 RNA 病毒，基因大小约 30 kb。病毒具有磷脂双分子层包膜，包膜上有突出蛋白（S 蛋白）、膜蛋白（M 蛋白）、包膜蛋白（E 蛋白）。包膜内有核衣壳蛋白（N 蛋白）结合线性单股正链 RNA。病毒通过 S 蛋白与跨膜蛋白的血管紧张素转化酶 2（ACE2）结合介导感染宿主。

临床相关

在 COVID-19 感染的孕妇中，临床表现为需呼吸机治疗的严重肺炎的发生率为 3.4%~14%，早产发生率为 21.8%，死胎、死产或新生儿死亡的发生率为 2.2%。

对新生儿的影响，目前无病毒致胎儿畸形的报道。存在病毒感染胎盘细胞并非代表胎儿感染，虽少数新生儿病毒检查结果呈阳性，但引起严重症状者极少。对胎儿的长期影响可能需要长时间的观察及数据累计。

镜下表现

至今未发现 SARS-CoV-2 感染引起特异性的

胎盘病理改变。

一篇综述分析了 17 项研究，包括 36 个已经得到组织学证实的胎盘（3 个妊娠中期胎盘、33 个妊娠晚期胎盘），结果显示：①母亲血管灌注不良的总发生率为 37.8%，其中绒毛间隙纤维素沉积增加的发生率为 43.2%，梗死的发生率为 35.1%，蜕膜血管病变的发生率为 8.1%，绒毛间隙 / 绒毛膜板下血栓的发生率为 5.4%，绒毛成熟度加速的发生率为 2.7%。②炎症的总发生率为 34.7%，其中绒毛膜和羊膜炎 / 绒毛膜板下炎的发生率为 35.3%，绒毛间隙炎的发生率为 29.4%，胎儿血管炎 / 绒毛膜板血管炎的发生率为 14.7%，绒毛炎的发生率为 14.7%，蜕膜炎的发生率为 5.8%。③胎儿血管灌注不良占 9.2%，其中绒毛间质血管核碎裂占 33.3%，绒毛血管病占 33%，绒毛成熟度延迟占 11.1%，无血管绒毛占 11.1%，胎儿循环血栓占 11.1%。④其他占 16.3%，其中最常见为胎粪污染。

◎ SARS-CoV-2 胎盘感染细胞

合体滋养层细胞最常见，细胞滋养层细胞、间质细胞、绒毛血管内皮细胞、绒毛间隙单核细胞少见，个别报道见蜕膜血管内皮细胞和子宫内膜腺体。

◎ 胎盘病毒感染的特殊检查

包括免疫组织化学染色，用特异性抗体检测 SARS-CoV-2 核衣壳蛋白（N 蛋白）或突出蛋白（S 蛋白）；SARS-CoV-2 RNA 原位杂交；RT-PCR，检测 SARS-CoV-2 RNA；透视电子显微镜，检查病毒颗粒。

综合 29 份胎盘组织学研究结果显示：17.4%（30/172）的胎盘中经免疫组织化学染色或原位杂交可检测出 SARS-CoV-2 核衣壳蛋白、突出蛋白或其 RNA。

（三）寄生虫

弓形虫

寄生虫被滋养层细胞表面受体识别，然后侵入细胞在绒毛间质内繁殖和进一步释放，导致胎盘和胎儿感染。

胎盘表现为淋巴组织细胞性慢性绒毛炎，伴有严重弥漫性炎症和肉芽肿。

弥漫性淋巴浆细胞性或者肉芽肿性炎伴朗汉斯巨细胞。

伴有绒毛水肿和 Hofbauer 细胞增多。

包囊极少见到，囊肿坏死破裂导致炎症并释放速殖子或缓殖子。假性囊肿含有许多速殖子，在切片中呈圆形，中心核。真性囊肿在切片中呈圆形至卵圆形，可能含有数百个胞质缓殖子。

临床相关

传播的风险和对胎儿的影响，取决于妊娠阶段，妊娠早期感染传播风险约 17%，中期为 25%，晚期为 63%。

通常为无症状感染，在免疫力低的宿主中有轻微症状或重新激活。

妊娠早期感染后，新生儿可能出现积水、败血症、肝脾大和中枢神经系统损伤。

辅助检查

免疫组织化学染色是有用的，囊肿呈银染色阳性和 PAS 阳性。

图 解

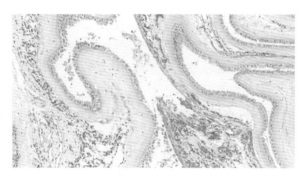

图 11-8　GBS 感染（HE 染色） 绒毛膜细胞层见散在中性粒细胞浸润，羊膜上皮呈反应性增生，羊膜下见细粉末状物

图 11-10　GAS 感染（HE 染色） 子宫平滑肌血管周围见中性粒细胞浸润，血管腔内见淡蓝色菌团，此为孕 35 周 GAS 感染的子宫平滑肌组织，此细菌毒性极强，24 小时内死亡率高

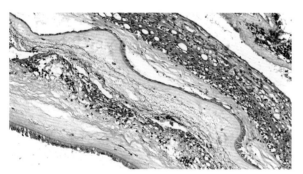

图 11-9　GBS 感染（革兰氏染色） 特殊染色可见大量革兰氏阳性菌，油镜下观察为短链球菌，此菌在常温下易于繁殖

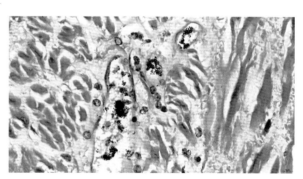

图 11-11　GAS 感染（革兰氏染色） 图 11-10 的高倍镜下所见，经特殊染色后油镜下观察，见平滑肌血管内链状球菌

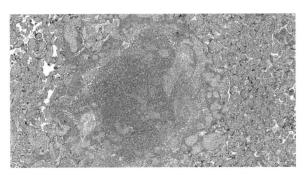

图 11-12　李斯特菌感染　胎盘实质中见大小不一的脓肿，内见大量中性粒细胞浸润，边界较清，周围绒毛梗死，远处绒毛形态正常，无绒毛炎表现

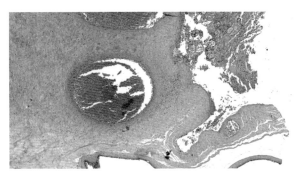

图 11-15　血源性感染的绒毛膜板血管炎　右侧见绒毛膜板下中性粒细胞浸润，母体炎症反应 1 期；绒毛间隙中有来自母体血液的菌团，在血管右侧的中性粒细胞朝向胎盘实质侧，而不是羊膜腔

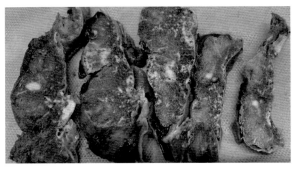

图 11-13　李斯特菌感染（大体）　胎盘绒毛膜板下、实质中大小不一的白色病灶，与陈旧性梗死大体表现相似，有时病灶小，需要仔细检查

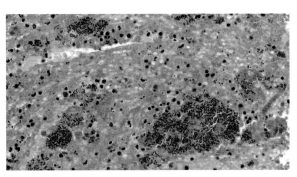

图 11-16　金黄色葡萄球菌感染　高倍镜下在纤维素样的背景中见球菌聚集成团，球菌远远小于中性粒细胞

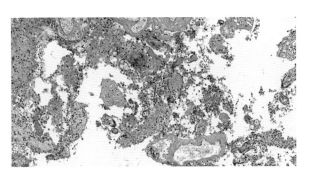

图 11-14　血源性感染　孕 37 周感染性休克病例，血培养结果为金黄色葡萄球菌。绒毛间隙中有坏死组织，见大量中性粒细胞浸润，其中常见蓝色粉末样的菌团，高倍镜下呈细点状

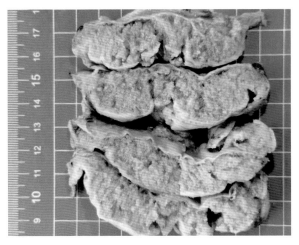

图 11-17　CMV 感染（大体）　CMV 感染的胎盘实质常水肿。此例为死胎雷夫诺尔引产，胎膜呈金黄色

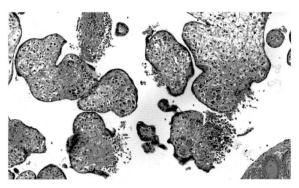

图 11-18　CMV 包涵体　孕 21 周死胎的病例。胎盘绒毛合体滋养死细胞广泛破坏，可以见到浆细胞浸润，绒毛间质中大量嗜酸性碎片

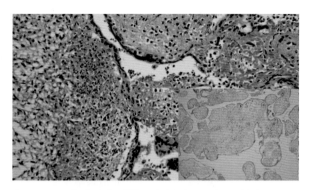

图 11-21　疱疹病毒感染　左侧绒毛呈坏死性绒毛炎，以淋巴细胞、浆细胞浸润为主。免疫组织化学染色阳性（右下小图）

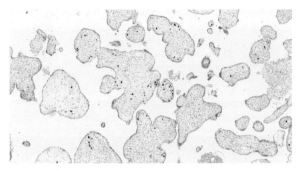

图 11-19　CMV（免疫组织化学染色）　免疫组织化学染色可以清晰地显示病毒，有时很难找到典型的包涵体，但是嗜酸性碎片可能提示 CMV 感染，提示临床可以通过 PCR 确诊

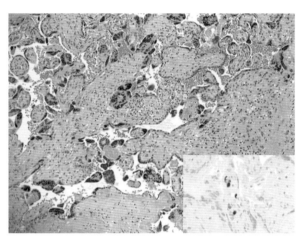

图 11-22　B19 病毒感染绒毛水肿　绒毛明显增大、水肿，成熟度延迟，绒毛间质中见较多淋巴细胞，其余区域绒毛血管内有核红细胞增多。免疫组织化学染色阳性（右下小图）

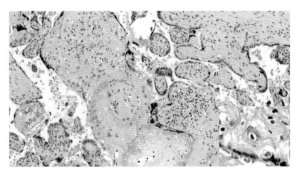

图 11-20　晚期妊娠 CMV 感染　孕 38 周的病例。有的绒毛增大间质纤维化，可以看到含铁血黄素颗粒，大量浆细胞浸润，右侧见嗜酸性核碎片，典型的"猫头鹰眼样"包涵体，这是 CMV 感染的主要特点

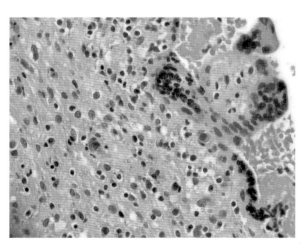

图 11-23　B19 病毒包涵体　图中有 2 个核内包涵体，可以呈嗜碱性或者嗜酸性

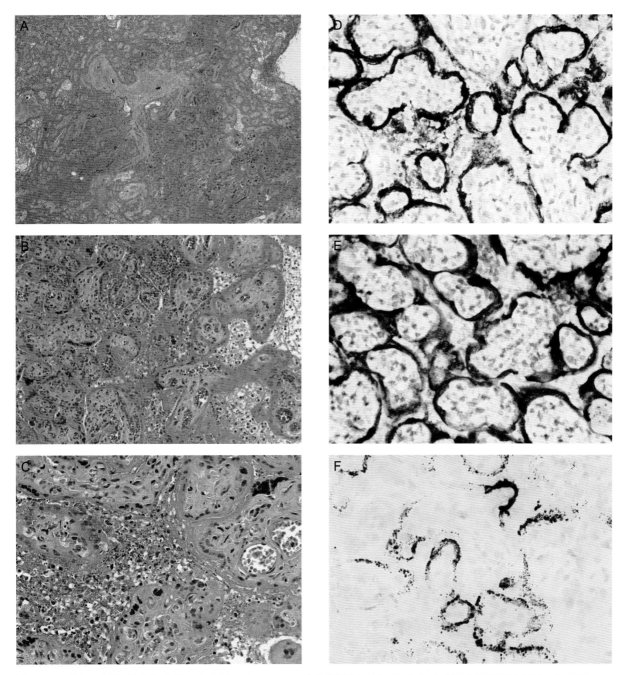

图 11-24 孕 31 周胎盘感染 SARS-CoV-2　A. 100×，低倍镜视野示绒毛聚集伴绒毛间广泛纤维素沉积；B. 200×，绒毛间隙混合炎性细胞浸润，包括相当比例的中性粒细胞；C. 400×，合体滋养层细胞改变，细胞核深染，均匀深染的染色质和核碎裂，绒毛间细胞坏死碎片；D. 400×，SARS-CoV-2 突出蛋白染色，绒毛滋养层细胞呈广泛强烈的染色，绒毛间隙母亲的单核细胞也可见少许颗粒染色；E. 400×，SARS-CoV-2 核衣壳蛋白染色，绒毛滋养层细胞广泛强染色，绒毛内间质细胞也可见轻微染色；F. 400×，SARS-CoV-2 RNA 原位杂交，绒毛滋养层细胞强颗粒染色（图由美国哥伦比亚大学陈晓徽提供）

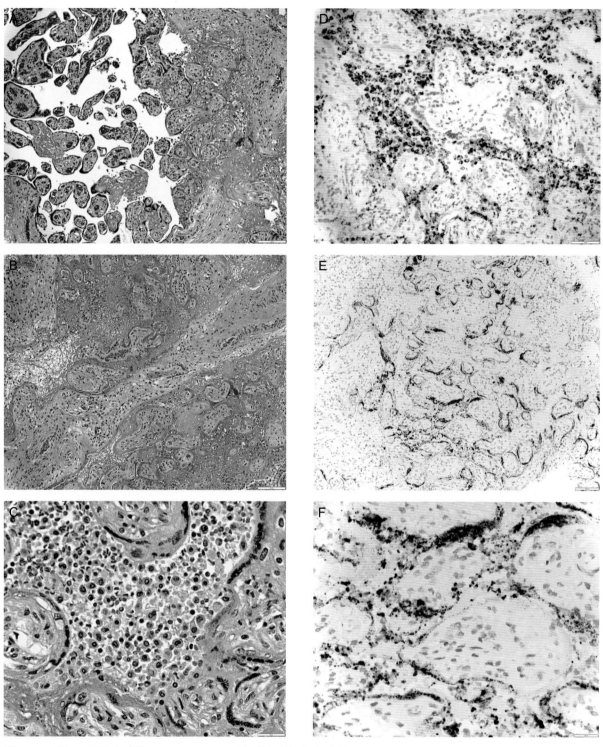

图 11-25　孕 37 周胎盘感染 SARS-CoV-2 和广泛的慢性组织细胞性绒毛间隙炎　A. 100×，右侧示绒毛间隙纤维素沉积增加，而左侧示绒毛稀疏区，绒毛成熟度延迟；B. 200×，绒毛间隙纤维素广泛沉积，小灶性绒毛梗死，绒毛间隙见单核细胞浸润；C. 400×，高倍镜视野示绒毛间隙许多单核细胞，合体滋养层细胞核深染；D. 200×，CD68 染色绒毛间隙见广泛的 CD68 阳性单核细胞浸润；E. 100×，SARS-CoV-2 RNA 原位杂交，低倍镜视野示广泛的杂交染色阳性；F. 400×，SARS-CoV-2 RNA 原位杂交，高倍镜视野示强的颗粒性染色主要在绒毛滋养层细胞，绒毛间质细胞局部也散在颗粒状染色

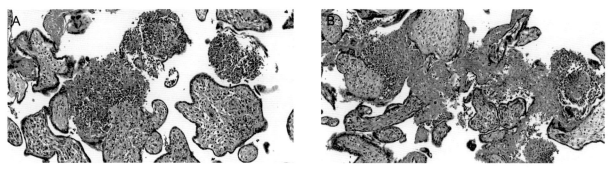

图 11-26　弓形虫感染　肉芽肿性炎是特征性改变，此例可见淋巴细胞、组织细胞破坏绒毛（A），绒毛合体滋养层破坏并伴有绒毛周围纤维素沉积增多（B），弓形虫囊肿很少见到，需要行 PCR 确诊

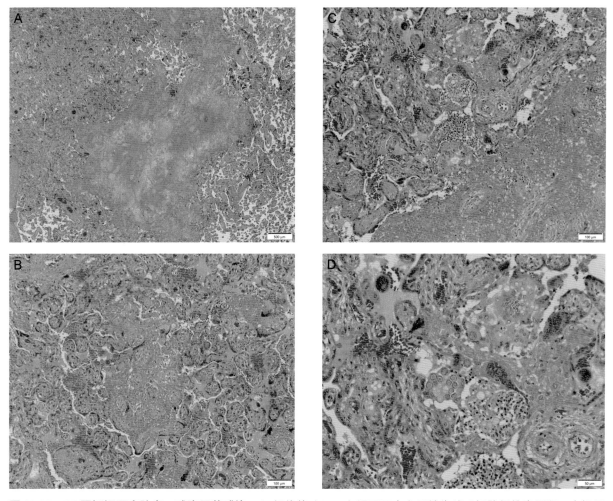

图 11-27　27 周妊娠死产胎盘，球孢子菌感染　A. 低倍镜（20×）视野示右上区域为绒毛间隙纤维素沉积，中间区域为地图状坏死，右侧为相对正常的绒毛。B. 中倍镜（100×）视野示绒毛间隙存在明显纤维素沉积；中间区域为大量纤维素包裹的绒毛，绒毛呈萎缩状；另见少许球孢子菌球体。C. 中倍镜（100×）视野示绒毛坏死区域及相邻纤维素广泛沉积区域，绒毛间隙局灶慢性炎细胞浸润，有许多散在的球孢子菌球体。D. 中倍镜（200×）视野示绒毛间隙可见纤维素沉积、慢性炎细胞，绒毛合体结节增加，也可见球孢子菌球体

胎盘诊断病理学

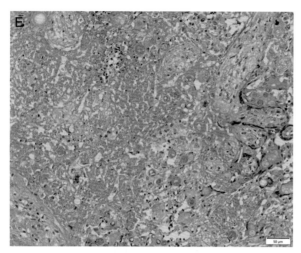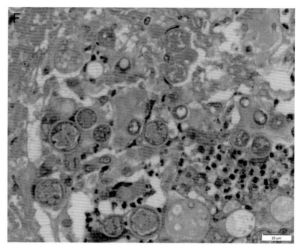

图 11-27　27 周妊娠死产胎盘，球孢子菌感染（续） E. 中倍镜（200×）视野示坏死区域、绒毛坏死、核碎裂和许多散在的球孢子菌球体。F. 高倍镜（600×）视野示散在厚壁孢子（球孢子菌球体），内含许多内孢子

212

参考文献

[1] Kim CJ, Romero R, Chaemsaithong P, et al. Acute chorioamnionitis and funisitis: definition, pathologic features, and clinical significance[J]. Am J Obstet Gynecol, 2015, 213: S29-S52.

[2] Redlind RW, Boyd TK, Roberts DJ. Placental and gestational pathology[M]. London: Cambridge University Press, 2018.

[3] Heerema-McKenney A. Defense and infection of the human placenta[J]. APMIS, 2018, 126(7): 570-588.

[4] Madjunkov M, Chaudhry S, Ito S. Listeriosis during pregnancy[J]. Arch Gynecol Obstet, 2017, 296(2): 143-152.

[5] Tanaka H, Katsuragi S, Hasegawa J. The most common causative bacteria in maternal sepsis-related deaths in Japan were group A Streptococcus: a nationwide survey[J]. J Infect Chemother, 2019, 25(1): 41-44.

[6] Costa ML, Nobrega GM, Antolini-Tavares A. Key infections in the placenta[J]. Obstet Gynecol Clin N Am, 2020, 47: 133-146.

[7] Wong YP, Khong TY, Tan GC. The effects of COVID-19 on placenta and pregnancy: what do we know so far?[J]. Diagnostics(Basel), 2021, 11(1): 94.

[8] World Health Organization. COVID-19 weekly Epidemiological update[R]. 42 Ed. Geneva: WHO, 2021.

[9] Martines RB, Ritter JM, Matkovic E, et al. Pathology and pathogenesis of SARS-CoV-2 associated with fatal coronavirus disease, United States[J]. Emerg Infect Dis, 2020, 26(9): 2005-2015.

第十二章　死胎和死产相关胎盘

于忠欣　赵澄泉

在分娩前或分娩过程中发生的胎儿死亡统称为死胎或者死产。根据胎儿死亡发生的时间不同，死胎又可进一步分为流产和死产。在美国，流产通常定义为胎儿死亡发生在孕 20 周之前，死产是指胎儿死亡发生在孕 20 周及以后。不管流产或死产，胎盘检查对于胎儿死亡的病因学调查都有很重要的作用。进一步说，胎盘有时是唯一可用于胎儿死亡病理评估的组织，如在完全性水泡状胎块或父母拒绝对胎儿进行尸体检查的情况下。本章将按时间顺序描述胎儿宫内死亡最常见的胎盘病理形态学改变，以及相关联的临床特征。最后将对胎儿死亡后的继发性胎盘改变进行简单描述。

第一节　妊娠早期流产

定义

孕 13 周及之前妊娠物自然排出或胎儿宫内死亡。

习惯性早期流产指连续 3 次及以上的自然流产。

发病机制

◎ **染色体异常（胎儿自身因素导致的难免流产）**

● 占 50%~75% 的妊娠早期流产或胎儿死亡。

● 多为染色体数目异常，少数为结构异常。

　■ 最常见的数目异常包括 16、22、21、15 三体核型及 X 单体核型。

　　– 三体核型与产妇年龄大于 35 岁有关。

　■ 少数为多倍体。

　■ 极少数为结构异常，如不平衡易位和倒位。

◎ **母体功能性疾病或器质性疾病**

● 自身免疫性疾病，如系统性红斑狼疮。

● 血栓形成相关疾病，如血栓性血小板减少性紫癜、镰状细胞贫血。

● 内分泌系统疾病，如糖尿病、肥胖、黄体期缺陷、多囊卵巢综合征。

● 难以控制的慢性病或急性病，如慢性高血压。

● 孕妇年龄过小或过大。

● 子宫畸形。

◎ **其他**

● 感染。

● 食用致畸物或暴露于致畸物，如吸烟或吸毒。

胎盘诊断病理学

临床相关

◎ **临床表现**
- 自然流产、先兆流产、不完全或完全流产：绝大多数孕妇表现为阴道流血和（或）妊娠物自然排出。
- 稽留流产：通常由超声检查偶然发现，多无宫缩或阴道流血。

◎ **治疗**
- 外科手术：刮宫术或者真空抽吸术。
- 药物：最常用药物为米索前列醇（Misoprostol，前列腺素 E_1 类似物）。
- 预期性随访观察，等待妊娠物或胎儿自然排出，完全排出可能需要长达 1 个月的时间。

◎ **预后**
- 初次妊娠和经历过一次正常妊娠的妇女的流产发生率大约为 5%，而之前有流产史的孕妇再次流产的发生率大约为 24%。

大体表现

此期病理检查的主要任务：确认宫内妊娠及提供可能导致流产的原因和线索。

除部分性水泡状胎块或完全性水泡状胎块及极少数病例外，早期流产胎盘多无特异性肉眼改变。

多数标本为刮宫术或真空抽吸术后组织碎片，由血块、蜕膜、绒毛和部分胚胎或胎儿的混合物组成。

有时标本中可有自然排出的完整胎儿。

应将标本分为 3 个部分（蜕膜组织、绒毛组织、胚胎或胎儿组织）检查并分别描述和记录各自的量及特征。

◎ **蜕膜组织**
- 多为数块扁平的肉色组织，一个表面相对光滑，另一个表面不光滑，毛茸茸颗粒状或结节状。
- 蜕膜组织通常包含着植入部位。此部位可能显示重要病理信息，应该送组织学检查。

◎ **绒毛组织**
- 通常为数小块细软、乳头状或海绵状的浅白色组织，附着在细薄、半透明、有光泽的胎膜组织上。
- 应检查有无囊性水泡样绒毛。
  - 部分性水泡状胎块或完全性水泡状胎块通常有肉眼可见的囊性水泡样绒毛。如让标本漂浮在水中，则水泡样绒毛更为明显易见。
  - 与上述不同，与流产有关的水肿性绒毛通常无肉眼可见的囊性水泡样绒毛。
- 绒毛组织及胎膜应该送组织学检查。如有脐带组织，也应一并送检。

◎ **胚胎或胎儿组织**
- 应当检查和记录标本中有无胎儿器官碎片或完整胎儿。
- 如有可见胎儿器官碎片或完整胎儿，应当记录胚胎或胎儿的大小并尽可能描述有无生长不对称或明显可见的畸形。
- 记录胚胎或胎儿的脚长、冠臀长度和一些器官重量，并与正常值对照看是否符合所述的孕周。
- 注意观察有无羊膜带痕迹。
- 某些独特畸形常常提示染色体异常。
  - 显著的胎儿水肿并伴有颈部囊性淋巴瘤，提示 X 染色体单体（特纳综合征）。
  - 唇腭裂，第三指和第四指并指及大头，提示染色体三倍体。
- 值得一提的是，有时尽管胎儿有畸形，但在妊娠的最高 3 个月里也很难识别。有时可借助解剖显微镜帮助识别。
- 胚胎或胎儿组织应该取样送组织学检查。

镜下表现

◎ **宫内妊娠**
- 应确认是否存在绒毛组织、滋养层细胞，确认部分植入部位。

◎ **植入部位的蜕膜组织**

● 植入部位的蜕膜组织异常提示母体血管灌注不良（maternal vascular malperfusion，MVM）。

● 螺旋小动脉缺乏生理转换。

● 植入部位严重的炎症和坏死。

◎ **正常染色体核型的早孕流产的绒毛变化**

● 绒毛水肿和纤维化变性。

■ 绒毛水肿常见于早期胚胎流失（通常在孕 6 周之前）。

– 早期绒毛间质未胶原化且无血管，因从滋养层转移到绒毛间质中的液体无脉管系统吸收而积聚，故绒毛间质高度水肿，无血管且不含胎儿有核红细胞。

■ 绒毛纤维化变性见于稍后期胚胎流失（通常在孕 6 周之前）。

■ 通常伴有滋养层细胞基底膜细颗粒状钙化。

■ 应注意区分水肿变性的绒毛与水泡状胎块的水肿样绒毛。

– 区分关键在于有无绒毛滋养层细胞的增生。

– 水泡状胎块的诊断特征之一是有明显绒毛滋养层细胞的增生。

– 水肿变性的绒毛应该没有绒毛层滋养层细胞增生，如果有也是有极性的，即发生在绒毛的一端。这些细胞增生通常发生在锚定绒毛，代表胎盘的早期生长区域。

– p57（KIP2）免疫染色有助于区分水肿变性的绒毛与完全性水泡状胎块。

● 可能与复发相关的变化。

■ 慢性组织细胞性绒毛间隙炎。

– 绒毛间隙见明显单核细胞浸润，主要是组织细胞及少数小淋巴细胞。

– CD68 免疫组织化学染色可帮助确定的组织细胞。

– 常见于妊娠早期流产。

■ 病因不明的慢性绒毛炎（villitis of unknown etiology，VUE）。

– 绒毛内见单核细胞浸润，包括组织细胞和淋巴细胞。

– 很少有浆细胞，如见浆细胞应怀疑感染性慢性绒毛炎（如巨细胞病毒或单纯疱疹病毒感染）。

– 多见于妊娠晚期胎盘，妊娠早期胎盘很少见。

■ 大量绒毛周纤维蛋白沉积症。

– 绒毛被大量纤维蛋白或类纤维蛋白物质包裹并伴有滋养层细胞增生。

– 注意：由于血液凝结和长期宫内滞留引起的绒毛周纤维蛋白沉积，缺乏临床意义。

■ 浆细胞蜕膜炎。

– 底蜕膜内见大量浆细胞浸润。

– 见于重复性流产和早产。

● 感染。

■ 严重急性绒毛膜羊膜炎（少见）。

■ 绒毛间隙脓肿形成，见于母体败血症。

■ 病毒性感染有时可见病毒细胞学改变。

■ 结核病有时可见肉芽肿病灶。

◎ **染色体核型不正常的早孕流产的绒毛变化**

● 绒毛呈畸形样变化，如绒毛轮廓不规则、水肿和绒毛间质有滋养层细胞假包涵体。

● 值得一提的是，这些变化的敏感性和特异性有限。

辅助检查

◎ **细胞遗传学分析**

● 染色体核型分析。

● 染色体微阵列分析（chromosomal microarray analysis，CMA）。

■ 此为美国妇产科学会和美国母胎医学会推荐的方法。

● 荧光原位杂交（fluorescence in situ hybridization，FISH）。

- 全外显子测序（whole exome sequencing, WES）。

◎ 微生物学检测
- 微生物培养。
- 分子生物学。
- 特殊组织化学染色或免疫组织化学染色。

◎ 影像学检查
- 胎儿全身 X 线检查。
- MRI。

病理报告及注意事项

◎ 诊断内容
- 如果标本含有正常形态的绒毛、蜕膜、着床部位和胎儿组织，用包括所有成分在内的描述性诊断即可，一般不需要注释，如"未成熟绒毛膜绒毛、蜕膜和植入部位"。
- 如果绒毛和（或）植入部位显示出病理变化，应给予这些变化以特定明确诊断（见上文），如"慢性组织细胞性绒毛间隙炎"。
- 在某些情况下，诊断需要另外添加注释以引起注意。

◎ 注释（需要添加注释的常见情况）
- 在检查所有标本后如果未发现绒毛或植入部位，此信息应包括在诊断中，并加注释如"未发现绒毛膜绒毛、滋养层细胞或植入部位，因此无法确认宫内妊娠。建议进行临床相关检查。"
- 上述情况应该尽快与产科医生沟通，以免延误治疗。
- 在检查所有标本后如果只有几个绒毛存在且没有植入部位，此信息应包括在诊断中，并加注释如"仅存在稀有绒毛，宫内受孕产物稽留的可能性不能被排除。建议进行临床相关检查。"
  - 如果临床病史怀疑异位妊娠，此发现不能完全排除异位妊娠，也应加以注释。
  - 上述情况应该尽快与产科医生沟通，以免延误治疗。
- 如果绒毛形态、胚胎或胎儿改变怀疑染色体异常，可建议主管医生结合染色体和分子生物学检测结果具体分析，必要时寻求遗传学科帮助。

图 解

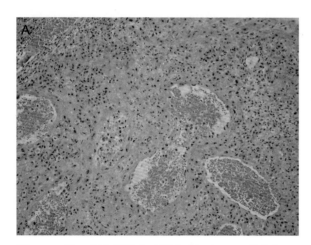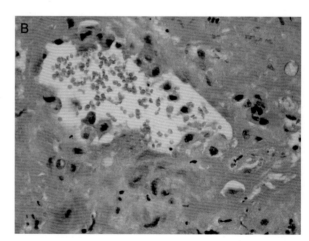

图 12-1 孕 6 周自然流产（刮宫术标本，HE 染色） A. 低倍镜下示蜕膜和胎盘植入部位有大量绒毛外滋养层细胞与纤维蛋白物质相混合。蜕膜血管被滋养层细胞浸润后管腔变大及不规则，血管壁薄，并有纤维蛋白样改变。B. 高倍镜下示蜕膜血管内皮细胞被滋养层细胞浸润并取代。此为正常的生理改变。尽管没有绒毛膜绒毛和合体滋养层细胞，这种组织学图像足以诊断为胎盘植入部位，即确认宫内妊娠

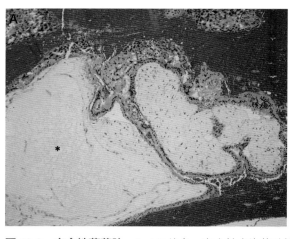
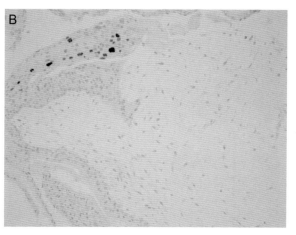

图 12-2　完全性葡萄胎　A. HE 染色。完全性水泡状胎块，显示弥漫性绒毛水肿样变并伴有滋养层细胞增生，水肿样绒毛常含有中央水池形成（＊所示）。B. p57 免疫组织化学染色。由于缺乏 p57 等位基因的母源性拷贝，细胞滋养层细胞和绒毛间质细胞 p57 染色呈阴性。绒毛外滋养层细胞（位于图左上角）p57 染色呈阳性，可作为内部阳性对照

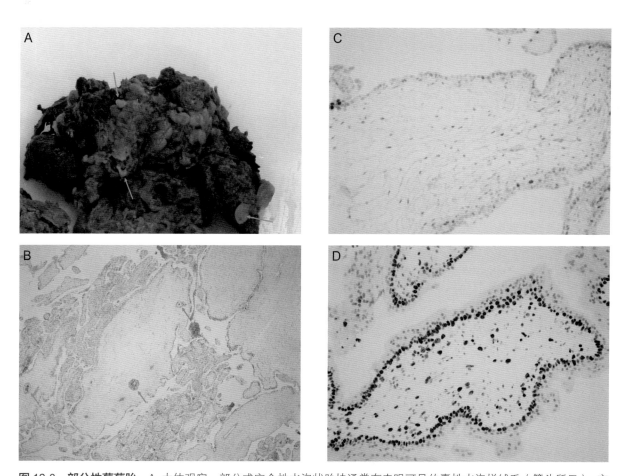

图 12-3　部分性葡萄胎　A. 大体观察。部分或完全性水泡状胎块通常有肉眼可见的囊性水泡样绒毛（箭头所示）。完全性水泡状胎块通常有弥漫性囊性水泡样绒毛，而部分性水泡状胎块由混合的两组绒毛构成，即囊性水泡样绒毛及相对正常绒毛。B. HE 染色，镜下观察。部分性水泡状胎块亦表现为两种形态差异明显的绒毛群，一组为相对正常绒毛，另外一组显示明显增大和水肿样变的绒毛并伴有滋养层细胞增生。增大的异样绒毛间质内常含有由绒毛滋养层细胞形成的上皮性囊肿或上皮巢滋养层细胞包涵体（箭头所示）。C. p57 免疫组织化学染色。与完全性水泡状胎块不同，由于部分性水泡状胎块无母源性 p57 等位基因缺失，细胞滋养层细胞和绒毛间质细胞 p57 染色呈现阳性。D. Ki67 免疫组织化学染色。水泡状胎块绒毛内滋养层细胞增生加速，70% 以上的位于绒毛轮缘的细胞滋养层细胞 Ki67 染色呈阳性

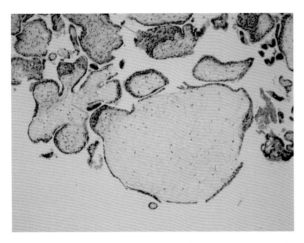

图 12-4 早期胚胎流失水肿变性绒毛 HE 染色。早期胚胎流失绒毛有时显示水肿样变性，表现为绒毛明显肿胀。水肿变性的绒毛应该不伴有绒毛滋养层细胞增生，或者如果有增生，也是呈极性化增生，即发生在绒毛的一端（箭头所示）

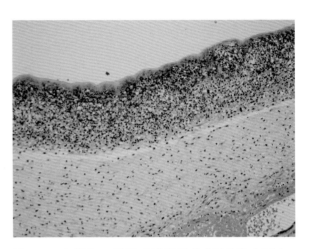

图 12-5 急性坏死性绒毛膜羊膜炎（母体炎症反应 3 期） HE 染色。上行性感染为妊娠中期最常见的感染方式，也是引起此期早产或胎儿死亡最常见的原因。母体炎症反应分为 1~3 期，3 期为最严重的反应，表现为中性粒细胞从绒毛膜下迁移至绒毛膜和羊膜内并伴羊膜上皮坏死

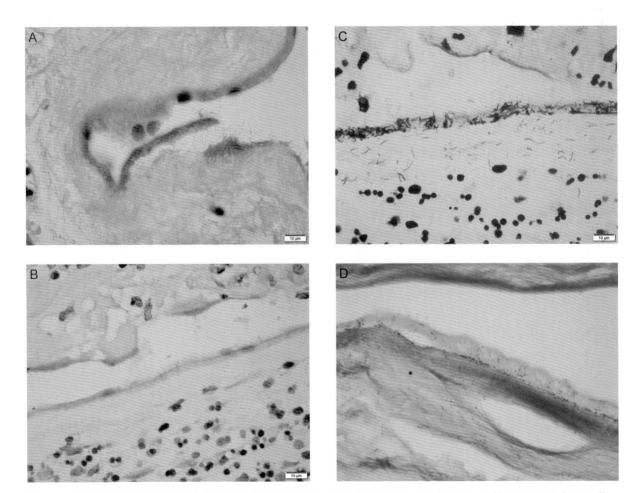

图 12-6 梭杆菌属细菌感染所致急性坏死性绒毛膜羊膜炎 梭杆菌属细菌是一种多形性、丝状的革兰氏阴性厌氧菌，是引起急性绒毛膜羊膜炎及早产或胎儿死亡的一种重要病菌。HE 染色（A）显示典型的组织学改变，即许多竖直排列的丝状杆菌覆盖于炎性坏死的羊膜表面。有时梭杆菌属细菌在常规 HE 染色上不易见到，可用革兰氏染色（B）或 Steiner 染色（C）及 GMS 染色（D）帮助识别。Steiner 染色是一种非特异性银染色，可用于提高这些梭杆菌属细菌的识别率。4 幅图为同一病例，Steiner 染色明显显示更多细菌

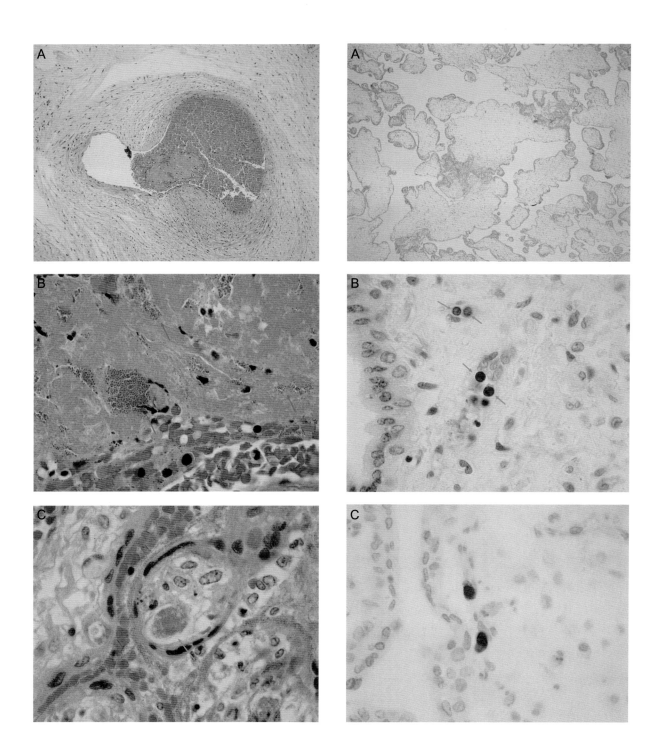

图 12-7　细菌在脐带及绒毛中的血管内（胎儿循环） 长时间的羊水感染可能导致胎儿败血症和死亡。胎儿死亡后，胎儿血中细菌可有过度生长，此时仔细检查胎盘可能发现脐带血管内（A，低倍镜；B，高倍镜）或绒毛中的血管内（C）含有大量细菌（箭头所示）。3 幅图均为HE 染色

图 12-8　B19 病毒感染 B19 病毒感染常引起中晚期胎儿贫血、非免疫性水肿胎儿和胎儿死亡。检查胎盘显示明显绒毛水肿（A，HE 染色，低倍镜），绒毛血管内成红细胞核内包涵体（B，HE 染色，高倍镜，箭头所示）。B19 病毒免疫组织化学染色可提高受染细胞检出率（C，B19 病毒免疫组织化学染色）

第二节　妊娠中期流产和胎儿死亡

定义

孕 14~19 周（晚期流产）至孕 20~26 周自然发生的胎儿死亡（孕 14~26 周）

发病机制

◎ **感染**

占妊娠中期胎儿死亡的 40%~60%。

- 上行性感染。
  - 此为此期最常见的感染方式。
  - 常见微生物包括 B 型链球菌、梭杆菌属细菌（*Fusobacterium* spp.）、消化链球菌（*Peptostreptococcus*）。
- 血源性感染。
  - 较少见。
  - 主要由 "TORCH" 引起［弓形虫、其他（如梅毒螺旋体）、风疹病毒、巨细胞病毒、单纯疱疹病毒］

◎ **胎儿染色体异常**

- 占妊娠中期胎儿死亡的 24%。

◎ **胎盘功能不全**

- MVM。
  - 见于与妊娠相关的疾病，如先兆子痫，HELLP 综合征。
  - 常见于母体慢性病，如糖尿病、高血压、自身免疫性疾病。
  - 血栓形成相关疾病，如抗磷脂综合征、血栓性血小板减少性紫癜等。
- 大量绒毛周纤维蛋白沉积症。
- 严重慢性炎性病变。
  - 慢性绒毛炎（在此阶段多为感染性）。
  - 慢性组织细胞性绒毛间隙炎。
- 急性或慢性胎盘早剥。

◎ **胎儿血管灌注不良（fetal vascular malperfusion，FVM）**

- 脐带并发症。

- 遗传性凝血病。

◎ **胎儿 – 母体出血**

◎ **羊膜带综合征**

◎ **其他母体疾病或并发症**

- 宫颈机能不全。
- 外伤、吸烟、吸毒等。

临床相关

◎ **临床表现**

- 胎动或胎儿心搏消失。
- 阴道出血。

◎ **治疗**

- 外科手术：刮宫术或者真空抽吸术。
- 药物引产：最常用的药物为米索前列醇（Misoprostol，前列腺素 E$_1$ 类似物）。

◎ **预后**

- 与病因有关，有些情况下经常复发，如大量绒毛周纤维蛋白沉积症、慢性组织细胞性绒毛间隙炎、不明病因的慢性绒毛炎等。

大体表现

在美国，对胎龄 20 周及以上（在有些州为胎龄 12 周及以上）的完整胎儿或刮宫术后的胎儿碎片的检查需要有父母的正式书面同意方可进行。对这些胎儿的检查应按照标准的尸体解剖要求进行（在此不详细阐述）。

◎ **如为刮宫术或真空抽吸术后的标本**

大体检查步骤与妊娠早期流产相似。

- 首先将胎儿组织与非胎儿组织分离。
- 检查胎盘组织。
  - 测量，称重，描述异常发现。
  - 应尽可能找到脐带并检查，包括长度、直径、描述异常发现。
  - 应该像检查完整胎盘一样，脐带、胎膜、绒毛膜板和胎盘实质应该送组织学检查。

- 检查胎儿组织。
  - 应尽可能找到胎儿各个部位并分置于相应的解剖位置，即尝试"重建胎儿"。
  - 测量和记录胎儿的脚长、冠臀长度和一些器官重量，并与正常值对照看是否符合所述孕周。
  - 应当尽可能描述有无明显可见的畸形。
  - 注意观察有无羊膜带痕迹。
  - 选择性送检胎儿器官组织。

◎ 如为自然排出的完整胎儿或胎盘

- 检查胎盘。
  - 按照标准的胎盘大体检查要求进行（在此不详细叙述）。
    - 应特别注意胎膜和脐带有无感染迹象，如颜色和透明度改变，黄色常提醒急性绒毛膜羊膜炎。
    - 应特别注意脐带有无血管梗阻迹象，如脐带过度螺旋、过长、打结、狭窄、血栓、插入位置异常等。
- 检查完整胎儿。
  - 按照常规尸检的检查方法进行全面评估。
    - 全面测量和记录与胎儿生长发育有关的参数，并与正常值对照看是否符合所述孕周。
    - 描述和记录有无明显可见的发育异常和畸形。
    - 选择性送检胎儿器官组织。
  - 注意自溶假象。
    - 因宫内稽留，此期死胎的皮肤和内脏组织可有明显的自溶现象。浸渍的脑组织有时会易位进入腹膜后、颈部、肩膀、臀部、骨盆的软组织，形成肿块。检查时应避免与肿瘤相混淆。

镜下表现

◎ 胎盘组织

- 感染征象。

- 急性绒毛膜羊膜炎。
  - 母体炎症反应：分 3 期，反映感染时间长短。
    1 期：中性粒细胞位于绒毛膜或绒毛膜下腔。
    2 期：中性粒细胞位于绒毛膜和羊膜内。
    3 期：中性粒细胞位于绒毛膜和羊膜内并伴羊膜上皮坏死。
  - 胎儿炎症反应：分 3 期。
    1 期：中性粒细胞浸润脐静脉或绒毛膜板血管壁。
    2 期：除脐静脉外，中性粒细胞也累及 1 个或 2 个脐动脉。
    3 期：除脐血管外，中性粒细胞明显侵入血管周围胶性基质（华通胶）。
  - 由于胎儿免疫系统的不成熟，胎儿炎症反应在妊娠 20 周之前比较少见。
- 急性绒毛炎：见于胎儿败血症。
- 急性绒毛间隙炎：见于母体败血症。
- 可引起死胎的特殊感染。
  - 绒毛间隙脓肿提示可能存在李斯特菌感染。
  - 绒毛水肿、绒毛血管内成红细胞增殖、红细胞内包涵体提示 B19 病毒感染。
  - 浆细胞性慢性绒毛炎和巨细胞包涵体提示巨细胞病毒感染。
- 胎儿染色体异常征象。
  - 绒毛呈畸形样变化，如绒毛轮廓不规则和绒毛间质有滋养层细胞假包涵体。
- 胎儿血管灌注不良征象。
  - 脐带及绒毛血管内有附壁血栓和闭塞性血栓、血管内层纤维蛋白沉积、无炎性出血性血管病、绒毛内细胞核碎裂、无血管绒毛。
- 母体血管灌注不良征象。
  - 远端绒毛发育不全、绒毛早期过度成熟、绒毛梗死、蜕膜性动脉病。

- 可能与复发相关的病变。
  - 不明病因的慢性绒毛炎。
  - 慢性组织细胞性绒毛间隙炎。
  - 大量绒毛周纤维蛋白沉积症。
- 胎儿 – 母体出血征象。
  - 胎儿和胎盘组织苍白。
  - 绒毛间隙出血 / 血肿并伴胎儿有核红细胞。
  - 应建议母亲行 Kleihauer-Betke 检查或细胞流学检测以确定有无胎儿 – 母体输血,并了解其程度。

◎ 胎儿组织
- 感染征象。
  - 肺和胃肠道中有大量吸入和吞咽的中性粒细胞提示羊水感染序列综合征。
  - 如果有巨细胞病毒或单纯疱疹病毒感染,病毒包涵体常在肝和肾上腺组织发现。
- 估计胎龄。
  - 肺和肾脏的发育程度对此比较有价值。

辅助检查

◎ 细胞遗传学分析
- 尤其适用于异常和畸形胎儿及反复死胎。
- 最好选择胎儿组织。如无适用胎儿组织,也可选用胎盘组织,应从胎儿面取标本(脐带及绒毛组织)。
- 方法。
  - 染色体微阵列分析(chromosomal microarray analysis,CMA)。
    - 美国妇产科学会建议对所有死产进行 CMA 检查。
  - 染色体核型分析。
    - 因胎儿组织自溶,细胞培养成功率小于 50%。
  - 荧光原位杂交(FISH)。
  - 全外显子测序(whole exome sequencing,WES)。

◎ 微生物学检测
- 微生物培养。

- 分子生物学。
- 特殊组织化学染色或免疫组织化学染色。

◎ 影像学检查
- 如果胎儿有明显的四肢或骨骼异常,应进行 X 线检查。
  - 胎儿全身 X 线检查(正位及侧位)。
  - MRI。

病理报告及注意事项

◎ 诊断内容
- 胎盘组织:按照常规胎盘病理检查诊断内容进行报告(在此不详细叙述)。但报告中应注意描述下述与死胎、反复流产有关的几个方面。
  - 脐带:有无插入异常、过度螺旋、血栓、前置血管破裂等。
  - 胎膜:有无插入异常,如轮状胎盘。
  - 病因不明的慢性绒毛炎。
  - 慢性组织细胞性绒毛间隙炎。
  - 大量绒毛周纤维蛋白沉积症。
- 胎儿组织。
  - 胎儿发育是否与孕周相符合。
  - 报告有关发育异常或畸形。

◎ 注释
- 如为刮宫术或真空抽吸术后的标本,在检查所有标本后如果不能确认胎儿所有主要骨骼部位均存在,此信息应包括在诊断中,并加注释如"仅发现一上肢,宫内受孕产物稽留的可能性不能被排除。建议进行临床相关检查。"
  - 上述情况应该及时与产科医生沟通,以免延误治疗。
- 如果胎盘或胎儿改变提示可能存在染色体异常,可建议主管医生结合染色体和分子生物学检测结果具体分析,必要时寻求遗传学科帮助。
- 如果胎盘检查结果提示有与反复流产和死胎有关的病变,可在此强调以引起主管医生的注意。

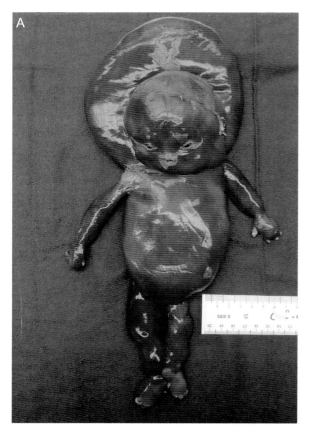

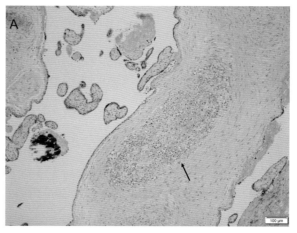

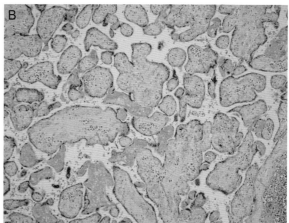

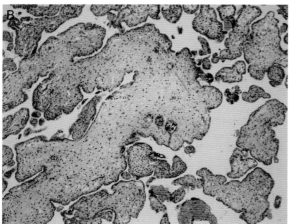

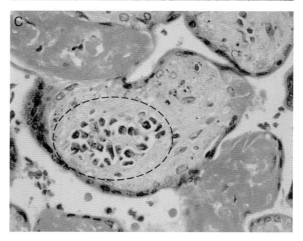

图 12-9 X染色体单体 此例为 24 周 X 单体的胎儿（特纳综合征）。A. 大体观察，特征外貌为显著的胎儿水肿并伴有含有大量积液的颈部囊性淋巴瘤。B. HE 染色，胎盘显示绒毛轮廓不规则及绒毛间质内出现由绒毛滋养层细胞形成的滋养层细胞包涵体（箭头所示）

图 12-10 胎儿先天性骨髓粒细胞增生症累及胎盘 此例为 24 周宫内死胎胎盘。胎儿为 21 三体（唐氏综合征）。此胎盘显示原始粒细胞弥散性充塞于绒毛膜板及干绒毛中的血管内（A，HE 染色，箭头所示）和绒毛内血管中（B，HE 染色，低倍镜，箭头所示；C，HE 染色，高倍镜，圈内），提示胎儿伴有先天性骨髓粒细胞增生症

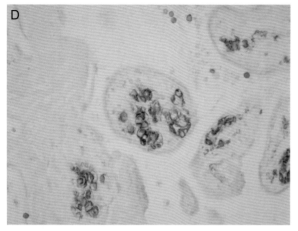

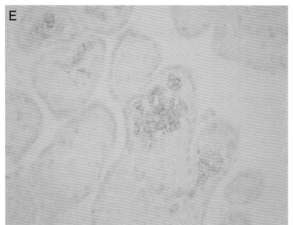

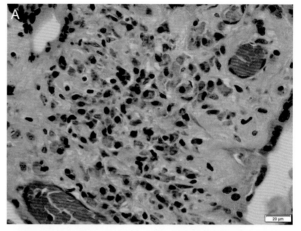

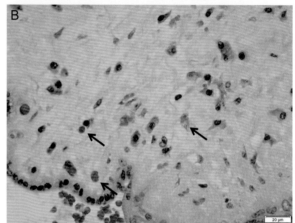

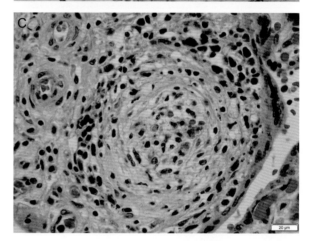

图 12-10　胎儿先天性骨髓粒细胞增生症累及胎盘（续）　原始粒细胞呈 CD43 阳性（D，免疫组织化学染色）和 CD117 阳性（E，免疫组织化学染色）。尽管没有做胎儿尸检，此胎盘的表现基本可以确定胎儿死亡原因，即唐氏综合征伴先天性骨髓粒细胞增生症和胎儿血管灌注不良，后者由弥散性绒毛膜板和绒毛血管内充满原始粒细胞所致

图 12-11　慢性绒毛炎（巨细胞病毒感染）　慢性绒毛炎在妊娠中期较不常见，如发生应考虑感染的可能性，尤其是在胎儿死亡的情况下。巨细胞病毒感染引起的慢性绒毛炎特征为浆细胞浸润（A，HE 染色）并伴有绒毛内含铁血黄素沉积（B，HE 染色，箭头所示）。有时伴有闭塞性血管炎（C，HE 染色）和（或）病毒细胞学变化

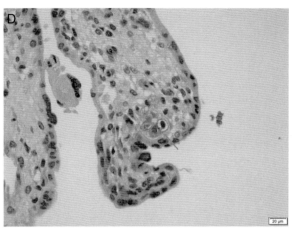

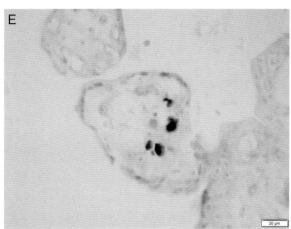

图 12-11 **慢性绒毛炎（巨细胞病毒感染）（续）** 有时伴有闭塞性血管炎和（或）病毒细胞学变化（D，HE 染色，箭头所示）采用免疫组织化学染色可提高被感染细胞的检出率（E，巨细胞病毒免疫组织化学染色）

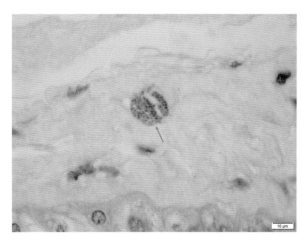

图 12-12 **慢性绒毛炎（弓形虫感染）** 弓形虫感染可引起早、中期流产及胎儿死亡。此图为 1 例 24 周死胎的胎盘。可见绒毛膜板中一含有许多缓殖子（bradyzoites）的弓形虫囊（箭头所示）。同时胎盘也有严重的慢性绒毛炎（此图未显示）

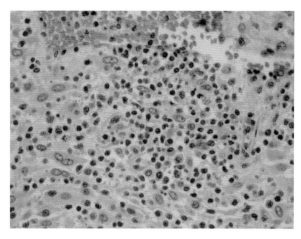

图 12-13 **浆细胞蜕膜炎** 浆细胞蜕膜炎表现为底蜕膜内见大量浆细胞浸润。可见于重复性流产和早产

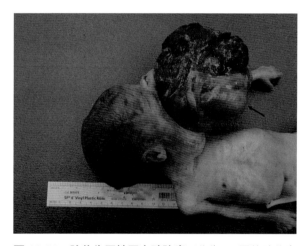

图 12-14 **胎儿先天性巨大畸胎瘤** 此为 26 周的胎儿患有口腔先天性巨大畸胎瘤（箭头所示）。由于呼吸道阻塞，胎儿产程中死亡

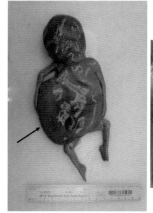

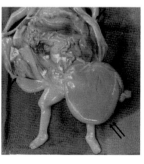

图 12-15 **西梅梅干状腹综合征（prune belly syndrome）** 此为 21 周的宫内死胎胎儿，胎儿患有西梅梅干状腹综合征。左图显示特征性巨大梅干状腹部。右图显示明显膀胱扩张（双箭头所示）和非常薄的腹壁（单箭头所示）

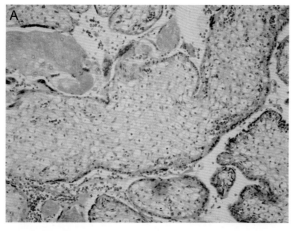

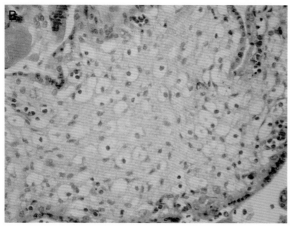

图 12-16　Ⅶ型黏多糖贮积症　A. HE 染色，低倍镜；B. HE 染色，高倍镜。Ⅶ型黏多糖贮积症是一种非常罕见的溶酶体贮积症，由溶酶体酶 β – 葡萄糖醛酸苷酶缺乏所致。严重者可于新生儿早期甚至胎儿期发病。此胎盘来源于 1 例孕 28 周宫内死胎水肿胎儿，特异性镜下表现为弥漫性绒毛增大并有大量泡沫状胎盘间质 Hofbauer 细胞。注意，此处仅胎盘间质 Hofbauer 细胞有泡沫状改变，绒毛周边滋养层细胞不受影响。进一步检查发现此患儿有 *GUSB* 基因突变，确诊为Ⅶ型黏多糖贮积症

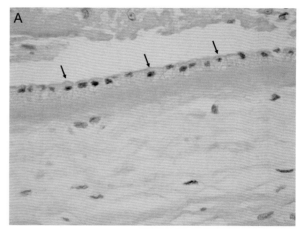

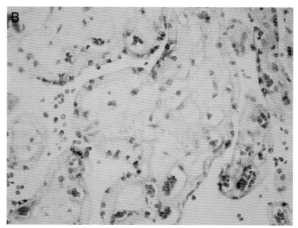

图 12-17　GM1 神经节病　GM1 神经节病是一种非常罕见的溶酶体贮积病，由溶酶体酶 β – 半乳糖苷酶的缺乏所致。早期婴儿型可表现为胎儿水肿、腹水、内脏肥大和早期死亡。此胎盘来源于 1 例孕 36 周水肿胎儿，特异性镜下表现为细胞泡沫状改变。此改变弥漫性影响多种细胞，包括羊膜上皮（A，箭头所示）、胎盘间质 Hofbauer 细胞和绒毛周边滋养层细胞（B）。进一步生化和分子遗传检查确诊此患儿为 GM1 神经节病

第三节　晚期胎儿死亡

定义

胎儿死亡发生在孕 27 周及之后。

发病机制

此期胎儿死亡可能是由多个因素相加而致，包括母体因素、胎儿因素和胎盘因素。

◎ **母体**

● 难以控制的慢性病或急性病，如糖尿病、高血压、先兆子痫 /HELLP 综合征、肥胖、狼疮、血栓形成相关疾病、感染、药物、创伤等。

◎ **胎儿**

● 多数引起胎儿死亡的疾病与引起胎儿宫内

生长受限、早产和严重新生儿疾病相似。

- 先天发育异常综合征、染色体异常、单一或复杂畸形、先天性肿瘤、多胎并发症等。

◎ 胎盘

- 亚急性和慢性病变导致胎盘发育不良，不能满足胎儿生理需要。
  - MVM：特征是胎盘小、梗死、绒毛远端发育不全、蜕膜动脉病变。
  - FVM：血栓形成疾病或脐带并发症（如脐带边缘性、膜性或分叉状脐带插入，脐带超螺旋，脐带狭窄）。
  - 严重 VUE，下次妊娠可能复发。
  - 慢性组织细胞性绒毛间隙炎，下次妊娠可能复发。
  - 大量绒毛周纤维蛋白沉积症，下次妊娠可能复发。
  - 绒毛成熟延迟。
  - 多胎并发症，如双胎输血综合征。
  - 长期羊水感染。
  - 胎儿 – 母体出血。
- 急性过程
  - 胎盘早剥，前置血管破裂。
  - 急性脐带梗阻：可能是由于脐带脱垂、脐带破裂、脐带扭结 / 压迫、血栓形成。
  - 大量胎儿 – 母体出血。
  - 急性羊水感染（胎儿结局可能取决于微生物的毒性）。

临床相关

◎ 临床表现

- 胎动或胎儿心跳消失。
- 阴道出血。

◎ 治疗

- 药物引产：最常用的药物为米索前列醇。

◎ 预后

- 与病因有关，有些情况下经常复发，如大量绒毛周纤维蛋白沉积症、慢性组织细

胞性绒毛间隙炎、不明病因的慢性绒毛炎等。

大体表现

尽管胎儿尸检是查明胎儿死亡的理想选择，保守估计高达 35% 的胎儿死亡是由胎盘异常所致。因此应对所有胎儿死亡进行胎盘检查。

◎ 检查要求及注意事项

按照标准的胎盘大体检查的要求进行（在此不详细叙述）并特别注意下述改变。

- 胎膜和脐带有无感染迹象，如颜色和透明度改变，黄色常提醒急性绒毛膜羊膜炎
- 脐带有无血管梗阻迹象，如脐带过度螺旋、过长、打结、狭窄、血栓、插入位置异常等。
- 胎盘后血肿可能提示胎盘早剥，应记录它的大小，涉及母体表面百分比，有无压缩绒毛组织或伴有梗死，新旧程度。因为不是所有的胎盘早剥都有外在阴道流血（隐匿性早剥）或伴有典型的腹痛和腹部僵硬的临床体征，病理检查对诊断胎盘早剥有时很有帮助。

镜下表现

◎ 母体血管灌注不良征象

- 远端绒毛发育不全、绒毛早期过度成熟、合胞结增加、绒毛梗死、蜕膜小动脉病。
- 在边缘位置的胎盘后血肿并伴有绒毛间隙出血、纤维蛋白沉积、绒毛缺血性改变、蜕膜小动脉病，这些提示慢性胎盘早剥。
  - 临床可有母体慢性间歇性阴道流血。
- 通常见于先兆子痫或母体高血压。

◎ 胎儿血管灌注不良征象

- 脐带及绒毛血管内血栓、绒毛血管内和间质中细胞核碎裂、干绒毛中血管腔变异、终末绒毛纤维化（无血管绒毛）。
- 通常与脐带并发症或遗传性凝血病有关。

◎ **感染征象**
- 急性绒毛膜羊膜炎。
  - 母体炎症反应。
    - 中性粒细胞位于绒毛膜或绒毛膜下腔（1 期）；绒毛膜和（或）羊膜内（2 期）；绒毛膜和（或）羊膜内并伴羊膜上皮坏死（3 期）。
  - 胎儿炎症反应。
    - 中性粒细胞位于脐静脉或绒毛膜板血管壁上（1 期）；脐静脉及 1 个或 2 个脐动脉血管壁上（2 期）；脐血管及周围细胞外胶性基质（华通胶）（3 期）。
  - 常见微生物。
    - 早产：B 型链球菌、梭杆菌属细菌、消化链球菌。
    - 足月产：B 型链球菌、梭杆菌属细菌、大肠杆菌、类杆菌属细菌、解脲支原体。
- 急性绒毛炎：见于胎儿败血症。
- 急性绒毛间隙炎：见于母体败血症。
- 可引起死胎的特殊感染。
  - 绒毛间隙脓肿提示李斯特菌感染。
  - 绒毛水肿、绒毛血管内成红细胞增殖、红细胞内包涵体提示 B19 病毒感染。
  - 浆细胞性慢性绒毛炎和巨细胞包涵体提示巨细胞病毒感染。

◎ **可能与复发相关的病变**
- 病因不明的慢性绒毛炎。
- 慢性组织细胞性绒毛间隙炎。
- 大量绒毛周纤维蛋白沉积症。
- 引起上述病理改变的病因不明，可能与免疫介导的排斥反应有关。

◎ **绒毛发育成熟延迟**
- 相比妊娠周数，绒毛较大并且缺乏足够的血管合胞膜。
- 绒毛末梢血管合胞膜形成不良会损害气体和营养物质的交换，与晚期胎儿死亡有关。

- 通常见于母体糖尿病、肥胖或脐带过度螺旋。

◎ **胎儿染色体异常征象**
- 绒毛呈畸形样变化，如绒毛轮廓不规则和绒毛间质有滋养层细胞假包涵体。

◎ **胎儿 – 母体出血征象**
- 绒毛间隙出血 / 血肿并伴胎儿有核红细胞。
- 应建议做母体 Kleihauer-Betke 检测或流式细胞学检测以确定有无胎儿 – 母体输血，并了解其程度。

辅助检查

◎ **细胞遗传学分析**
- 尤其适用于异常和畸形胎儿及反复死胎。
- 最好选择胎儿组织。如无合适的胎儿组织，也可选用胎盘组织，应从胎儿面取标本（脐带及绒毛组织）。
- 方法。
  - 染色体微阵列分析（CMA）。
    - 美国妇产科学会建议对所有死产进行 CMA 检查。
  - 染色体核型分析。
    - 因胎儿组织自溶，细胞培养成功率小于 50%。
  - 荧光原位杂交（FISH）。
  - 全外显子测序（WES）。

◎ **微生物学检查**
- 微生物培养。
- 分子生物学。
- 特殊组织化学染色或免疫组织化学染色。

◎ **影像学检查**
- 如果胎儿有明显的四肢或骨骼异常，应进行 X 线检查。
  - 胎儿全身 X 线检查（正位及侧位）。
  - MRI。

病理报告及注意事项

按照常规胎盘病理检查诊断内容进行报告

（在此不详细叙述）。

◎ **注意事项**

- 报告中应注意描述与死胎或反复死胎有关的几个病变。
- FVM 的变化。
  - 脐带并发症：如脐带边缘性或膜性插入、脐带过长或过度螺旋、脐带血管内血栓、脐带前置血管破裂等。
- 组织学改变：绒毛血管内和间质中细胞核碎裂、干绒毛中血管腔变异、终末绒毛纤维化（无血管绒毛）。
- MVM 的变化。
- 小胎盘、梗死、蜕膜动脉病。

- 慢性炎症变化。
  - 慢性绒毛膜炎。
  - 慢性组织细胞性绒毛间隙炎。
- 大量绒毛周纤维蛋白沉积症。

◎ **注释**

- 如果胎盘或胎儿改变提示怀疑存在染色体异常，可建议主管医生结合染色体和分子生物学检测结果具体分析，必要时寻求遗传学科帮助。
- 如果胎盘检查结果提示有与反复流产和死胎有关的病变，可在此强调以引起主管医生注意。

图 解

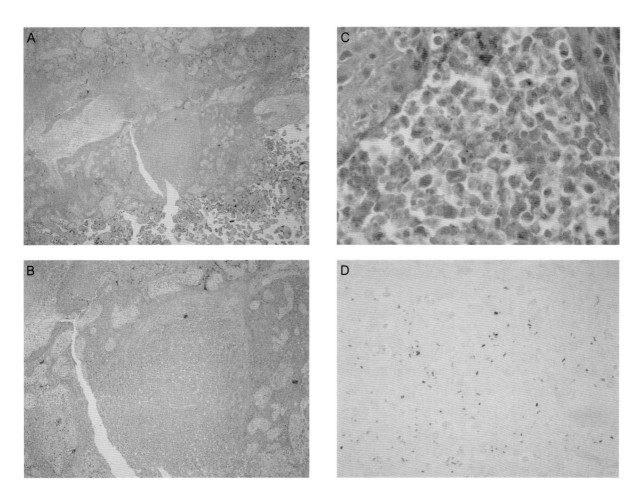

图 12-18　李斯特菌感染引起的胎盘炎　典型的组织学改变为含有大量中性粒细胞的绒毛间隙脓肿及绒毛坏死（A，HE 染色，低倍镜；B，HE 染色，中高倍镜）。革兰氏染色可显示革兰氏阳性杆菌（C），但 Steiner 银染色较革兰氏染色敏感度高，可显示更多细菌（D）。C 和 D 为同一视野及倍数

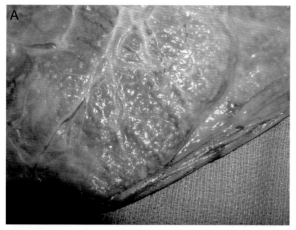

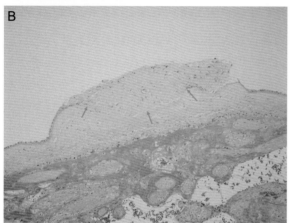

图 12-19　**羊膜结节**　羊膜结节由长时间显著的羊水过少所致，常见于先天性肾发育不全或长时间的胎膜早破。此为肾发育不全胎儿。羊膜结节的大体（A）可见细小珍珠状的小结节均匀分布在胎膜表面。结节偶尔会延伸到胎盘外胎膜，但很少存于脐带表面。镜下（B）所见：结节由羊水中细胞碎片堆积而成，且结节下方羊膜上皮呈局灶性缺损（箭头所示）

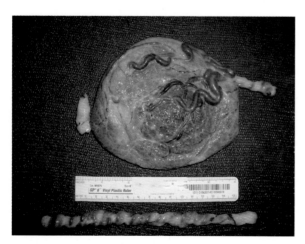

图 12-20　**脐带超螺旋及边缘插入**　脐带超螺旋及插入异常，可引起宫内胎儿生长迟缓，胎儿对分娩不耐受，及胎儿死亡

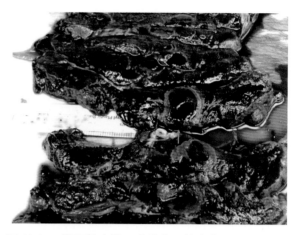

图 12-21　**梗死性血肿**　这种多局灶或大面积的亚急性梗死并伴发中央出血（又称梗死性血肿，如箭头所示）与胎儿死亡有关。临床关联类似于胎盘早剥

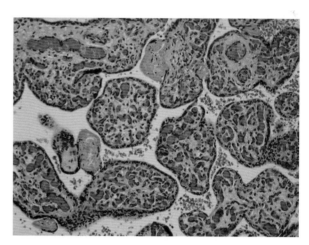

图 12-22　**绒毛血管病（villous chorangiosis）**　绒毛血管病的特征是绒毛血管过多。最基本的诊断要求为每个远端绒毛横截面含有 10 个以上的毛细血管（如图所示），此种绒毛聚集成簇（至少含有 10 个绒毛），并在多个区域中出现。该病变常与妊娠期糖尿病和其他疾病有关。与糖尿病有关的几种母婴并发症都可能导致胎儿死亡

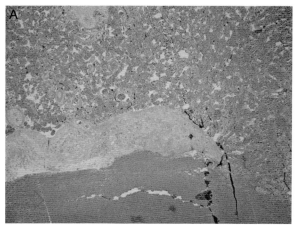

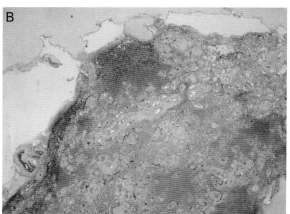

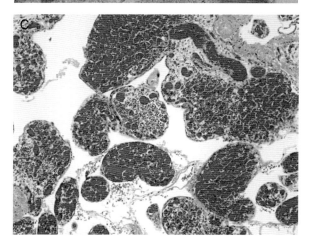

图 12-23 胎盘早剥 急性大面积胎盘早剥通常与先兆子痫有关。胎盘剥离超过 30%~50% 胎盘基底表面的病变的胎儿死亡率很高。镜下特征为胎盘后（A，箭头所示）、绒毛之间或者绒毛膜板下（B）及绒毛间质（C）出血。其中以绒毛间质出血为最具特异性的组织学改变

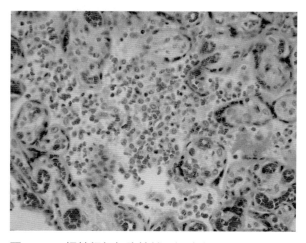

图 12-24 慢性组织细胞性绒毛间隙炎 表现为绒毛间组织细胞浸润。此种病变经常引起重复性胎儿生长受限和死胎

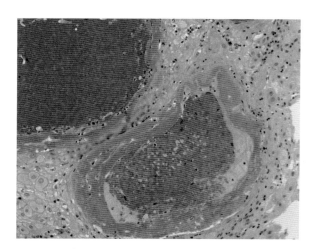

图 12-25 蜕膜小动脉病 蜕膜小动脉病与早产、先兆子痫的母亲血管灌注不良有关。此图显示螺旋动脉壁中的纤维蛋白坏死

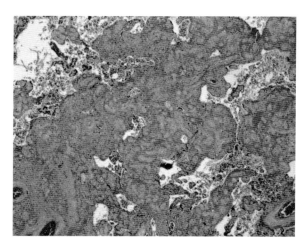

图 12-26 大量绒毛周围纤维蛋白沉积 大量绒毛周围纤维蛋白沉积可引起胎盘功能不全，并导致严重的重复性胎儿生长受限和死胎

第四节　胎儿死亡后的继发性胎盘改变

定义

胎儿宫内死亡后，无论病因如何，胎盘均会出现退化性变化。

发病机制

机制和组织学变化类似于FVM，即胎盘向胎儿血流灌注停止。

大体改变

胎盘由于失血以及机化而表现为实质呈苍白色，可继发钙化而质地变硬。

镜下改变

◎ 绒毛血管–间质核碎裂
◎ 干绒毛中血管腔不规则变化

表现为完全性血管腔闭塞（血管内皮细胞和腔内血液完全消失）或成纤维细胞将血管内腔分隔成几个不规则的含变性红细胞的小间隙（类似于再通血栓）。

◎ 终末绒毛纤维化（无血管绒毛）
◎ 宫内胎儿死亡

胎儿宫内死亡与生产时间间隔可根据组织学变化推测。

- 大于或等于6小时。
  - 绒毛血管内和绒毛间质细胞出现核碎片。
- 大于或等于48小时。
  - 多灶性（10%～25%）干绒毛血管腔出现不规则变化。
- 大于或等于2周。
  - 广泛的（25%以上）干绒毛血管腔出现不规则变化。
  - 广泛的（25%以上）终末绒毛纤维化。

鉴别诊断

◎ FVM

- 下述变化提示为胎儿死亡后的变化。
  - 组织学变化分散且广泛分布。
- 下述变化提示为胎儿生前的变化。
  - 仅限于受影响的血管树或病变下游（血栓）。
  - 血栓被认为是生前的变化。

图　解

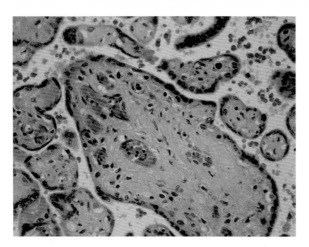 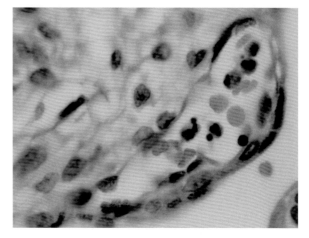

图 12-27　绒毛血管内和间质中核碎裂　此为早期改变，见于胎儿子宫内死亡大于或等于6小时。A. 低倍镜下见绒毛血管内和间质中细胞核碎裂。B. 高倍镜下见绒毛血管内细胞核碎裂

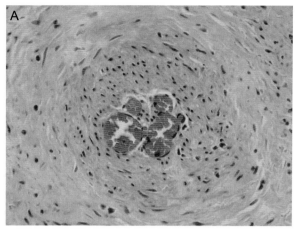

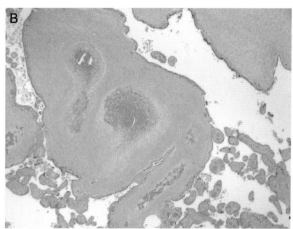

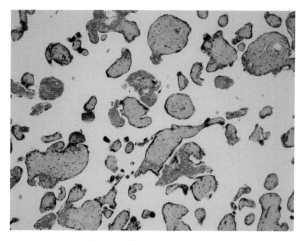

图 12-29　**终末绒毛纤维化**　此为晚期改变，表现为终末绒毛纤维化、绒毛内血管消失及合体滋养层细胞坏死。弥漫性改变（大于 25%），见于胎儿子宫内死亡 2 周及以上

图 12-28　**干绒毛或绒毛板中血管腔变异**　此为中期改变，表现为干绒毛或绒毛板中血管完整性受损并伴有内皮细胞丢失，管腔被纤维性分隔为几个小的不规则充血空间（A）和红细胞渗出（B）。多灶性（10%~25%）改变，见于胎儿子宫内死亡 48 小时及以上。弥漫性改变（大于 25%），见于胎儿子宫内死亡 2 周及以上

参考文献

[1] Heerema-McKenney A, Popek EA, Paepe ME. Diagnostic pathology: placenta [M]. 2 Ed. Elsevier, 2019.

[2] Baergen R. Manual of pathology of the human placenta [M]. 2 Ed. Springer, 2011.

[3] Redline RW, Boyd TK, Roberts DJ. Placental and gestational pathology [M]. London: Cambridge University Press, 2018.

[4] Chen A, Roberts D. Placental pathologic lesions with a significant recurrence risk - what not to miss! [J]. APMIS, 2018, 126(7): 589-601.

[5] Genest DR. Estimating the time of death in stillborn fetuses: Ⅱ. Histologic evaluation of the placenta; a study of 71 stillborns [J]. Obstet Gynecol, 1992, 80: 585.

第十三章　胎盘肿瘤

□　郭晓静　陶　祥　赵澄泉

第一节　胎盘原发良性肿瘤及瘤样病变

胎盘的原发良性肿瘤和瘤样病变是非常少见的，最常见的胎盘良性非滋养层细胞肿瘤包括平滑肌瘤、畸胎瘤、肝细胞腺瘤等。胎盘的绒毛膜血管瘤属于血管增生性瘤样病变，发生于干绒毛或绒毛膜板处，所以在第六章讲述，脐带的血管瘤在第四章讲述。

（一）胎盘畸胎瘤（placental teratoma）

定义

一种预后良好的良性非滋养层细胞的胎盘肿瘤，具有向体细胞分化的潜能，大多数肿瘤含有至少 2 个或 3 个胚层的组织成分。

发病机制

可能是妊娠早期生殖细胞从卵黄囊背侧迁移到胎盘形成的。

生殖细胞沿着原肠的肠系膜迁移到生殖嵴，由于妊娠早期原肠外翻入脐带，可能导致生殖细胞迁移到脐带实质导致发生脐带畸胎瘤。如果继续迁移到羊膜和绒毛膜之间的结缔组织，就会在羊膜和绒毛膜之间形成畸胎瘤。

临床相关

无特殊，往往于妊娠期 B 超检查中发现，或者分娩过程中发现。

大体表现

常单发，直径 2~7 cm，较大者可达 15 cm。

通常发生在胎盘的胎儿面，呈结节状的肿块，肿物可位于羊膜和绒毛膜之间或附着在脐带上。

常呈实性，卵圆形或圆形，表面光滑。

镜下表现

由紊乱的成熟组织组成，包括 3 个胚层组织，如皮肤附件、脂肪组织、胃肠道上皮、骨骼肌、神经组织、软骨和骨骼等。

辅助检查

B 超检查可能会有提示作用。

鉴别诊断

◎ 无定型无心胎儿或纸样儿

- 两者的鉴别点为是否具有脐带结构或存在中轴骨骼，以及有无属于自己的脐带连接于另一胎儿的胎盘或者自身的胎盘。
- 无心胎儿或纸样儿的中枢骨骼发育相对完善（具有部分或完全发育的脊柱、肋骨、骨盆及颅骨），而胎盘畸胎瘤不具备此特征。

◎脐肠系膜管残留（又称卵黄管）

- 是一种胚胎结构，它连接着卵黄囊与原始中肠，正常情况下在胚胎第7~9周时闭合。若发生闭合异常时，脐肠系膜管具有分化和自我更新能力的多能干细胞可以分化为任何类型的胃肠上皮，如胃、小肠黏膜或结肠黏膜。
- 显微镜下，这些残迹通常是不连续的，偶有神经节细胞的肌壁。脐肠系膜残迹常伴有卵黄管，通常成对排列，有时成簇排列，内皮细胞缺乏肌层。

胎盘部位原发的其他肿瘤，其组织形态学不难与胎盘畸胎瘤鉴别。

预后

为良性肿瘤，预后良好，不影响妊娠进程或胎儿发育。

（二）肝细胞腺瘤（hepatocellular adenoma of the placenta）和异位肝（ectopic liver tissue）

定义

胎盘组织内一种良性的界限清楚的胎儿型肝结节。

发病机制

不确定，有如下假设。

属于胎盘迷离瘤，是在早期胚胎发育过程中具有肝细胞分化的卵黄囊迁移形成的。

属于单胚层畸胎瘤，表现为内胚层分化。

属于一种未发育完全的或胚胎性的肝组织异位，因为这种肝脏结节可以发生在胎盘实质，而不是常见的胎盘畸胎瘤的羊膜和绒毛膜之间或脐带的发生部位。

临床相关

无特殊临床表现。

通常单发，偶然发现。

大体表现

单个，境界清楚的结节。

灰白到均匀的暗红色。

结节较小，直径一般小于1 cm，也有报道最大径达7 cm。

镜下表现

不包含汇管区、中央静脉和胆管。

常位于绒毛膜板下或干绒毛内。

细胞特征类似胎儿肝脏细胞，呈多边形，上皮样，细胞质嗜双性，核圆形、居中，核仁不明显。

常见髓外造血。

通常没有胆色素。

辅助检查

免疫组织化学与正常肝细胞相同，常常表达CK、甲胎蛋白、α抗胰蛋白酶，有时表达Glypican-3。

（三）肾上腺异位（ectopic adrenal tissue）

定义

胎盘组织内肾上腺皮质组织构成的微小结节。

发病机制

不确定，有如下几种可能。

来源于肾上腺前体细胞，通过胎儿循环并随栓子扩散而来。

具有肾上腺皮质分化的多功能细胞，也可能是从胚胎卵黄囊迁移到胎盘。

胎盘源性多功能肝细胞在局部形成的，可能与遗传学有关，导致肾上腺皮质组织形成。

是一部分体腔间质细胞迁移分化的结果，并与胎盘的体腔外间质成分整合。

临床相关

通常单发，偶然发现。

一般在妊娠晚期胎盘中可见。

大体表现

肉眼很难识别发现，多为偶然镜下所见，直径 0.1~0.4 cm。

镜下表现

常发生在干绒毛中，少量在绒毛膜板下。

图 解

类似肾上腺皮质的束状带细胞，但缺乏典型的肾上腺皮质细胞排列。

细胞呈多边形，细胞膜明显，细胞质透明或嗜酸，细胞核小且居中。

结节中可见细小血管，通常可见脂褐素。

辅助检查

免疫组织化学表达正常肾上腺皮质细胞的抑制素 -α、Melan-A 及 Cam5.2。

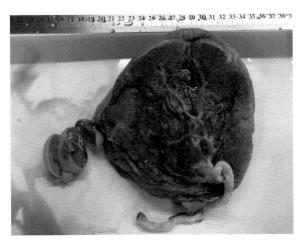

图 13-1　胎盘畸胎瘤　大体观。胎盘胎儿面的胎盘边缘胎膜可见一卵圆形肿物，表面光滑，切面呈实性，灰粉、淡黄色，质地中，切面局部可见软骨组织及骨组织，质硬，未见肋骨、脊椎、骨盆等形态［此图由西安市人民医院（西安市第四医院）王卉芳赠］

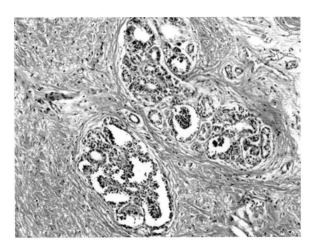

图 13-3　胎盘畸胎瘤　镜下可见局部区散在肾小球结构［此图由西安市人民医院（西安市第四医院）王卉芳赠］

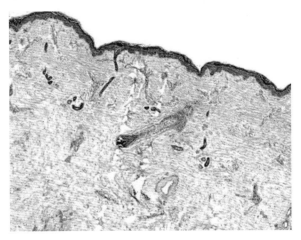

图 13-2　胎盘畸胎瘤　镜下可见 3 个胚层组织，表面被覆分化成熟的鳞状上皮，上皮下可见皮脂腺、毛囊、毛根等皮肤附属器，皮下为成熟的脂肪组织［此图由西安市人民医院（西安市第四医院）王卉芳赠］

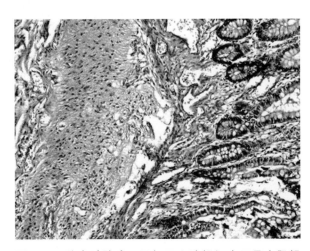

图 13-4　胎盘畸胎瘤　局部区脂肪组织内可见小肠组织，由黏膜层、黏膜固有层、黏膜肌层和黏膜下层组成，黏膜下层可见神经组织［此图由西安市人民医院（西安市第四医院）王卉芳赠］

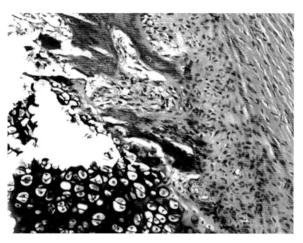

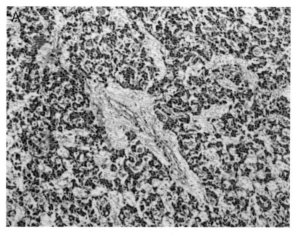

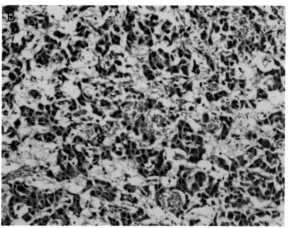

图 13-5 胎盘畸胎瘤 局部区可见软骨、骨组织。亚结节为皮肤及纤维脂肪组织［此图由西安市人民医院（西安市第四医院）王卉芳赠］

237

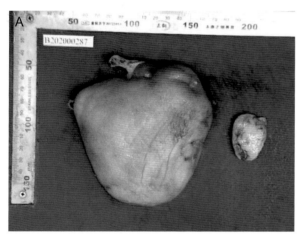

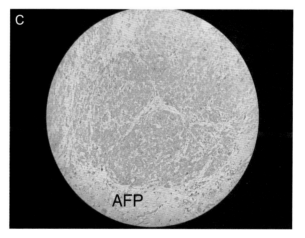

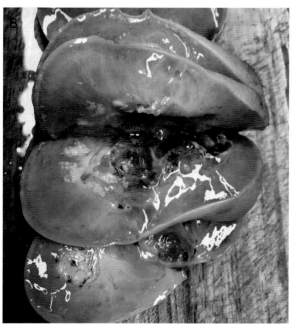

图 13-7 肝细胞异位 / 肝细胞腺瘤 A. 肿瘤由嗜酸性细胞组成，排列呈腺样和索条样。B. 高倍镜下可见细胞呈大多边形，核圆、偏位，细胞间质中可见骨髓外造血成分。C. 肿瘤细胞免疫组织化学染色示甲胎蛋白（AFP）阳性（A、B 图由石家庄市妇产医院甄娟赠，C 图由义乌市妇幼保健院高剑赠）

图 13-6 无心畸形 大体标本。A. 带皮肤的肉球样组织附少许毛发，可扪及骨样组织，其中一侧可见脐带附着。B. 切面可见椎体样软骨结构（此图由四川大学华西第二医院沈扬眉赠）

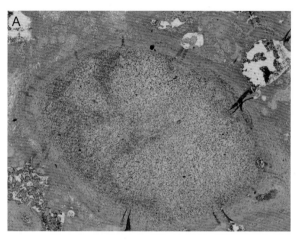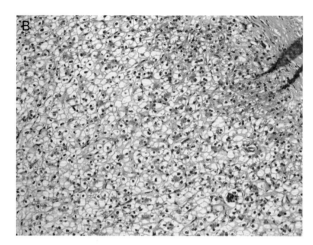

图 13-8　肾上腺异位组织　A. 干绒毛中见巢状分布的病灶，边界清晰。B. 高倍镜下见细胞由多边形细胞组成，细胞膜明显，细胞质透明或嗜酸，细胞核小且居中，可见双核（图由厦门大学附属妇女儿童医院郑良楷赠）

第二节　胎盘原发恶性肿瘤

定义

胎盘部位原发恶性肿瘤最主要是胎盘内绒癌，它是发生在妊娠期胎盘部位的绒毛膜癌（绒癌），多发生在妊娠中晚期。

发病机制

不清楚，可能与肿瘤细胞的低甲基化有关。

临床相关

临床表现不典型，容易漏诊和误诊。

约 50% 的患者无症状，有症状者可表现为胎母输血综合征、胎儿生长受限、死胎、妊娠期及产后阴道流血等。

绝大多数患者有 HCG 水平升高。

50% 的病例可能发生转移，常有原位绒癌并伴有母亲和胎儿转移。部分病例分娩后，找不到原发部位的绒癌，可能与胎盘内绒癌有关。

目前未见到绒癌转移至胎儿的报道。

大体表现

肉眼很难识别发现，可能表现为出血性的暗褐色病灶，或与正常胎盘实质相比含血量少的浅色病灶。

镜下表现

胎盘病变处可见到绒毛周围的滋养层细胞出现增生，相互融合成片，伴随不同程度的细胞异型性。

◎ **肿瘤形态特征**

肿瘤的形态特征同普通的绒癌相似。

- 细胞滋养层细胞和中间型滋养层细胞为单核的滋养层细胞，均趋向于成片生长，胞质染色较浅，核染色质较细腻。合体滋养层细胞将之分隔，与单核滋养层细胞伴随生长。
- 合体滋养层细胞有时相互连接形成丛状或微囊状。
- 中间型滋养层细胞体积较大，胞质丰富，紧邻细胞滋养层细胞，可能来自后者的分化，有时不易区分，需要借助免疫组织化学染色。

◎ **病变周围的绒毛**

病变周围的正常绒毛发育良好，符合孕周。

鉴别诊断

◎ **普通绒毛膜癌**

● 无绒毛伴随。

● 破坏血管可形成大量的出血坏死病灶。

● 病灶主体往往侵犯子宫肌层。

◎ **部分性水泡状胎块**

● 一般在妊娠早期形成自然流产，妊娠晚期极罕见。

● 滋养层细胞的异型性不明显。

● 可见到畸形绒毛。

● 胎儿可有特征性的畸形，如第三、四指并指畸形等。

◎ **一胎为完全性水泡状胎块的双胎妊娠**

● 正常与水泡状胎块的绒毛分界清楚。

● 水泡状胎块的绒毛滋养层细胞增生，但细胞异型性小、增生的滋养层细胞围绕绒毛周围，不常弥漫成片。

● 病变的绒毛间质明显水肿，形成中央池，而胎盘内绒癌形成处的绒毛结构相对正常，无中央池。

◎ **绒癌合并妊娠**

● 非常罕见，一般前期有绒癌或水泡状胎块的病史和治疗史。

● 绒癌成分通常独立于胎盘存在，或位于肌层内。

● 不能见到胎盘内绒癌的，在绒毛上形成的肿瘤性滋养层细胞增生。

病理报告及注意事项

报告中应描写绒癌病灶的大小。

仔细地对胎盘进行大体和镜下检查可以发现胎盘内绒癌。

当绒癌病灶较大时，与绒癌合并妊娠不能鉴别时，可行 STR 检测明确绒癌与此次妊娠胎盘之间的关系。

图解

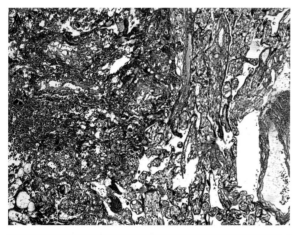

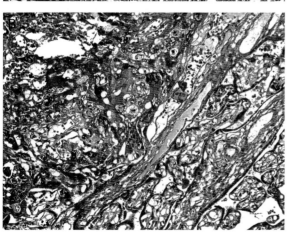

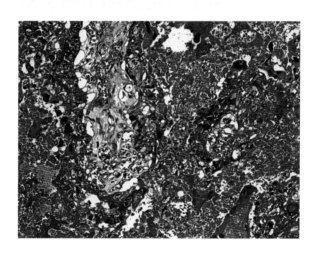

图 13-9　胎盘内绒癌　妊娠晚期胎盘。A. 低倍镜下可见部分绒毛（左半视野）结构不清晰，绒毛间隙消失，嗜碱性增加。B. 可见与图中右下部分的正常绒毛相比，左上部分的绒毛间隙被异型性大的滋养层细胞填充。C. 肿瘤部分的残留绒毛、绒毛周围的滋养层细胞层被显著异型的滋养层细胞替代，细胞呈复层排列，由胞质淡染的单核滋养层细胞和胞质嗜双色性的合体滋养层细胞组成，周围大量的肿瘤细胞坏死

第三节　胎儿源性肿瘤累及胎盘

胎儿先天性肿瘤主要有神经母细胞瘤、肝母细胞瘤、淋巴瘤、白血病、脑肿瘤、生殖细胞肿瘤等，但转移到胎盘的很少见。最常见的累及胎盘的胎儿原发性肿瘤包括神经母细胞瘤、淋巴瘤或白血病，少见的病例包括肉瘤、骶尾部畸胎瘤等。

（一）胎儿原发恶性肿瘤累及胎盘

定义

胎盘胎儿循环的先天性恶性肿瘤，侵入绒毛间质。

发病机制

先天性恶性肿瘤细胞的血行播散常与胎盘绒毛血管中的肿瘤细胞有关。

临床相关

胎盘水肿，与恶性肿瘤细胞阻塞小绒毛血管有关。

罕见肿瘤细胞突破胎盘屏障进入绒毛间质，或更进一步侵袭穿透滋养层细胞，进入母体血管间隙。

大体表现

无明确可识别的大体表现。

胎盘稍重，苍白水肿。

镜下表现

常见的肿瘤类型有造血系统肿瘤和神经母细胞瘤。

肿瘤常出现部位为绒毛的毛细血管中，呈簇状或丛状分布，通常存在管腔阻塞，伴胎盘和胎儿水肿。

少见恶性肿瘤细胞自血管内侵入绒毛血管壁外的绒毛间质中。

罕见在胎盘的绒毛间隙（母体循环）中见到胎儿恶性肿瘤细胞。

并没有发现母体转移性病变。

肿瘤细胞的具体镜下表现因原发肿瘤类型而不同。

辅助检查

免疫组织化学染色及分子检测可证实。

FISH 法检测 Y 染色体用于证实男性胎儿病例中肿瘤是胎儿来源。

病理报告及注意事项

有报道称，先天性急性髓系白血病（与唐氏综合征不相关）有较高的死胎率，在一些唐氏综合征的病例中可见到骨髓增生异常综合征，并且可以累及胎盘。但骨髓增生异常综合征在胎盘中广泛存在，并且与胎盘和（或）胎儿水肿相关时，胎儿预后不好。

（二）胎儿原发性良性肿瘤累及胎盘（先天性痣细胞）

定义

胎儿巨大先天性黑色素痣细胞累及胎盘。

发病机制

由胚胎发育过程中异常的神经嵴细胞迁移和增生形成。

可能是正常的痣细胞向胎盘绒毛的良性转移。

临床相关

新生儿可见到巨大的先天性痣，通常累及躯干和四肢。

大体表现

先天性黑色素痣细胞累及胎盘通常没有明显大体特征。

个别有肉眼可见的色素结节。

镜下表现

痣细胞通常存在于各级干绒毛间质中。

痣细胞大小一致,蓝染,边界清楚,核椭圆形,核仁不明显。

罕见核分裂。

有时 Hofbauer 细胞质内可见色素沉积。

鉴别诊断

◎ **胎儿恶性黑色素瘤累及胎盘**

- 恶性黑色素瘤细胞重度异型,核仁明显,常见核分裂象,与良性痣细胞不同。

◎ **母体恶性黑色素瘤累及胎盘**

- 恶性黑色素瘤细胞分布于绒毛间隙中,但可见到少量的绒毛间质或胎儿血管受侵犯,造成部分新生儿转移。

辅助检查

免疫组织化学染色 S-100、HMB45、Melan-A 阳性。

病理报告及注意事项

不要误诊为转移性恶性黑色素瘤,以造成临床的过度治疗。本病胎儿发生恶性黑色素瘤的风险并没有增加。

图 解

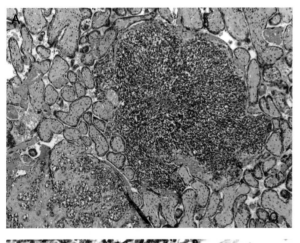
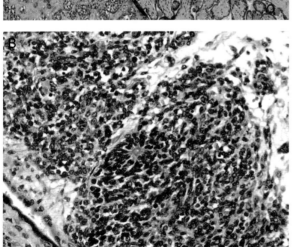
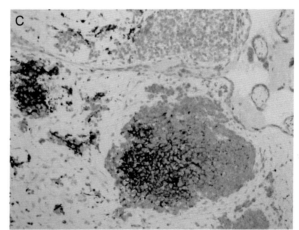
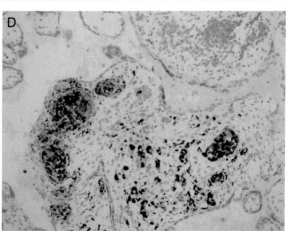

图 13-10 胎儿神经母细胞瘤转移至胎盘 A. 低倍镜下可见肿瘤组织浸润绒毛间质,并显示肿瘤侵犯并穿过合体滋养层细胞屏障,侵入到绒毛间隙,肿瘤细胞由巢状或小叶状分布的小至中等大的神经母细胞组成。B. 肿瘤组织内可见 Homer-Wright 假菊形团。C. 肿瘤细胞表达 NSE。D. 肿瘤细胞表达 S-100(图由厦门大学附属妇女儿童医院郑良楷赠)

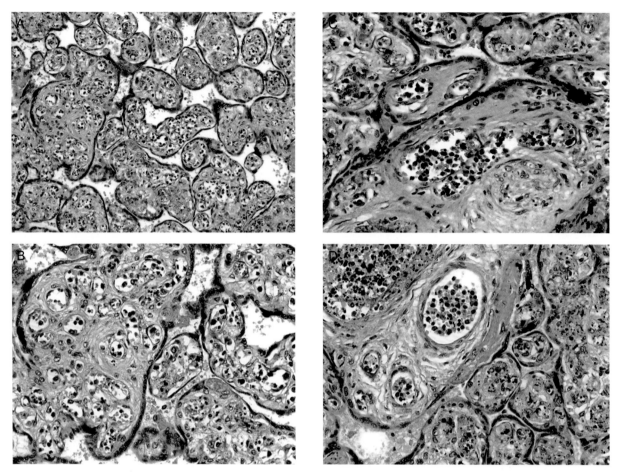

图 13-11　唐氏综合征相关骨髓异常综合征病灶累及胎盘　A. 低倍镜下可见恶性肿瘤细胞呈簇状分布在绒毛的毛细血管中，并可见多灶的凋亡核碎屑。B. 造血细胞的增生和凋亡并存，伴有原始粒细胞增多，转变为急性髓系白血病的概率较高。C、D. 高倍镜下可见毛细血管内的灶性肿瘤细胞核质比增大，细胞核细腻，见小核仁，呈母细胞形态；局灶可见坏死（图由厦门大学附属妇女儿童医院郑良楷赠）

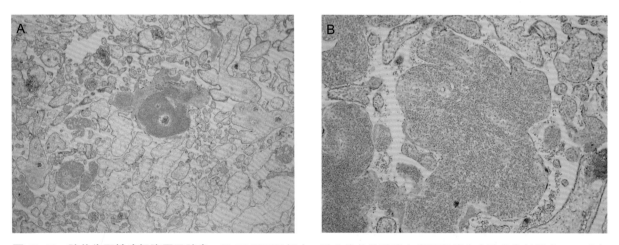

图 13-12　胎儿先天性痣细胞累及胎盘　孕 28 周死胎标本，胎儿为软脑膜黑色素沉积伴有皮肤多发性黑痣。A. 胎盘的绒毛间质中可见巢状聚集的痣细胞。B. 膨大的绒毛间质见弥漫的痣细胞浸润（图由美国 Oklahoma 大学于忠欣赠）

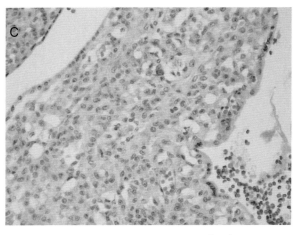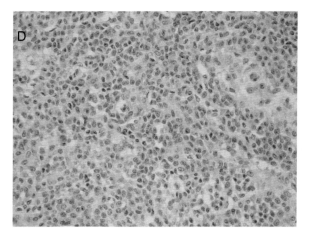

图 13-12　胎儿先天性痣细胞累及胎盘（续）　C. 痣细胞胞质内可见色素沉积。D. 痣细胞一致性好，细胞质不清晰，细胞核圆形或肾形，染色质细腻，可见小核仁，核分裂象罕见（图由美国 Oklahoma 大学于忠欣赠）

第四节　母体原发性恶性肿瘤累及胎盘

定义

母体恶性肿瘤累及胎盘最常见的是恶性黑色素瘤，其他还有实体肿瘤和血液淋巴系统肿瘤。

胎盘转移的恶性肿瘤细胞一般位于绒毛间隙，少数存在于绒毛间质、绒毛血管间隙和蜕膜。

发病机制

妊娠期胎盘的血供丰富，且绒毛间隙相对狭窄、不规则，血流速度慢，易于沉积肿瘤性栓子。

某些恶性肿瘤（尤其是恶性黑色素瘤）可能对滋养层细胞具有趋向性。

临床相关

母体的原发肿瘤会出现相应的临床表现，通常在妊娠期或妊娠前确诊。

偶尔，胎盘受累是母体恶性肿瘤的首发症状。

大体表现

无特殊表现。

镜下表现

肿瘤细胞通常存在绒毛间隙（母体循环）中。

绒毛或胎儿血管浸润非常少见，即使发生，也与转移至胎儿的相关性不高。

◎ **恶性黑色素瘤累及胎盘**

- 肿瘤细胞常常位于绒毛间隙。

- 少数可浸润绒毛间质和胎儿血管。可以表现为肉眼可见的病变，也可以仅为镜下可见。

- 胎盘转移性恶性黑色素瘤的孕产妇的死亡率很高。

- 尽管目前的报道中胎儿或新生儿的转移率较低，但仍然建议所有转移性恶性黑色素瘤的病例的胎盘常规送病理检查，并对出生时胎盘伴有转移性恶性黑色素瘤的所有小儿进行密切检测。

◎ **淋巴造血系统肿瘤累及胎盘**

- 慢性粒细胞白血病根据病程分为慢性期、加速期和急变期。大多数孕妇诊断时为慢性期，症状通常隐匿且非特异性。

- 慢性期，显微镜下以粒细胞增生为主，散在少量中晚幼红细胞，巨核细胞以单圆核巨核细胞为主，嗜酸性粒细胞数量增多。慢性粒细胞白血病累及胎盘常常见于慢性期。

- 肿瘤细胞往往存在绒毛间隙内，可累及绒毛组织。
- 在母亲白血病的病例中，不能凭借绒毛间隙中存在肿瘤细胞就诊断为转移，必须在绒毛组织和（或）胎儿血管中发现肿瘤细胞才可以诊断为转移。

◎ 乳腺癌累及胎盘
- 肿瘤细胞常常位于绒毛间隙，尚无播散至胎儿的报道。
- 大体胎盘可无特殊，也可以有多个实性的小结节。

- 显微镜下肿瘤细胞位于绒毛间隙，呈巢状、小梁状分布，肿瘤细胞具有异型性。
- 免疫组织化学染色 ER、PR、GATA3 可以证实其来源。

病理报告及注意事项

尽可能通过临床病史、组织形态以及免疫组织化学手段明确转移性肿瘤的类型，特别是胎盘作为首发的病例，患者可以得到合适治疗。

熟悉胎盘正常结构、正常细胞类型，有助于提高对异常类型细胞出现于胎盘的识别敏感性。

图 解

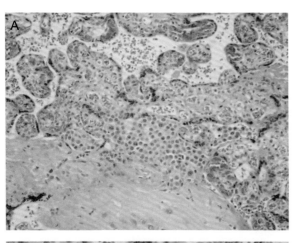
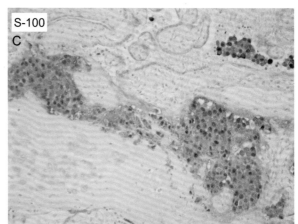
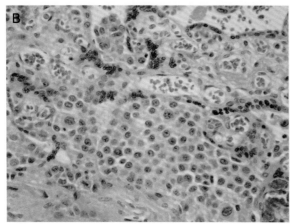
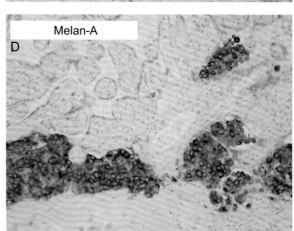

图 13-13　母体恶性黑色素瘤累及胎盘　25 岁孕妇，患有黑色素瘤（4 期）。A. 灶性肿瘤细胞位于绒毛间隙，绒毛间质未见累及。B. 肿瘤细胞呈上皮样，细胞大小不一，未见明显色素，细胞异型，核圆形或不规则形，核仁明显。C. 免疫组织化学染色示 S-100 阳性。D. 免疫组织化学染色示 Melan-A 阳性（图由美国 Oklahoma 大学于忠欣赠）

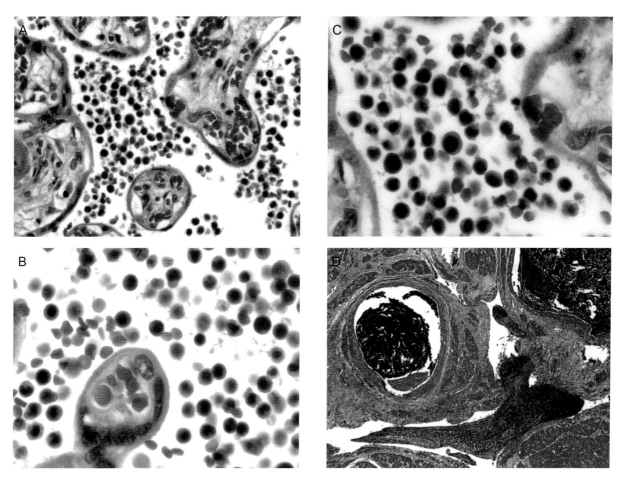

图 13-14 母体慢性粒细胞白血病累及胎盘 孕 38 周胎盘，产妇有慢性粒细胞白血病病史。A. 肿瘤细胞位于绒毛间隙，绒毛间质未见累及。B、C. 肿瘤细胞为弥漫的成熟中晚幼粒细胞，胞质嗜酸性，可见分叶核和杆状核粒细胞。D. 母体子宫脉管内可见肿瘤细胞，形态为成熟的中晚幼粒细胞，同胎盘内肿瘤细胞形态（图由广州医科大学第三附属医院江庆萍赠）

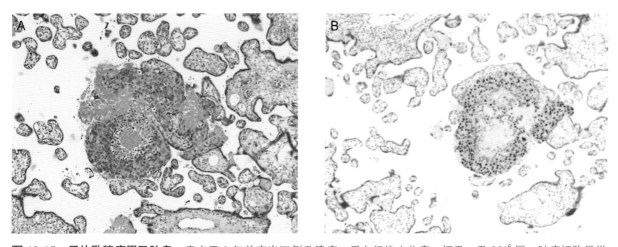

图 13-15 母体乳腺癌累及胎盘 患者于 2 年前查出双侧乳腺癌，后自行停止化疗，怀孕，孕 30^{+6} 周。肿瘤细胞呈巢状位于绒毛间隙，肿瘤细胞形状各异，细胞核高度异型，可见明显核仁，肿瘤内可见坏死（A）。免疫组织化学染色示 AR 阳性（B）（图由广州医科大学第三附属医院江庆萍赠）

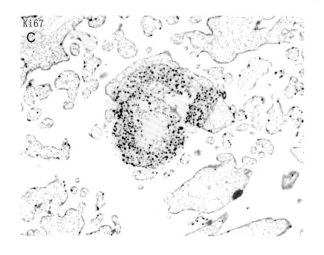

图 13-15　母体乳腺癌累及胎盘（续）　免疫组织化学染色示 Ki67 高表达（C）。（图由广州医科大学第三附属医院江庆萍赠）

参考文献

[1] Baergen R. Manual of pathology of the human placenta [M]. 2 Ed. Springer, 2011.

[2] Benirschke K, Grahan J, Baergen R. Pathology of the human placenta [M]. 6 Ed. Springer, 2012.

[3] Khedr S, Jazaerly T, Kostadinov S. Placental teratoma, omphalomesenteric duct remnant, or intestinal organoid (Enteroid) differentiation: a diagnostic dilemma [J]. J Pediatr Genet, 2017, 6: 252-257.

[4] 陈布泽，王海红，徐浩. 胎盘内绒毛膜癌合并胎儿转移一例 [J]. 中华妇产科杂志，2020, 55(1): 59-60.

[5] Chen KT, Ma CK, Kassel SH. Hepatocellular adenoma of the placenta [J]. Am J Surg Pathol, 1986, 10(6): 436-440.

[6] Guschmann M, Henrich W, Dudenhausen JW. Chorioangiomas-new insights into a well-known problem. II. An immuno-his-tochemical investigation of 136 cases [J]. J Perinat Med, 2003, 31(2): 170-175.

第十四章　胎盘病理与临床症状的关联

□ 李　娟　陶　祥　周先荣

第一节　基本病变的综合分析

在前面章节分别讲述了胎膜、脐带、绒毛膜板、胎盘实质和底板不同部位的各种病理表现。多个不同部位的病理改变可能源自同一种产科疾病，如子痫前期，可以表现为各种类型的蜕膜的血管病，也可以影响绒毛间隙，形成间隙血栓、间隙狭窄和绒毛粘连，绒毛也会出现梗死性改变。而且因为取材、病变的显著程度、诊断经验和一些未知的因素而导致胎盘的病理学改变不一定都出现。即使同时出现这些形态学改变，其间的内在逻辑关系也需要病理医生进行整合。反之，同一种胎盘病变也可以于多种临床症状中出现，如血管间隙的血栓，可以出现在子痫前期、妊娠期糖尿病、孕妇易栓症、胎儿向母体出血等。再加上同一孕妇往往同时合并多种临床症状，彼此轻重缓急又不尽相同。所以，胎盘病理诊断需要结合各种临床信息综合分析，抓住主要矛盾和矛盾的主要方面，客观但又不失灵活地对待处理，再通过与产科和新生儿科之间的信息共享来改善母婴结局，这才能体现胎盘检查的价值。本节将通过几个实例探讨胎盘病变的综合分析。

（一）常见的胎盘病理类型及其可能的病理生理经过

感染性病变

首先出现母体炎症反应，释放炎症因子引起胎儿炎症反应。

形成全身炎症反应，损伤胎儿，发生宫内缺氧。

胎儿窘迫继发交感神经刺激，引起胎粪排入羊水。

一方面胎儿吞吐胎粪污染的羊水容易导致出生后清理呼吸道困难。

另一方面长时间胎粪暴露对脐带和绒毛膜板血管的平滑肌具有毒性，易形成胎儿循环的血栓。

血栓导致胎儿血管灌注不良，表现为下游绒毛间质核碎裂或无血管绒毛。

如果没有及时有效的治疗，在临床上可能引发新生儿呼吸窘迫、感染、神经系统损伤，甚至死亡。

母体 – 胎盘循环异常

胎盘早期浅着床与子痫前期的发生密切相关。

母体血管灌注不良，表现为绒毛成熟加速、蜕膜动脉病等。

孕妇患有高血压可以引起母体血管破裂出血，发生胎盘早剥。

胎盘早剥时中性粒细胞迁移进入底板，发生蜕膜炎症、坏死。

其下方胎盘绒毛继发性梗死。

当剥离面积增大或靠近脐带附着处时，胎儿血供减少，导致缺氧，甚至死胎。

胎儿-胎盘循环异常

患有糖尿病的孕妇一方面使胎儿发生高胰岛素血症，加快蛋白质合成，机体耗氧量加大，导致宫内慢性缺氧、酸中毒。

缺氧诱发红细胞生成增多，血液黏稠，发生胎儿血管灌注不良、血栓形成伴下游无血管绒毛、绒毛成熟延迟，对胎儿造成损伤。

另一方面，孕妇抵抗力下降，阴道糖原升高，菌群失调，易于发生念珠菌感染，可能引起亚急性绒毛膜羊膜炎、新生儿慢性肺病。

（二）组织学检查与临床表现的关系

有不良结局的妊娠可能有正常的胎盘

一例妊娠 36 周的孕妇，突然出现高热、腹痛、阴道流血，来院后因胎儿窘迫紧急行剖宫产，数小时内休克、多器官衰竭、死亡。术后证实为 A 族链球菌感染。

此病例中，母婴存在明显的感染表现，并有不良结局，但胎盘没有母体炎症反应和胎儿炎症反应，通过特殊染色，在绒毛膜板下的绒毛间隙中查见成团的细菌。

我们要了解到，虽然大部分临床有感染的患者也有胎盘组织学炎症，但也有些病例是临床有感染表现而组织学无表现。

这可能与早期感染中炎症的异质性分布有关，也可能是细菌毒力过强、进展速度过快所致。

遇到不一致的病例，最好能进行充分的组织取材，临床可疑感染或者有新生儿不良结局的病例，都应该在胎盘子体面的羊膜与绒毛膜之间取样进行细菌培养，并且 16SrRNA 测序可能有助于提高微生物检测的阳性率。

有胎盘异常表现但无近期可识别的母婴不良结局

一例妊娠 39 周的孕妇，临床诊断为胎膜早破，经阴道分娩，母婴无不良结局。

胎盘病理中发现绒毛成熟延迟，部分绒毛间质纤维化并见散在含铁血黄素颗粒，散在的绒毛呈慢性感染性绒毛炎，绒毛间隙中也存在慢性炎细胞。

这些异常的胎盘表现怀疑是巨细胞病毒（CMV）感染，通知临床进行新生儿尿液 CMV 检测，同时在胎盘中进行 CMV 的免疫组织化学染色，新生儿和胎盘的检测结果均为阴性。

CMV 感染病例中，妊娠中期常常在胎盘中检测到 CMV 病毒，但是有些妊娠晚期的病例即使新生儿检测结果呈阳性，胎盘存在特征性表现，CMV 病毒检出的比例也比较低。

慢性感染性炎症主要见于"TORCH"感染，有时会造成流产，但有的新生儿最初可能无症状，只要胎盘病理具有提示性特征，应该及时识别感染，为临床护理提供参考信息，进行 PCR 检测以确诊。

一个临床诊断可能伴随多个胎盘病理特征

一例妊娠 33 周早产的病例，临床未提示其他合并症、并发症，曾在 7 天前因为"先兆早产"住院保胎 3 天。

胎盘病理中发现胎膜蜕膜层含铁血黄素沉积，母体炎症反应 2 期 1 级；胎盘母体面陈旧性血块，底板梗死；底板下方绒毛早期梗死；绒毛成熟加速。

此病例为亚急性胎盘早剥，7 天前出现少量阴道出血是因为胎盘后出血引起，虽然经过保胎治疗后没有立即分娩；但患者在出院后仍有出血，最终早产。

胎盘病理中提示炎症反应、血管完整性受损、母体血管灌注不良等多个胎盘病理改变，这些改变可以相继出现，如急性绒毛膜羊膜炎常常是胎盘早剥的诱发原因，但也可能由于多个因素同时发生，对胎儿的损伤可能是累加的。

在这个病例中，还应该注意早期梗死中有大量破碎的急性炎症细胞碎片，不要误诊为急性绒毛间隙炎，另外非边缘胎盘梗死，面积小的不一定对胎盘功能有很大影响，但它能提示母体血管灌注不良。

相同的胎盘病理特征可以有不同的临床表现

一例妊娠 37 周分娩的病例，临床因"足月小于胎龄儿"送检胎盘病理，新生儿体重 2100 g。

胎盘病理中见广泛的绒毛合体滋养层细胞空泡形成，无炎症反应、母体和胎儿灌注不良的表现，可能为溶酶体贮积症，与临床沟通进行新生儿足底血的溶酶体贮积症筛查。

新生儿生后 3 天无明显异常表现，后来逐渐出现明显的低钙低磷、碱性磷酸酶升高、代谢性骨病，以及新生儿低血糖症、肺动脉高压、胆汁

淤积，而且 CMV 检测结果为阳性。

溶酶体贮积症筛查中多项指标异常，高精度临床外显基因检测结果有 1 个基因为 1 类致病突变，提示为一种罕见病——黏脂贮积症。

由于多种复杂的临床表现，我们重新复习了胎盘病理，广泛取材，未查见其他异常表现，胎盘 CMV 的免疫组织化学检测结果也是阴性。

胎盘的大体和微观特征随着孕周而改变，我们要意识到组织学检查与临床表现之间存在差异，不能做出不恰当的诊断，要对胎盘病理进行准确诊断、合理分析，给临床医生传达确定的病变信息。

第二节　临床病症的病理生理学及胎盘病理学

（一）妊娠高血压及相关疾病

妊娠期高血压疾病（hypertensive disorders in pregnancy, HDP）是全世界孕产妇和围生儿死亡的主要原因之一，妊娠期间呈现进展性变化。根据我国 2020 年妊娠期高血压疾病诊治指南，将 HDP 概括为 4 类，包括妊娠期高血压（gestational hypertension）、子痫前期 – 子痫（pre-eclampsia eclampsia）、妊娠合并慢性高血压（chronic hypertension）、慢性高血压伴发子痫前期（chronic hypertension with superimposed pre-eclampsia）。

定义

妊娠合并慢性高血压：既往存在高血压，或在妊娠 20 周前发现收缩压 ≥ 140 mmHg 和（或）舒张压 ≥ 90 mmHg，妊娠期无明显加重，或妊娠 20 周后首次诊断高血压并持续到产后 12 周以后。

慢性高血压伴发子痫前期：患有慢性高血压的孕妇，妊娠 20 周前无蛋白尿，妊娠 20 周后出现尿蛋白 ≥ 0.3 g/24 h 或随机尿蛋白 ≥ 0.3 g 或定

性（+）；或妊娠 20 周前有蛋白尿，妊娠 20 周后尿蛋白定量明显增加；或出现血压进一步升高等重度子痫前期的任何一项表现。

发病机制

HDP 的发病原因复杂，尤其子痫前期 – 子痫存在多因素、多机制、多通路致病机制，病理生理改变包括慢性子宫胎盘缺血、免疫不耐受、脂蛋白毒性、遗传印迹、滋养层细胞凋亡增多、母体对耐受滋养层细胞炎性反应过度等。

许多学者支持 Redman 等提出的子痫前期发病两阶段学说。第一阶段是细胞滋养层细胞重塑异常，胎儿滋养层细胞侵袭不足，导致螺旋动脉重塑不足，减少了胎盘灌注，诱发胎盘与内皮损伤。第二阶段是受损组织释放抗血管生成因子，促进全身性炎症反应和血管内皮损伤，引起子痫前期 – 子痫多样化的临床表现。

胎盘着床异常，导致胎盘灌注减少 50%~70%，螺旋动脉重塑不良，发生母体蜕膜动脉病变。

氧化应激和缺血 / 再灌注损伤可引起炎症和凋亡，引发缺血性改变，氧化应激的后果之一为

胎盘粥样硬化中富含脂质的泡沫细胞的产生。

血管内皮损伤导致血栓形成增加，螺旋动脉堵塞，母体血运的局部停止，导致绒毛间隙变窄，继而出现绒毛间血流减少造成绒毛梗死。

临床相关

妊娠期高血压疾病的发生率约为10%，子痫前期为5%~7%，每年在全世界范围内造成7万孕产妇及50万胎儿死亡。

不伴有子痫前期的妊娠期高血压病例与胎儿体重增加有关，而不是宫内生长受限。

◎ 孕妇

孕妇临床表现的严重程度和形式复杂。

- 可出现头痛、头晕、胸闷、上腹部不适；蛋白尿造成低蛋白血症，出现下肢和（或）外阴明显水肿。
- 严重时可发生视网膜剥脱及胎盘早剥，导致产后出血甚至多器官功能衰竭。
- HELLP综合征也可以发生在无高血压或者没有蛋白尿的情况下，还可以发生于抗磷脂综合征的病例，其典型症状为全身不适、右上腹疼痛、体重骤增、脉压差增大。
- HDP孕妇伴发糖尿病的比例明显比非HDP孕妇高。

◎ 胎儿

胎儿可发生早产、发育不良、死胎等。

- 胎儿存在生长受限的趋势，这是胎盘–胎儿受累的表现形式之一，也可能是子痫前期的首发症状。
- 病情严重时需提前终止妊娠，常造成早产。

妊娠期高血压疾病在远期与心血管疾病有关，如产妇患慢性高血压、缺血性心脏病、脑血管病、肾脏疾病、糖尿病、血栓栓塞、甲状腺功能减退，甚至记忆受损。

◎ 治疗

- 妊娠12周后给予预防性小剂量阿司匹林和低分子肝素具有潜在益处，可应用硫酸镁治疗严重症状。
- 最大限度地提高早产胎儿肺成熟程度，及时分娩预防孕产妇发生不可逆的损伤。

大体表现

◎ **胎盘发育不良**

- 病变严重时胎盘小于孕龄，小于第10百分位数。
- 足月的子痫前期胎盘大小在正常范围内。

◎ **胎盘梗死**

- 陈旧性梗死灶呈灰白色，质硬。
- 新鲜梗死灶呈红色，质地较软。

◎ **胎盘后出血**

- 母体面常见血块压迹，下方伴有组织梗死。
- 梗死性血肿（圆形血肿）呈圆形，边界清楚，可呈多发病灶。

镜下表现

MVM是妊娠期高血压疾病最为常见的胎盘病变，妊娠合并慢性高血压的患者发生MVM的风险增加6倍，发生子痫前期的风险增加3倍，而发生FVM的风险没有显著变化。

◎ **胎盘蜕膜血管病变**

- 绒毛外滋养层细胞迁移不足。
  - 妊娠晚期血管内滋养层细胞持续存在。
  - 底板多核滋养层细胞增加。
- 蜕膜血管病。
  - 底板中央区蜕膜动脉重塑不良，肌壁平滑肌持续存在。
  - 动脉壁纤维蛋白样坏死，严重时伴有粥样硬化。
  - 继发形成血栓伴有血管周围淋巴细胞浸润、梗死、胎盘早剥。

◎ **子宫胎盘血管灌注减少**

- 绒毛成熟加速、合体结节增加。
- 绒毛膜微囊肿。
- 胎膜层状坏死。
- 弥漫性蜕膜白细胞坏死。

◎ **宫内缺氧**

- 绒毛细胞滋养层细胞的持续存在。
- 绒毛血管中胎儿有核红细胞存在。
- 绒毛膜血管病。
- 胎粪反应。

病理报告及注意事项

对于胎盘的病理改变，需要病理医生进行概括，尽可能回答临床症状发生的原因，以及所造成的影响的严重程度。

（二）妊娠期糖代谢异常

定义

妊娠期糖尿病（gestational diabetes mellitus, GDM）：指妊娠期首次发生或发现的糖尿病，包含一部分妊娠前已患有糖尿病但妊娠期首次被诊断的患者，分为 1 型和 2 型。

妊娠期糖耐量受损：葡萄糖水平高于正常水平，但低于糖尿病诊断水平。

妊娠合并糖尿病：在原有糖尿病的基础上合并妊娠。

发病机制

◎ **胰岛素水平**

- 与妊娠前相比，妊娠晚期胰岛素敏感性降低 50%~60%，基础内源性葡萄糖产生增加 30%。
- 在糖耐量正常的人中，胰岛 B 细胞通过产生更多的胰岛素来适应这些变化，从而维持正常的血糖水平。
- 妊娠期孕妇胰岛 B 细胞无法对妊娠胰岛素需求的增加做出充分反应，导致不同程度的高血糖，2 型糖尿病中胰岛素抵抗和胰岛素分泌缺陷是主要病理生理特征。

◎ **肥胖**

肥胖是 GDM 的高危因素。肥胖孕妇的特点是高脂血症，与正常妊娠相比，炎症和氧化应激状态更强烈，更容易引起胎盘功能障碍。

◎ **遗传方面**

2 型糖尿病的后代患糖尿病的风险增加，并且与母体糖尿病的相关性比与父系糖尿病的相关性更加密切，这可能与糖尿病易感性遗传有关，也增加了宫内环境导致后代糖尿病的风险。

◎ **胎儿**

胎儿生长完全依赖于母体血液在滋养层膜上的葡萄糖转运。

- 母血中的葡萄糖水平过高，就会储存在胎儿肝脏和其他组织中，然后转运回胎盘进行储存，如果超过胎盘储存能力就会发生巨大儿。
- 在胎儿肝脏中直到 34~37 周才开始发生糖异生。
- 宫内高血糖导致胎儿高胰岛素血症。

◎ **胎盘绒毛**

GDM 患者的胎盘绒毛成熟延迟的比例高这使绒毛间隙和胎儿毛细血管之间的扩散距离增加，可能导致慢性胎儿低氧血症，缺氧增加胎盘对葡萄糖的利用。

临床相关

GDM 常通过 75 g 葡萄糖耐量试验来诊断。

GDM 的患病率为 9%~26%，据统计，2017 年在全世界 16.2% 的活产儿在妊娠期受到高血糖的影响，1 型糖尿病的发病率为 0.2%~0.5%，2 型糖尿病的发病率为 3%~5%。

◎ **对胎儿的影响**

- 在早期发生糖尿病可能导致自然流产、胎儿畸形、心脏异常（大血管移位、室间隔缺损、房间隔缺损）、早产。
- 常伴有巨大儿，使发生出生创伤的风险增加，如肩难产、头皮血肿。
- 新生儿出生后由于高胰岛素血症而出现低血糖反应。
- 由于红细胞增多症、幽门狭窄等原因出现高胆红素血症。
- 由于胰岛素抑制表面活性剂的产生，肺不成熟，发生呼吸窘迫的比例增加。

◎ **对母体的影响**

- 子痫前期、剖宫产率增加、羊水过多、糖尿病酮症酸中毒发生率增加。
- GDM 产妇血糖水平通常在分娩后 6 周内恢复正常，大约 50% 的妇女将在 20~30 年内发展为 2 型糖尿病。

◎ **预防与治疗**

- 孕前糖化血红蛋白水平应控制在 6.5% 以下，以降低先天畸形、子痫前期、巨大儿等并发症的发生风险。
- 妊娠合并糖尿病的孕妇应在妊娠早期开始服用低剂量阿司匹林，以降低子痫前期的发生风险。

母体肥胖与肥胖妊娠环境可能导致母亲和后代的后期代谢疾病和心血管疾病的发病率增加。

大体表现

胎盘效率是评估胎盘正常功能的最常用参数之一，为胎儿出生体重和胎盘重量比。GDM 患者的胎盘比正常妊娠的胎盘更大、更重，胎儿胎盘效率下降见于所有类型的糖尿病患者，特别是 2 型糖尿病患者。中央区的厚度增加，胎盘小叶数也较高，可能是一种适应性反应，以确保适当的营养输送到胎儿。当母亲肥胖（妊娠前体重指数 >30）和妊娠期体重增加过多，会出现脐带华通胶增加。

胎盘在大约 50% 的病例中是正常的，糖尿病患者的胎盘单脐动脉发生率为 3%~5%。

镜下表现

糖尿病类型、糖尿病持续时间、血糖控制水平对胎盘病理表现的影响尚不能确定，主要是对慢性缺血的反应性改变。

◎ **胎儿血管灌注不良**

- 胎儿血栓性疾病增加是不良结局的重要原因，伴有无血管绒毛。
- 可能是红细胞生成增加导致血液黏稠度升高。
- 发生在大约 10% 的糖尿病患者的胎盘中。

◎ **母体血管灌注不良**

- 蜕膜动脉病变，尤其是肥厚性血管病变胎儿血栓性疾病增加是不良结局的重要原因。
- 远端绒毛发育不全。
- 绒毛外滋养层囊肿。

◎ **绒毛成熟度延迟**

- 绒毛直径增加。
- 细胞间质呈网状，Hofbauer 细胞和基质成纤维细胞增殖。
- 细胞滋养层细胞基底膜厚度增加。

◎ **绒毛膜血管病**

- 绒毛间质血管数量增多、扩张。
- 毛细血管床的总长度、分支、体积和表面积均增加。

◎ **胎儿有核红细胞数量是正常的 2 倍**

◎ **终末绒毛纤维蛋白样坏死增加，可影响到 3% 以上的终末绒毛**

◎ **在不伴有高血压疾病的患者中，绒毛不成熟是主要病变，在伴有高血压疾病的患者中，血管病变占主要地位**

（三）胎儿生长受限

定义

胎儿生长受限（fetal growth restriction, FGR）又称宫内生长受限（intrauterine growth restriction, IUGR），是指胎儿大小异常，在宫内未达到其遗传学的生长潜能。胎儿出生体重低于同孕龄平均体重的 2 个标准差，或低于同龄胎儿正常体重的第 10 百分位数。

小于胎龄儿（small for gestational age，SGA）是指胎儿出生体重低于同胎龄平均体重的第 10 百分位数。

对称性生长受限是指体重和头围相对一致的减少。

发病机制

胎盘不能为胎儿提供足够的物质交换，FGR

是多因素的，涉及血管、免疫反应、胎盘的炎症病变，也可能是遗传性疾病。

◎ **感染**

风疹病毒、疟原虫和寨卡病毒等感染可直接通过胎盘作用导致 FGR。

◎ **遗传疾病**

遗传疾病也可以引起 FGR，包括染色体异常，或局限于胎盘的嵌合体。

- 胎儿和胎盘非整倍体伴畸形绒毛。
- 局限于胎盘的嵌合体是胎盘中存在的不同核型或分子遗传学异常，但胎儿不存在嵌合体，发生率为 1%~2%，分为 3 种亚型。
  - 1 型：局限于滋养层细胞。
  - 2 型：局限于绒毛间质。
  - 3 型：滋养层细胞和绒毛间质均累及。

◎ **分型（按照孕龄分型）**

- 早发型 FGR（小于 32 周）与母体胎盘血管灌注不良有关，其特点是螺旋动脉的异常转化，胎盘绒毛梗死，导致"胎盘功能不全"。
- 晚发型 FGR（大于或等于 32 周）：较轻和更特殊的胎盘病变或氧、营养物质弥散障碍。

临床相关

在我国 FGR 的发生率为 6.39%，是围生儿死亡的第二大原因。死亡率为正常发育儿的 6~10 倍。

◎ **常伴有母体病变**

- 高血压疾病。
- 自身免疫性疾病、易栓症。
- 严重营养不良。

◎ **胎儿或新生儿**

- 早产、死胎、死产。
- 新生儿并发症：缺氧性脑损伤、慢性肺病。
- 后代远期疾病：肥胖、糖尿病、缺血性心脏病。

◎ **监测**

很难确定最佳生长的基准，而且在妊娠期间如何监测胎儿生长情况也有相当大的困难。

- 早发型 FGR：发生率为 1%~2%，其胎儿缺氧和围生儿死亡率高，需监测子宫动脉、脐动脉和静脉导管的多普勒血流图，常伴有子痫前期，30%~60% 的子痫前期病例合并早发型 FGR。
- 晚发型 FGR：发生率为 3%~5%，绝大多数病例无法识别或预测胎儿的不良结局，与轻度 FGR 和胎儿对分娩所致低氧条件耐受性低有关，监测大脑中动脉血流图。

◎ **干预措施**

干预措施是选择最佳分娩时机。

大体表现

胎盘通常小于胎龄，小于第 10 百分位数。脐带直径在 0.8 cm 以下，胎盘发育不良。胎盘直径、体积、厚度减小。

可能伴有母体灌注不良的表现，如胎盘梗死、胎盘后血肿。

脐带异常，如脐带真结、脐带超螺旋以及脐带插入异常。

镜下表现

◎ **MVM**

是最常见的表现，在早发型中更加明显。

- 浅着床导致 MVM 和缺血。
  - 动脉病变：螺旋动脉缺乏生理性转化，导致动脉粥样硬化并易于发生血栓形成和胎盘早剥。
  - 胎盘血流量减少可导致胎盘梗死。
- 胎盘适应性改变：绒毛成熟加速，严重的 FGR 常伴有远端绒毛发育不良。
- 继发性 MVM 病变：胎儿缺氧应激可表现为胎粪污染和胎儿循环中有核红细胞的增加。

◎ **胎儿血管灌注不良**

- 由于绒毛成熟度延迟，扩散距离增加。

● 无血管绒毛。

◎ 伴有炎症

降低最佳扩散能力，如慢性组织细胞间炎、病因不明的绒毛炎和大量的纤维蛋白沉积

◎ 可能伴有绒毛畸形

如绒毛轮廓不规则、间质内滋养层细胞包涵体等。

辅助检查

◎ 胎盘组织进行细胞基因组分析

● 严重生长限制的情况下，新鲜组织常规行核型检测。
● 采用冷冻或甲醛固定石蜡包埋的组织可进行 FISH 检测。
● 取 3 个以上不同部位的样本，行组织特异性嵌合体检查。

（四）早产及胎膜早破

定义

早产（preterm birth）：在妊娠 37 周前分娩。

自发性早产（spontaneous preterm birth，SPB）：胎膜完整的自发开始的分娩或者胎膜早破引起的早产。

医源性早产（indicated preterm birth，IPB）：分娩的启动条件和分娩的发生没有直接关系，有孕妇或胎儿指征终止妊娠的早产。

胎膜早破（prelabor rupture of membranes，PROM）：在临产前发生胎膜破裂。

未足月胎膜早破：孕 37 周之前发生的胎膜早破。

发病机制

早产是一种综合征，可由感染、宫颈机能不全、子宫过度扩张、孕酮缺乏、血管改变（子宫胎盘缺血、蜕膜出血）、母体和胎儿应激、同种异体移植反应、过敏现象等多种因素引起，这些不同的病因可导致蜕膜、胎膜共同途径的病理激活，从而导致子宫收缩、宫颈成熟和胎膜破裂。

◎ 生物学机制

各种病因都可能导致相同的生物学机制：早期炎症激活途径，抗炎和促炎反应之间的信号传递发生了变化。

● 大约 1/3 的早产病例与亚临床羊膜内感染有关，白细胞活化、炎症细胞因子和趋化因子增加、细胞外基质金属蛋白酶胶原溶解会导致胎膜结构不完整。
● 部分早产患者有阴道出血，但胎膜完整，蜕膜出血时产生的凝血酶可刺激子宫肌产生收缩力，降解绒毛膜羊膜细胞外基质，导致胎膜破裂。
● 妊娠期孕酮通过减少相关蛋白和炎性细胞因子或趋化因子的表达来促进子宫平滑肌静止。孕酮缺乏可导致对炎症缺乏抑制。
● 免疫介导的过程：早产病例中常出现慢性绒毛炎、慢性绒毛膜羊膜炎和慢性组织细胞间隙炎的改变，可能是由于免疫介导作用引起的。

◎ 胎膜破裂的多种原因

● 足月胎膜破裂可能是由于正常的生理减弱，结合子宫收缩所产生的剪切力；未足月胎膜早破可能与羊膜内感染有关，宫颈机能不全黏液堵塞使微生物更容易从阴道侵入羊水中。
● 胎膜衰老会产生无菌性炎症，导致进一步损伤，造成胎膜破裂。

临床相关

◎ 早产

早产是婴儿患病和死亡的第一个原因，发生率为 5%~18%。

● 自发性早产：占 65%~75%，与宫内感染、胎盘灌注不良 / 缺血有关。
  ■ 胎膜完整的早产占 40%~45%。
  ■ 胎膜早破的早产占 25%~30%。
● 医源性早产：占 30%~35%。
  ■ 母体危险因素：子痫前期、胎盘早剥及其他严重的母体疾病。

- 胎儿危险因素：胎儿窘迫、宫内生长受限、羊水过少等。
- 妊娠分娩时孕周对新生儿发育至关重要，早产易引起多种新生儿疾病。
  - 早期并发症：呼吸窘迫综合征、坏死性小肠结肠炎、早产儿视网膜病变。
  - 远期并发症：神经功能缺陷、失明、耳聋、慢性肺病。

◎ **胎膜早破**

胎膜早破的发生率大约为 8%，通常伴随着自然分娩的迅速开始，最重要的母体并发症是宫内感染，其风险随着胎膜破裂的持续时间而增加。

- 在未足月胎膜早破的病例中，临床上存在明显羊膜内感染的病例占 15%~25%。
- 发生产后感染的病例占 15%~20%。
- 胎膜早破的处理要结合孕周及母体和胎儿情况制订不同的方案。
  - 足月妊娠。
    - 有自发性宫缩，应该尽快终止妊娠。
    - 无自发性宫缩，可用缩宫素或前列腺素诱发宫缩。
  - 孕 34~36^{+6} 周。
    - 无自发性宫缩，采取短时间的期待治疗，不诱导宫缩。
    - 存在自发性宫缩，不应进行抑制。
  - 孕 28~33^{+6} 周。
    - 推荐期待治疗，新生儿呼吸窘迫综合征的概率增加，应促肺成熟，短时间应用宫缩抑制剂，应用抗生素预防感染。
    - 期待治疗是有底线的，一旦出现羊膜腔感染征象，应及时终止妊娠。

大体表现

绒毛膜羊膜炎时子体面不透明、混浊，胎膜可能呈棕黄色，有黏滑感。

胎盘边缘、胎盘后出血表现为血块压迹、陈旧性出血灶。

伴有 MVM 时常为小胎盘，可见梗死灶。

镜下表现

◎ **组织学改变与早产发生的原因有关**

- 绒毛膜羊膜炎：存在不同程度的母体炎症反应和胎儿炎症反应，孕周越小，炎症越重。
- 母体血管灌注不良：如蜕膜血管病、绒毛成熟度加速、轮廓胎盘中常见的局部含铁血黄素沉积，严重时可以累及整个胎盘。
- 胎儿血管灌注不良：大血管血栓形成伴无血管绒毛，可引起严重的神经系统损伤，但较为少见。
- 慢性炎症：感染性慢性绒毛炎和病因不明的慢性绒毛炎可引起胎儿宫内生长受限，医源性早产。
- 胎盘后或边缘出血/血肿：慢性出血可见弥漫性绒毛膜羊膜含铁血黄素沉积，急性胎盘早剥时绒毛急性缺血改变。

◎ **胎膜早破与绒毛膜羊膜炎有关**

- 出现急性母体组织学绒毛膜羊膜炎。
- 激活胎儿先天免疫系统，表现为胎儿炎症反应。

（五）产科出血

定义

前置胎盘：指孕 28 周后胎盘附着于子宫下段，其下缘到达或覆盖子宫颈内口，位置低于胎先露部。

胎盘早剥：孕 20 周后正常位置的胎盘在胎儿娩出前，部分或全部从子宫壁剥离。

产后出血：胎儿娩出后 24 小时内阴道流血量超过 500 ml，剖宫产时超过 1000ml。

晚期产后出血：分娩后 24 小时到产后 6 周发生阴道大量流血。

胎盘后血肿（retroplacental haemorrhage, RPH）：在胎儿娩出之前，胎盘的某些部分与底层子宫分离，迫使蜕膜血管撕裂，出血并形成胎盘后出血。

发病机制

◎ **主要原因**

产前出血的主要原因是前置胎盘和胎盘早剥，而宫颈息肉、癌前病变、宫颈癌、阴道静脉曲张等也可以引起反复多次阴道流血。

- 前置胎盘妊娠期出血是由于妊娠中晚期子宫下段逐渐形成，宫颈内口受牵拉变短，附着在内口的胎盘不能相应伸展而错位剥离，造成血窦破裂出血。
- 胎盘早剥出血是各种原因引起底蜕膜血管出血，而宫内羊水和胎儿使子宫不能通过收缩停止蜕膜血管出血，形成胎盘后血肿，胎盘从子宫壁剥离。

血液可以冲开胎膜和胎盘边缘，经阴道流出。

血液可以渗入子宫肌层，诱发子宫强直性收缩，肌纤维分离、断裂。

血液通过胎膜可以进入羊膜腔，表现为"血性羊水"。

◎ **常见原因**

产后出血的常见原因被称为"4 个 T"。

- 宫缩异常：占 70%，宫缩乏力导致胎盘剥离面血窦持续开放。
  - 双胎、巨大儿导致子宫过度扩张。
  - 第二产程延长、催产素诱导过强导致子宫"过劳"。
  - 绒毛膜羊膜炎导致子宫收缩失调。
  - 麻醉、药物导致子宫松弛。
  - 胎盘早剥、胎盘植入等。
- 创伤：占 20%，主要是生殖器裂伤，有时不能及时发现裂伤位置导致大量出血。
  - 宫颈炎症水肿导致宫颈 3 点位处和 9 点位处撕裂，阴道、会阴复杂裂伤，这些可能延伸到子宫下段。
  - 剖宫产延裂、子宫破裂。
  - 少见的肝脏和脾脏裂伤。
- 妊娠相关物残留：占 10%，胎盘子叶、副叶或胎膜残留未能及时发现并清除。
- 凝血：占 1% 以下，血栓、子痫前期等引起凝血功能异常。

临床相关

◎ **前置胎盘**

前置胎盘为无先兆、无痛性出血，大多可行剖宫产终止妊娠。

- 孕产妇：分娩后子宫下段肌层薄，收缩力差，产后出血增加，出血量大尤其伴有胎盘植入时需要行紧急子宫切除术，而且产褥期感染发生率增加。
- 胎儿：近年来医源性早产发生率增加。出血多可能造成胎儿宫内缺氧。

◎ **胎盘早剥**

胎盘早剥为持续性腹痛伴有阴道流血。

- 严重时孕妇会发生"子宫卒中"、弥散性血管内凝血、失血性休克。
- 易引发胎儿宫内缺氧、死胎、新生儿窒息等，尤其胎盘剥离面积在 50% 以上对胎儿是致命性的。
- 剖宫产术中可以见到胎盘后血肿、血性羊水。

◎ **产后出血**

产后出血居我国产妇死亡原因首位，发病率为 2%~11%，阴道分娩产后出血发病率为 4%~8%，剖宫产后出血发病率为 2%。

- 治疗主要是止血、补充血容量、保护重要脏器及抗感染治疗。
- 产妇有发生弥散性血管内凝血、多脏器衰竭、失血性休克甚至死亡的风险，必要时需要切除子宫，抢救成功的病例也可能出现席汉综合征、产褥期感染。

大体表现

前置胎盘可能需要穿破胎盘取出胎儿，胎盘组织破碎。当存在胎盘植入时，在母体面粗糙区附近可能见到小片灰白色肌样组织。

胎盘后血肿与出血时间和血管破裂的类型有关：当发生急性胎盘早剥时病理医生经常无法在胎盘诊断中识别出胎盘后血肿；亚急性胎盘早剥

常可见到陈旧性血块压迹；慢性胎盘早剥存在边缘机化的血肿，可能伴有轮廓胎盘。

产后出血切除的子宫呈"布袋状"，表面见手术缝扎，胎盘植入的病例可以见到肌层变薄，甚至穿透子宫。

镜下表现

◎ **子宫的改变**
- 急性子宫内膜炎，通常与绒毛膜羊膜炎有关。
- 着床部位可见母体血管纤维蛋白样坏死伴血管周围淋巴细胞浸润。
- 对于羊水栓塞的病例，在宫颈和子宫下段血管内可见羊水中有形成分。

◎ **胎盘植入的镜下表现**
- 子宫种植部位见残留的胎盘组织，肌层变薄，绒毛与肌层之间存在纤维素样物，缺乏蜕膜组织。
- 在刮宫术留取的组织中诊断困难。

◎ **胎盘后出血**
胎盘后出血的镜下组织学病变包括底板蜕膜、绒毛和蜕膜动脉的变化。
- 底板蜕膜。
  - 最早是中性粒细胞迁移进入底板，发生蜕膜炎症。
  - 底板表面见分层的陈旧血块，红细胞扭曲、拉长。

- 血块中常掺杂底板蜕膜细胞。
- 随着时间的推移，底板会发生坏死。
- 胎盘分离处绒毛。
  - 母体血液循环障碍时，绒毛伴随螺旋动脉因闭塞而发生梗死，但并不影响胎儿循环。
  - 存活绒毛会发生急性间质出血。
  - 胎膜或胎盘边缘下的血肿不会导致上覆胎盘梗死。
- 蜕膜动脉。
  - 血管可能伴有重塑不良。
  - 血栓形成。
- 早产胎盘常见分层的边缘血肿，伴有纤维蛋白和中性粒细胞浸润，或者胎膜蜕膜层见陈旧性出血伴有含铁血黄素沉积。
- 胎盘早剥的病理诊断率往往是临床诊断率的 3~4 倍。

辅助检查

◎ **特殊染色**
- 可以通过铁染色来确定陈旧性出血中的含铁血黄素。

◎ **免疫组织化学**
- SMA 染色可以辅助诊断底板表面是否存在粘连的平滑肌组织。
- 可以确认羊水栓塞血管中是否存在角化的上皮细胞。

图 解

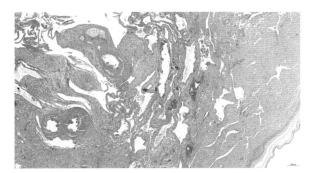

图 14-1　子痫前期的蜕膜血管病　图左侧胎膜蜕膜层血管壁纤维素样坏死，进一步发展成为粥样硬化，如图上部血管壁见泡沫细胞；图右侧血管壁尚正常

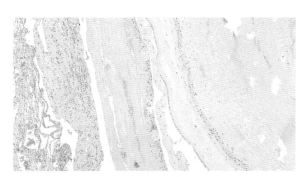

图 14-2　蜕膜层状坏死　孕 36 周，妊娠期高血压的病例。胎膜蜕膜层坏死的鬼影细胞要与纤维素沉积相鉴别，后者均匀淡染的红色，缺乏蜕膜鬼影细胞，而且下层可以见到正常的蜕膜细胞

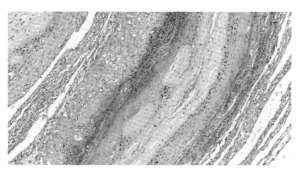

图 14-3　弥漫性白细胞坏死　蜕膜层中弥漫分布着大量坏死的中性粒细胞核碎片，羊膜及绒毛膜细胞正常存在，一般认为与感染无关，但有时可以与绒毛膜羊膜炎并发，应该仔细寻找

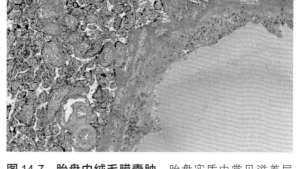

图 14-7　胎盘内绒毛膜囊肿　胎盘实质中常见滋养层细胞岛，发生囊性变形成囊肿，其内含均一的淡粉色液体。如果一张切片中存在 5 个以上的囊肿为异常

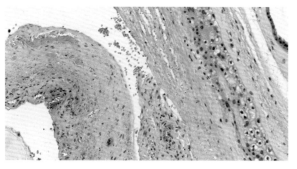

图 14-4　弥漫性白细胞坏死　常伴有蜕膜层状坏死，核嗜酸细胞丢失，累及超过 30% 的蜕膜组织，大量细胞核碎裂，可能与早产母体血管灌注不良有关

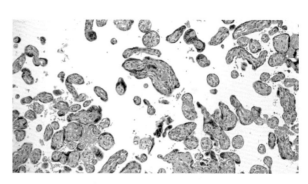

图 14-8　远端绒毛发育不良　胎儿宫内生长受限的病例。胎盘绒毛纤细、分支少，绒毛见波浪状合体结节，符合远端绒毛发育不良

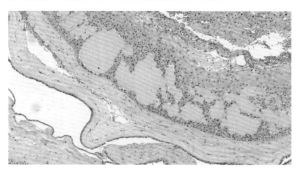

图 14-5　绒毛膜微囊肿　胎膜绒毛膜细胞层见多个囊肿，内见质地均一的物质，超过 3 个为异常，是妊娠期高血压病例中常见的现象，但不是诊断母体血管灌注不良的独立证据

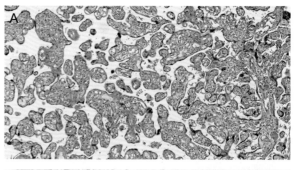

A

B

图 14-9　妊娠期糖尿病血管增生和无血管绒毛　孕 39 周，妊娠期糖尿病的病例。A. 可见明显的血管增生，血管扩张充血，糖尿病胎盘有时伴有绒毛成熟延迟，但此例符合孕周。B. 妊娠期糖尿病可能由于血液黏稠出现胎儿血管灌注不良，此图左侧出现无血管绒毛

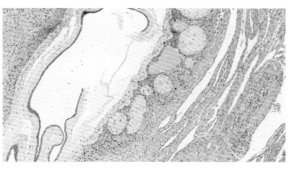

图 14-6　绒毛膜退变绒毛　中间一个内容物均一的为微囊肿，其余均为退变的绒毛，可见绒毛间质纤维化，其内见残存的间质细胞

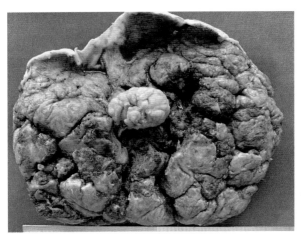

图 14-10 绒毛膜血管瘤 孕 40 周分娩,新生儿体重
3700 g,产后胎盘滞留,产后出血。大体检查可见胎盘
中央有一血管瘤,约 4 cm×3 cm×2 cm

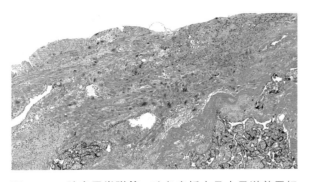

图 14-11 胎盘异常附着 胎盘底板中见大量滋养层细
胞未能有效侵入子宫组织并促进血管重塑,提示浅着床;
有平滑肌在其中穿插,平滑肌与胎盘绒毛之间缺乏蜕膜
细胞,符合胎盘粘连诊断

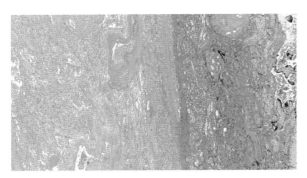

图 14-12 胎盘后血肿 左侧陈旧性血块中见散在的蜕
膜细胞,中间是梗死的绒毛组织。这是一例亚急性胎盘
早剥病例,但临床诊断为早产,并未发现胎盘早剥。在
临床实际工作中病理诊断的胎盘早剥比临床诊断的要多

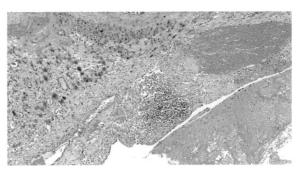

图 14-13 妊娠合并子痫前期 孕 34 周,子痫前期的病
例。图左侧的胎盘底板中存在大量滋养层细胞,提示浅
着床;图右侧可见陈旧性血块,中间见成团的中性粒细
胞及含铁血黄素,提示存在陈旧性出血

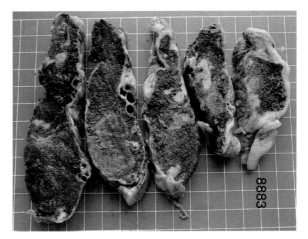

图 14-14 早产伴 FGR 孕 33 周,因羊水过少、
FGR、胸腔积液、胎儿窘迫行剖宫产。胎盘大体检查见
多个大小不等的灰白色梗死灶,部分底板伴有梗死。新
生儿体重 1400 g,新生儿窒息、新生儿呼吸窘迫综合
征、肺动脉高压、心肌损伤、肝肾功能损害等,经治疗
后出院,2 年后随诊生长发育基本正常、体重达到同龄
儿童水平

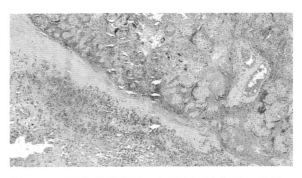

图 14-15 FGR 早期梗死 与图 14-14 为同一病例。
胎盘实质大量新旧不同的梗死灶,此为早期梗死,绒毛
间质细胞尚存在,滋养层细胞退变,周围伴有中性粒细
胞浸润,并非为感染导致的绒毛间隙炎,而是早期梗死
伴有的现象

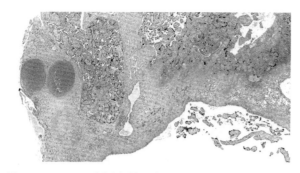

图 14-16　FGR 底板血栓　与图 14-14 为同一病例。图左侧见两个新鲜的血栓，下方一陈旧性血栓，底板下方胎盘组织出现梗死

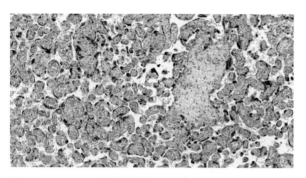

图 14-17　FGR 绒毛成熟加速　与图 14-14 为同一病例。在非梗死区域可以看到绒毛血管合体膜形成良好，合体结节增加，比正常孕 33 周胎盘成熟明显加速

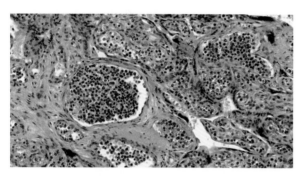

图 14-18　有核红细胞增多　孕 37 周，因胎儿窘迫剖宫产后死产的病例。胎盘绒毛血管见大量有核红细胞，在妊娠晚期有核红细胞的增加提示胎儿宫内缺氧，这是唐氏综合征的骨髓异常的表现

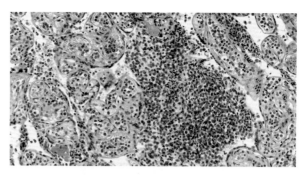

图 14-19　绒毛间隙有核红细胞　与图 14-18 为同一个病例，在绒毛板下，绒毛间隙中见到大量有核红细胞，需要与母体输血进行鉴别。此新生儿似唐氏综合征面容，考虑为唐氏综合征伴有骨髓异常，但未进行染色体检查确诊

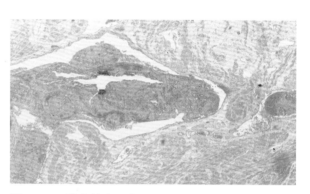

图 14-20　羊水栓塞　临床诊断为羊水栓塞的病例，急诊切除子宫。在宫旁血管中常见典型的胎儿有形成分，但能找到的概率较小，临床诊断并不依赖于病理证据

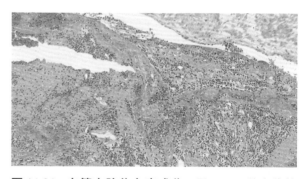

图 14-21　血管内胎儿上皮成分　图 14-20 的高倍镜观，可以见到胎儿鳞状上皮、毳毛以及淡黄色胎粪颗粒等，免疫组织化学染色证实血管中的鳞状上皮成分

参考文献

[1] Heerema-McKenney A, Popek EA, Paepe ME. Diagnostic pathology: placenta [M]. 2 Ed. Elsevier, 2019.

[2] Stanek J.Placental pathology varies in hypertensive conditions of pregnancy [J]. Virchows Arch, 2018, 472(3): 415-423.

[3] Khong TY, Mooney E, Nikkels PGJ, et al. Pathology of the placenta, a practical guide [M]. New York: Spinger. 2019.

[4] Huynh J, Dawson D, Roberts D, et al. A systematic review of placental pathology in maternal diabetes mellitus [J]. Placenta, 2015, 36: 101-114.

[5] Vogel JP, Chawanpaiboon S, Moller AB. The global epidemiology of preterm birth [J]. Best Pract Res Clin Obstet Gynaecol, 2018, 52: 3-12.

[6] Baergen R. Manual of pathology of the human placenta[M]. 2 Ed. New York: Springer, 2011.

[7] Redline RW, Boyd TK, Roberts DJ. Placental and gestational pathology [M]. London: Cambridge University Press, 2018.

[8] Spinillo A, Gardella B, Adamo L, et al. Pathologic placental lesions in early and late fetal growth restriction [J]. Acta Obstet Gynecol Scand, 2019, 98: 1585-1594.

[9] Falco ML, Sivanathan J, Laoreti A, et al. Placental histopathology associated with pre-eclampsia: systematic review and meta-analysis [J]. Ultrasound Obstet Gynecol, 2017, 50(3): 295-301.

第十五章　胎盘及脐带的超声诊断

□ 孔凡斌　李　梦

胎盘、脐带是妊娠的重要附属物，是胎儿与母体之间气体和营养物质交换的重要结构，与胎儿生长发育及母胎的安危密切相关。胎盘、脐带的超声检查是产科检查的重要内容，本章将对常见胎盘、脐带异常的超声图像特点及超声诊断要点进行介绍。

第一节　正常胎盘及脐带的超声诊断

（一）正常胎盘超声检查

胎盘的妊娠早、中、晚期超声声像图不同。妊娠早期胎盘呈均匀强回声贴附在子宫壁上，与较低回声的子宫壁分界清晰，妊娠早期胎盘较薄，占据宫腔较大面积。妊娠中期胎盘逐渐增厚，回声与子宫壁接近，两者边界常分界不清。妊娠晚期至足月，胎盘母体面及胎盘内部出现散在钙化点，胎盘与子宫分界清楚，依据胎盘钙化程度的不同，临床上将胎盘分为 0 级、Ⅰ级、Ⅱ级、Ⅲ级。彩色多普勒超声显示胎盘内彩色血流丰富。

（二）正常脐带的超声检查

脐带一端与胎儿腹壁脐孔相连，另一端与胎盘相连。超声声像图：漂浮于羊水中的脐带横切面呈圆形，内见 2 根较细的脐动脉和 1 根较粗脐静脉；脐带纵轴切面，呈螺旋状，内径较细的动脉与较粗的静脉相间排列，脐动脉与脐静脉血流方向相反，彩色多普勒显示为红蓝相间的螺旋结构，在膀胱的左右两侧可以显示 2 根脐动脉。超声还可以显示脐带胎盘的插入点、脐带螺旋密度，有时会发现脐带结节、脐带肿块等。

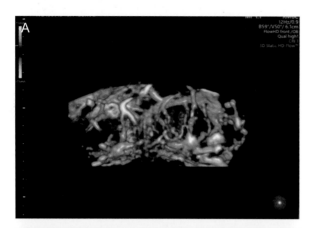

图 15-1　三维能量多普勒不同成像模式显示胎盘各级血管分支内的彩色血流

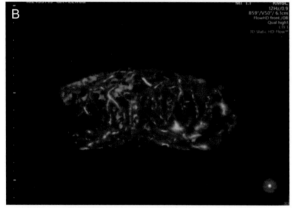

图 15-2　彩色多普勒显示弓形动脉（箭头所示）及胎盘内血流分布

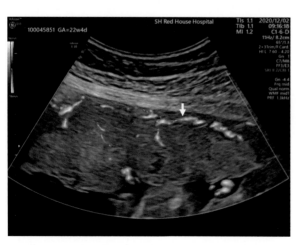

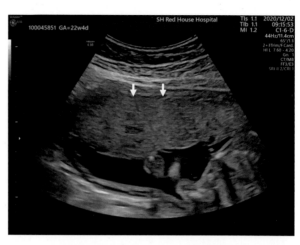

图 15-3　经腹部超声显示胎盘及子宫肌层分界（箭头所示）

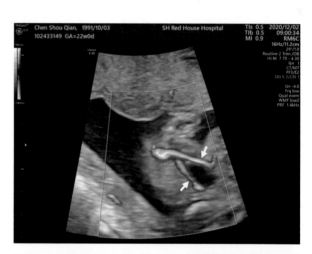

图 15-4　在膀胱左右两侧各显示 1 根脐动脉（箭头所示）

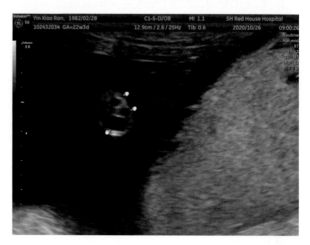

图 15-5　胎盘横切面内见 2 根较细的脐动脉和一根较粗的脐静脉（箭头所示），3 根血管呈"品"字形

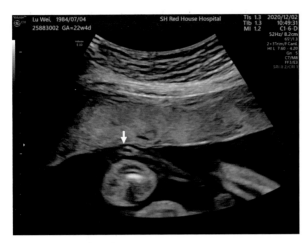

图 15-6　超声显示脐带胎盘的插入点（箭头所示）

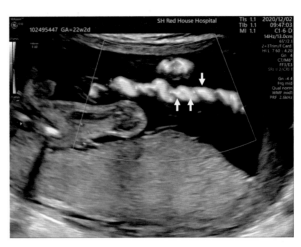

图 15-8　彩色多普勒显示脐带动脉（向上箭头所示）和静脉（向下箭头所示）呈螺旋样结构

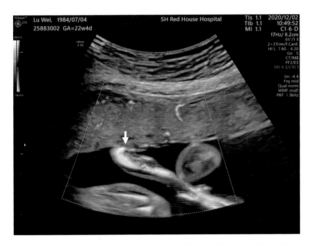

图 15-7　彩色多普勒超声显示脐带胎盘的插入点（箭头所示）及血流

第二节　异常胎盘及脐带的超声诊断

（一）胎盘绒毛膜血管瘤

　　胎盘绒毛膜血管瘤是胎盘部位的非滋养细胞肿瘤。该病的声像图特点：胎盘实质内圆形或椭圆形的实质性肿块，边界清晰，常突出于胎盘胎儿面，肿瘤内部回声强度稍低于胎盘回声；肿瘤内部测得血流信号，有的肿瘤内部血流丰富，多普勒频谱表现为胎儿动脉血流频谱；较大的胎盘绒毛膜血管瘤可引起胎儿贫血、水肿、心力衰竭，超声表现为胎儿大脑中动脉峰值流速增高、脐静脉扩张，腹水、羊水过多，心脏胸腔比例增大、静脉导管 a 波反向等。

（二）水泡状胎块

　　水泡状胎块是妊娠滋养层细胞疾病的一种，分为完全性水泡状胎块（整个宫腔内充满水泡组织，无胎儿及其附属物）和部分性水泡状胎块（常合并有胚胎存在）。该病的声像图特点：子宫增大，但宫腔内未见妊娠囊及胎儿，取而代之为大小不等的囊泡样回声，表现为"落雪状""蜂窝状"；部分性水泡状胎块宫内可见死亡或存活的胎体回声，存活者常伴有严重胎儿生长受限或畸形。葡萄状结构内可见散在的彩色血流信号，子宫肌层内血流异常丰富，多普勒超声呈低阻力频谱。

（三）胎盘前置

胎盘前置是指妊娠 28 周后，胎盘仍附着于子宫下段，其下缘达到或覆盖宫颈内口，位置低于胎儿先露部。该病的声像图特点：胎盘组织完全覆盖宫颈内口；胎盘下缘部分覆盖宫颈内口；胎盘边缘达到宫颈内口，但未超越；低置胎盘则是指胎盘附着于子宫下段，边缘距宫颈内口小于 2 cm。妊娠晚期可出现无痛性反复性阴道出血，表现为覆盖宫颈内口的胎盘边缘出现低回声或无回声区；当子宫下段有胎盘占据时，可出现胎先露高浮或胎位异常。

（四）副胎盘

副胎盘是指在离主胎盘周边一段距离的胎膜内，有一个或数个胎盘小叶发育，副胎盘与主胎盘之间有胎儿来源的血管相连。声像图特点：在主胎盘之外有一个或数个与胎盘回声相同的实性团块，与主胎盘之间的距离间隔大于 20 mm。彩色多普勒显示有中等大小的绒毛膜血管经副叶与主胎盘相连接，血管多普勒频谱提示为胎儿血管。有时主、副胎盘间血管位于胎先露部位之前，形成前置血管。

（五）胎盘早剥

胎盘早剥是指妊娠 20 周后正常位置的胎盘在胎儿娩出前部分或全部从宫壁剥离。声像图特点：胎盘异常增厚变大，几乎占据大部分宫腔，胎儿被挤在一边；急性出血期（48 小时之内）胎盘内见高回声区；3~7 天后血肿或凝血块表现为等回声；1~2 周后表现为低回声区；羊膜腔内可见凝血块，胎盘内部回声紊乱，但无彩色血流显示。如果出血不止，胎儿血流动力学观察可见缺氧表现；严重缺氧时，可出现胎心搏动不规则或心率缓慢，甚至死胎。

（六）轮状胎盘

轮状胎盘是指胎盘的胎儿面中心内凹，周围环绕增厚的灰白色环，环由双折的羊膜和绒毛膜构成，其间有退化的蜕膜及纤维，可分为完全型轮状胎盘（形成一完整的胎盘组织环）与部分型轮状胎盘（形成不完整的胎盘组织环）两类。声像图特点：胎盘边缘呈环状或片状突向羊膜腔，突出部分无血流信号；内部回声与胎盘实质回声相似；有出血或梗死者，内部可出现无回声或低回声区。部分型轮状胎盘一般不引起胎儿异常，而完全型轮状胎盘与胎盘早剥、早产、胎儿生长受限、胎儿畸形、围生儿病死率增高有关。

（七）脐带帆状附着（帆状胎盘）

是指脐带附着于胎膜上，血管经胎膜做扇形分布进入胎盘。声像图特点：见多处单根脐动脉与单根脐静脉伴行进出胎盘；脐动脉入胎盘前或脐静脉出胎盘后，常呈单根独立行走；脐动脉进入胎盘前先发出分支、脐静脉出胎盘后再汇合，如果胎膜上的血管跨过宫颈内口位于胎先露前方时就形成前置血管。彩色多普勒可观察胎盘血管走向及脐带附着情况。部分脐带帆状附着可造成胎儿宫内发育迟缓。

（八）脐带边缘附着（球拍状胎盘）

球拍状胎盘是指脐带附着于胎盘边缘（附着点距离边缘 2 cm 之内），状似球拍。声像图特点：脐带入口附着于胎盘边缘之上，且脐带插入部位距离胎盘的边缘不超过 2 cm。彩色多普勒可观察脐带血管走向及附着情况。若脐带附着点位于胎先露前方或侧方，可受胎先露压迫，产生胎儿宫内窘迫。

（九）脐血管前置

血管前置是指脐带附着在胎膜上，裸露的脐血管通过羊膜与绒毛膜之间进入胎盘，当这些血管穿过子宫下段或跨过宫颈内口时即称为脐血管前置。声像图特点：可见脐带位于胎先露下方，彩色多普勒检查能显示前置的血管及其走向。脐血管前置易合并低置胎盘、副胎盘及脐带先露等。

（十）绒毛膜下血肿

绒毛膜下血肿是指先兆流产、先兆早产时产生的绒毛膜与蜕膜之间的积血。声像图特点：子宫壁与胎膜（或孕囊）之间见与胎盘无关系的无回声或混杂回声，多位于胎盘下缘至宫颈内口间；出血量不同，血肿大小也不等，以弧形或星月形多见；若血肿较大或血肿形成的时间较长时，内部可见点状或絮状弱回声及条带状强回声。彩色多普勒检查显示血肿内无彩色血流信号；胎儿血流动力学未见明显异常。

（十一）胎盘梗死

胎盘梗死是局部缺血性绒毛坏死，导致子宫胎盘的循环受阻。声像图特点：可发生在胎盘内实质部分任一部位，大小、形态不一，主要为低回声，也可表现为散在的、多发或单发点片状的强回声；可有各种形态，多为三角形。严重的梗死胎盘可呈类圆形增厚，位置多局限于宫底，彩色多普勒显示梗死灶内无彩色血流信号。当胎盘梗死范围在 10% 以上则可能导致胎儿宫内窘迫、胎儿生长受限，胎盘早剥，甚至死胎。

（十二）单脐动脉

正常脐带中有 2 根动脉 1 根静脉，脐带中仅有 1 根脐动脉者称为单脐动脉。声像图特点：于胎儿膀胱水平腹部横切面探查，原本正常的双侧脐动脉于膀胱两侧显示管状结构向膀胱前壁汇聚并延伸入脐带，当一侧脐动脉缺如时仅显示膀胱一侧有彩色血流，另一侧无血流信号；羊水内获取脐带的短轴切面呈"吕"字形。单脐动脉脐带长轴切面仅显示红蓝相间的血流。单脐动脉与胎儿畸形、低体重儿的发生有相关性。

（十三）脐带囊肿

脐带囊肿是发生于胎儿脐带上的囊性包块，可分真性囊肿和假性囊肿。声像图特点：附着于脐带上的圆形、梭形和不规则形的无回声区，边界清楚、壁薄、透声好，可随脐带的浮动而移动。彩色多普勒显示无回声区内无血流信号，脐血流信号从囊肿中间或者从囊肿旁穿过。若脐带囊肿较大可压迫脐血管，影响脐血流时，可造成胎儿窘迫、胎儿生长受限，甚至死胎。

（十四）脐带螺旋异常

脐带螺旋异常分脐带螺旋过少和脐带螺旋过多。

严重的脐带螺旋过少可表现为脐带螺旋消失。声像图特点：脐带长轴切面显示脐带失去正常螺旋结构，呈平行排列；彩色多普勒显示充满红蓝彩色血流的血管呈平行排列。

脐带螺旋过多的声像图特点：脐带长轴切面呈绳索样回声及紧密排列的串珠状回声；或脐带堆集成团状，呈杂乱的短珠状回声；或脐带扭结，呈麻花状假结样回声。难以显示迂曲的长管条状脐血管回声。横切面可见"鼠眼征"。彩色多普勒显示多数脐带螺旋过多，相邻脐静脉间的螺旋距离小于 2 cm。

如发现脐带螺旋异常，则须对胎盘、脐带重点检查，并测量脐带螺旋指数（螺旋距离的倒数），脐带螺旋指数正常值为 0.17~0.37，脐带螺旋指数小于 0.17 被认为是螺旋过少，大于 0.37 被认为螺旋过多，都需要进一步检查脐带附着部位、胎儿有无发育异常等。

（十五）脐静脉扩张

正常时，妊娠 20 周左右脐静脉内径小于 5 mm，妊娠晚期脐静脉内径小于 8 mm，脐带内的脐静脉或肝内脐静脉内径大于正常时，称脐静脉扩张。常见于胎儿严重贫血、胎儿血容量增多的胎儿。

（十六）脐带肿物

脐带肿物包括脐带真结、脐带假结、脐带假囊肿、尿囊囊肿、脐带赘生物等。脐带真结表现为一团脐带缠绕较紧，不能散开，反复不同切面观察怀疑脐带打结,三维超声成像有助于诊断。脐带赘生物少见,可能为血管肌瘤、畸胎瘤等。

(十七)植入性胎盘

是指胎盘绒毛不同程度直接侵蚀子宫肌层。植入性胎盘,轻者胎盘绒毛膜接触子宫肌层,继续发展,绒毛达子宫肌层,严重者绒毛穿透浆膜层,甚至侵及膀胱等邻近器官。超声声像表现:胎盘增厚,胎盘内见多个无回声腔隙,彩色多普勒呈旋涡状血流,称为"胎盘陷窝";胎盘附着处子宫肌层变薄,甚至消失,胎盘后方低回声区消失,胎盘组织可穿透子宫肌层,甚至侵蚀膀胱壁,彩色多普勒显示子宫肌层内弓形动脉血流中断,与胎盘内丰富的彩色血流分界不清。对于有剖宫产史、胎盘位于前壁的妊娠者,植入性胎盘的可能性增加。MRI 检查有助于明确诊断。

图 解

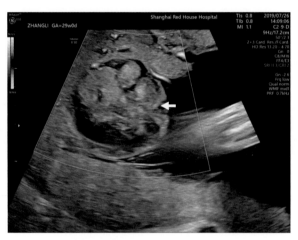

图 15-9　胎盘绒毛膜血管瘤　表现为胎盘实质内圆形的实质性肿块,边界清晰,突出于胎盘的胎儿面(箭头所示)

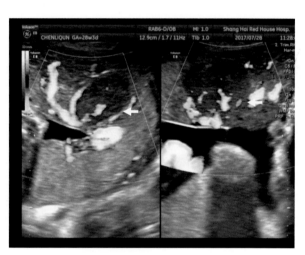

图 15-11　胎盘绒毛膜血管瘤　表现为近胎盘胎儿面实质性椭圆形肿块,内部血流丰富(箭头所示)

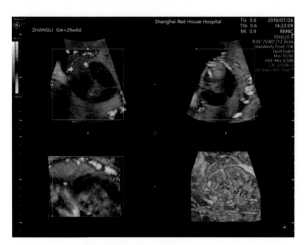

图 15-10　三维彩色多普勒成像显示胎盘绒毛膜血管瘤内部可见丰富的血流信号

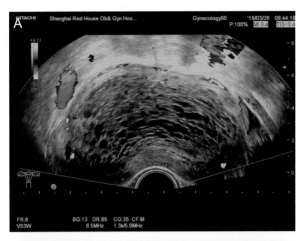

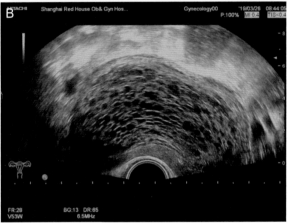

图 15-12　宫腔内囊泡样回声　表现为"落雪状""蜂窝状"，囊泡状结构内可见散在的彩色血流信号

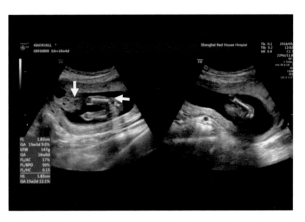

图 15-14　部分性水泡状胎块　宫腔内大小不等的囊泡样回声（向下箭头所示），并可见存活胎儿（横向箭头所示）

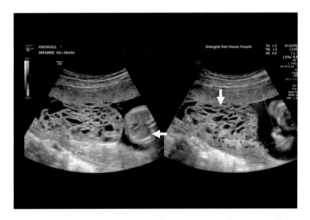

图 15-15　部分性水泡状胎块　囊泡状结构内见散在的彩色血流信号（向下箭头所示），可见存活胎儿（横向箭头所示）

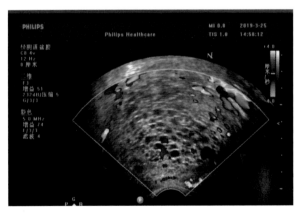

图 15-13　水泡状胎块　囊泡状结构内可见散在的彩色血流信号

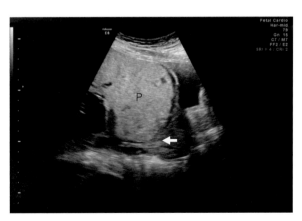

图 15-16　前置胎盘　胎盘组织（图中"P"）完全覆盖宫颈内口（箭头所示）

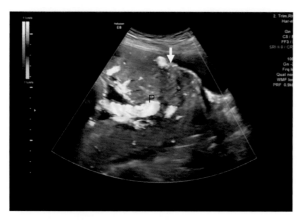

图 15-17 前置胎盘 前置胎盘"P"与子宫肌层（箭头所示）分界不清，彩色血流丰富

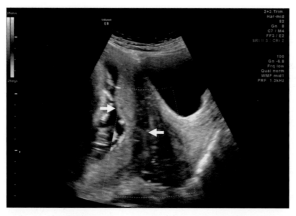

图 15-18 前置胎盘 胎盘组织完全覆盖宫颈内口（向右箭头示胎盘，向左箭头示宫颈内口）

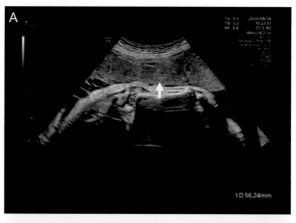

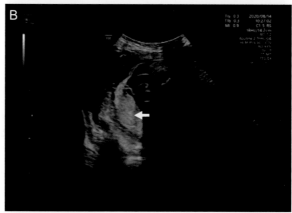

图 15-20 副叶胎盘 主胎盘位于子宫前壁（A，向上箭头所示），副胎盘位于子宫右侧壁（B，向左箭头所示）

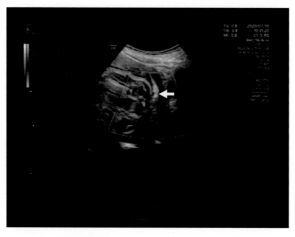

图 15-19 副叶胎盘 彩色多普勒显示主、副胎盘间的血管连接（箭头所示）

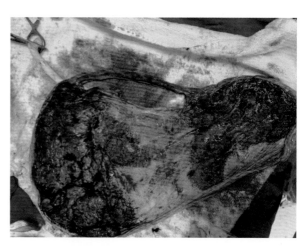

图 15-21 副叶胎盘 分娩后大体标本显示主、副胎盘及其连接血管

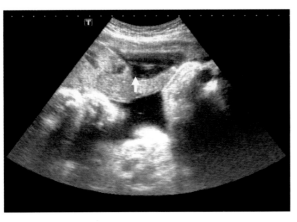

图 15-22 **胎盘早剥** 显示胎盘与子宫壁间的低回声区（箭头所示）

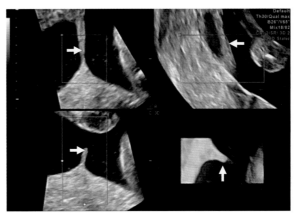

图 15-24 **轮状胎盘** 在二维（横向箭头所示）及三维重建（向上箭头所示）超声下的形态

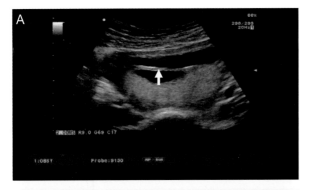

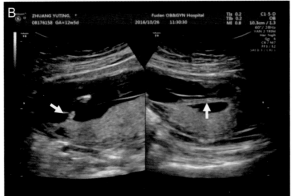

图 15-23 **轮状胎盘** 胎盘边缘呈环状或片状突向羊膜腔，内部回声与胎盘实质回声相似（箭头所示）

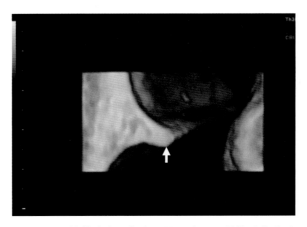

图 15-25 **轮状胎盘** 超声三维重建显示轮状胎盘的边缘的突起（箭头所示）

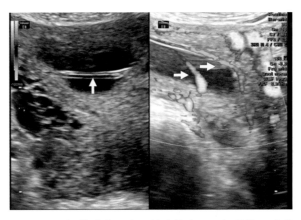

图 15-26 **帆状胎盘** 脐血管（箭头所示）附着于胎膜上，无华通胶包裹，呈扇形分布进入胎盘

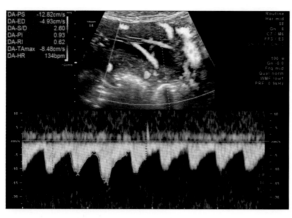

图 15-27　帆状胎盘　附着在胎膜上的血管显示为脐动脉频谱，进一步证实为脐血管

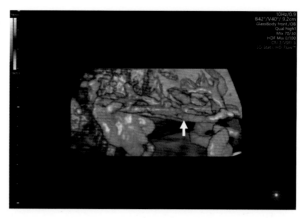

图 15-30　脐血管三维重建示帆状附着于胎膜的脐血管（箭头所示）

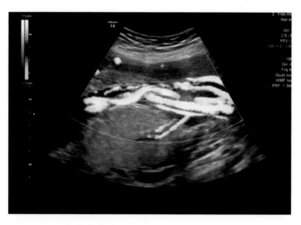

图 15-28　帆状胎盘　脐血管附着于胎膜上，无华通胶包裹，无螺旋结构，至宫颈内口处折返，沿胎盘表面移行一段距离后进入胎盘组织

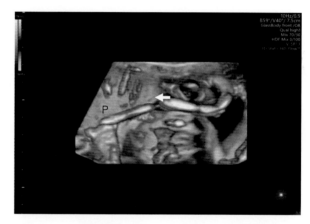

图 15-31　脐带边缘附着　三维重建显示脐带附着于胎盘边缘处。P 示胎盘。箭头指示为脐带胎盘附着点

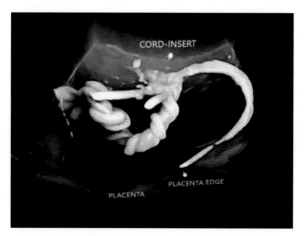

图 15-29　帆状胎盘　脐血管三维重建，脐血管附着于胎膜上，跨过宫颈内口后进入后壁胎盘组织（图由徐州和平医院邱伟修提供）

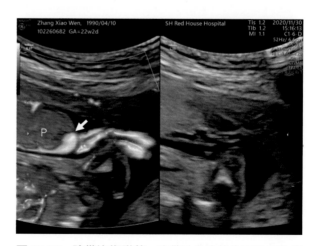

图 15-32　脐带边缘附着　脐带胎盘连接位于胎盘边缘处。P 示胎盘。箭头指示为脐带胎盘附着点

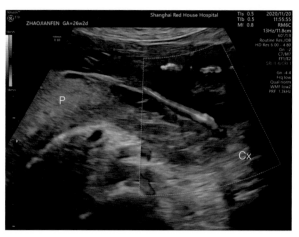

图 15-33　脐血管前置　彩色多普勒显示脐血管下缘近宫颈内口。P 示胎盘。Cx 示宫颈

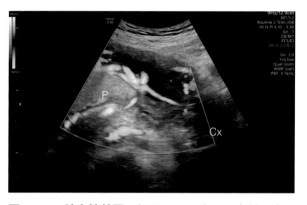

图 15-34　脐血管前置　与图 15-33 为同一病例。脐血管帆状附着于子宫前壁，跨过宫颈内口进入胎盘组织。P 示胎盘。Cx 示宫颈

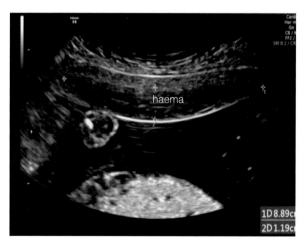

图 15-35　绒毛膜下血肿　测量键所示胎膜与子宫壁之间低回声为绒毛膜下血肿。haema 示血肿

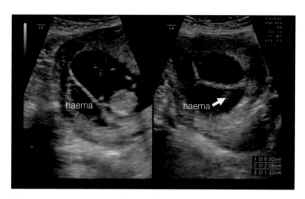

图 15-36　血肿形成时间较长时内部可见点状或絮状弱回声（箭头所示）　haema 示血肿

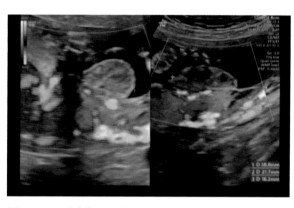

图 15-37　胎盘梗死　梗死胎盘在胎儿面呈椭圆形中高回声（测量键所示），其内未探及彩色血流

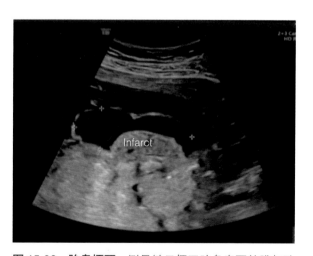

图 15-38　胎盘梗死　测量键示梗死胎盘表面羊膜与胎盘分离。Infarct 示梗死胎盘组织

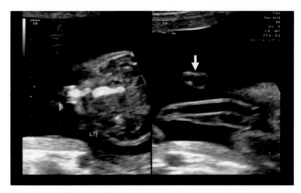

图 15-39　单脐动脉　羊水内脐带短轴切面呈"吕"字形（箭头所示）

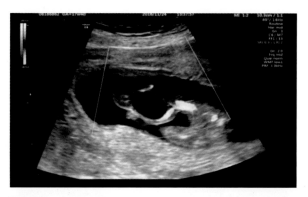

图 15-42　脐带囊肿　无回声的脐带囊肿内未探及彩色血流信号，其旁见脐血流绕过

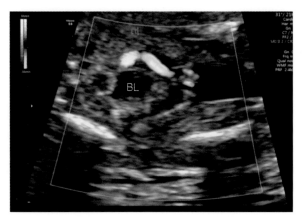

图 15-40　单脐动脉　膀胱一侧有彩色血流信号，另一侧无血流信号。BL 示膀胱

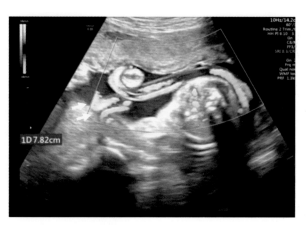

图 15-43　脐带少螺旋　脐带内动静脉血管呈平行排列（箭头所示），脐带螺旋消失

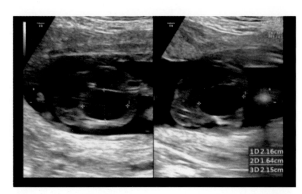

图 15-41　脐带囊肿　脐带内呈无回声区（测量键所示），边界清楚，囊壁薄

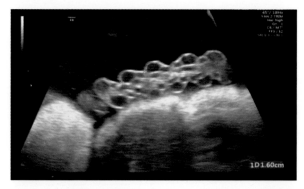

图 15-44　脐带过度螺旋　脐带长轴切面显示绳索样回声，紧密排列呈串珠状

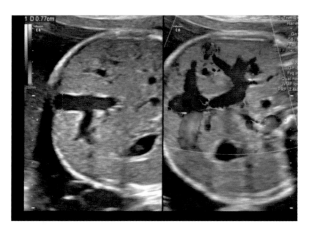

图 15-45　脐静脉扩张　脐静脉肝内段稍扩张，内径 7.7 mm（测量键所示）

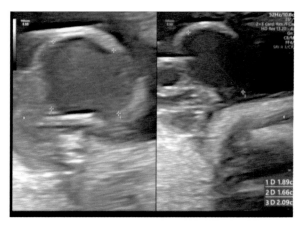

图 15-48　脐静脉扩张　二维超声显示扩张的脐静脉，内径最宽处达 20.9 mm（测量键所示）

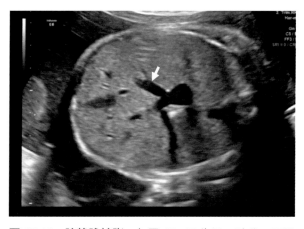

图 15-46　脐静脉扩张　与图 15-45 为同一胎儿，可见肝静脉内径增宽（箭头所示）

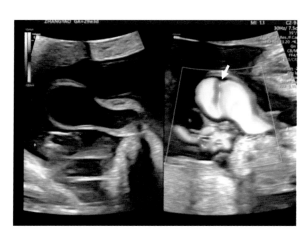

图 15-49　脐静脉扩张　扩张的脐静脉内见团状血流（箭头所示）

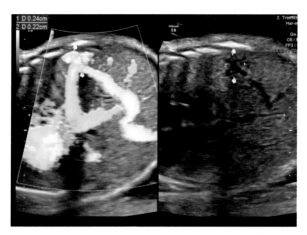

图 15-47　脐静脉扩张　与图 15-45 为同一病例，彩色多普勒及二维超声显示肝脏门静脉与肝静脉在近肝脏包膜处吻合（测量键所示）

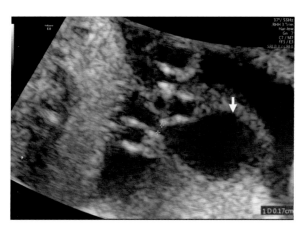

图 15-50　脐静脉扩张　脐静脉局部呈球形扩张（箭头所示）（图由黄晓微医生提供）

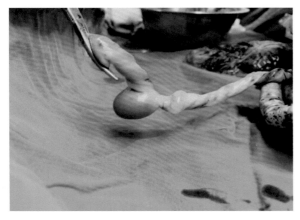

图 15-51　脐静脉扩张　与图 15-50 为同一病例，球形扩张脐静脉出生后图像（图由黄晓微医生提供）

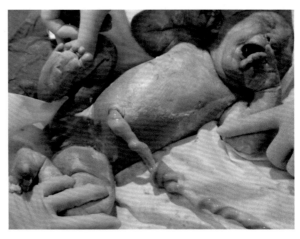

图 15-54　脐带真结　与图 15-52 为同一病例，足月出生后的脐带真结（图由上海艾尔贝佳妇产医院郭根连医生提供）

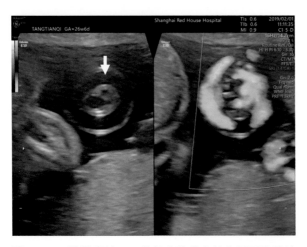

图 15-52　脐带真结　二维超声脐带真结为周围脐带缠绕中间"品"字形脐带横断面（箭头所示），彩色多普勒呈团状环绕形（图由上海艾尔贝佳妇产医院郭根连医生提供）

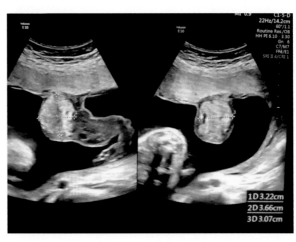

图 15-55　脐带肿物　脐带胎盘连接处高回声圆形结节（测量键所示），出生后病理报告为黏液瘤 / 血管黏液瘤（图由徐州和平医院邱伟修博士提供）

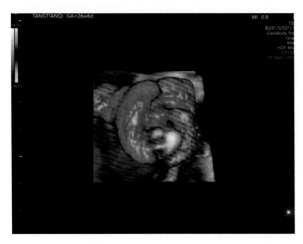

图 15-53　脐带真结　与图 15-52 为同一病例，脐血管三维成像显示脐带真结（图由上海艾尔贝佳妇产医院郭根连医生提供）

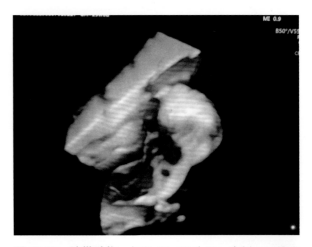

图 15-56　脐带肿物　与图 15-55 为同一病例，三维重建显示脐带胎盘连接处球形结节（图由徐州和平医院邱伟修博士提供）

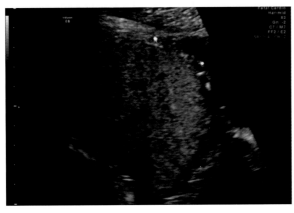

图 15-57　**胎盘植入**　胎盘增厚，胎盘附着处子宫肌层变薄，局部肌层消失，胎盘后方低回声区消失（❤所示部位）

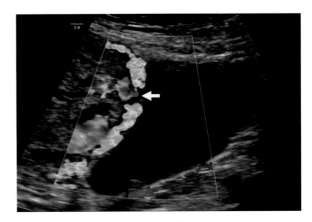

图 15-58　**胎盘植入**　彩色多普勒显示子宫肌层内弓形动脉血流中断（箭头所示），与胎盘内丰富的彩色血流分界不清

参考文献

[1] Hata T, Kanenishi K, Inubashiri E, et al. Three-Dimensional sonographic features of placental abnormalities[J]. Gynecol Obstet Invest, 2004; 57: 61-65.

[2] Jauniaux E, Ogle R. Color Doppler imaging in the diagnosis and management of chorioangiomas[J]. Ultrasound Obstet Gynecol, 2000, 15: 463-467.

[3] D'Antonio F, Palacios-Jaraquemada J, Lim PS, et al. Counseling in fetal medicine: evidence-based answers to clinical questions on morbidly adherent placenta [J]. Ultrasound Obstet Gynecol, 2016, 47(3): 290-301.

[4] Calì G, Giambanco L, Puccio G, et al. Morbidly adherent placenta: evaluation of ultrasound diagnostic criteria and differentiation of placenta accrete from percreta [J]. Ultrasound Obstet Gynecol, 2013, 41(4): 406-412.

[5] Norris M. Placental mass-clinically suspected chorioangioma[J]. AJUM, 2009, 12（4）: 30-32.

[6] Sepulveda W, Rojas I, Robert JA, et al. Prenatal detection of velamentous insertion of the umbilical cord: a prospective color Doppler ultrasound study [J]. Ultrasound Obstet Gynecol, 2003, 21: 564-569.

[7] Elchalal U, Ezraa Y, Levia Y, et al. Sonographically thick placenta: a marker for increased perinatal risk—a prospective cross-sectional study [J]. Placenta, 2000, 21(2-3): 268-272.

[8] Thia EWH, Lee SL, Tan HK et al. Ultrasonographical features of morbidly-adherent placentas [J]. Med J, 2007, 48(9): 799-802.

[9] Garofalo A, Pilloni E, Alemanno MG, et al. Ultrasound accuracy in prenatal diagnosis of abnormal placentation of posterior placenta previa [J]. Eur J Obstet Gynecol Reprod Biol, 2019, 242: 86-91.

[10] Abdalla N, Piórkowski R, Stanirowski P et al. Can ultrasound be helpful in selecting optimal management methods for pregnancies complicated by placental non-trophpblastic tumors? [J] J Ultrason, 2017, 17(69): 116-122.

[11] 严英榴，杨秀雄. 产前超声诊断学 [M]. 北京：人民卫生出版社，2012.

第十六章　附录

□ 赵澄泉　陶　祥

第一节　胎盘的送检指征和送检要求

表 16-1　胎盘送检指征和送检要求

孕产妇因素	胎儿因素	胎盘因素
羊水异常 绒毛膜羊膜炎 高血压 / 子痫前期 妊娠期糖尿病 胎膜早破 早产 B 型链球菌感染 吸毒史 其他	胎儿畸形 低 Apgar 评分 胎心异常 胎儿生长受限 大于胎龄儿 小于胎龄儿 多胎妊娠 胎位异常 死胎 / 死产 其他	胎盘早剥 副叶胎盘 脐带打结 胎粪污染 胎盘粘连、植入、穿透 前置胎盘 其他

第二节　胎盘病理报告模板

（一）单胎胎盘诊断模板

孕____周单胎胎盘，重____克（____-____百分位数区间），胎盘成熟度与孕周相符 / 过度成熟 / 欠成熟，脐带血管数目。

1. 感染性病变

1）羊膜腔感染的母源性炎症反应，____期____级，胎儿性炎症反应，____期____级。

2）慢性非特异性绒毛炎。

3）特异性感染性炎症等。

2. 母体灌注障碍相关改变

1）蜕膜血管病。

2）绒毛间隙病变等。

3. 胎儿灌注障碍相关改变

1）间质 - 血管核碎裂。

2）无血管绒毛。

3）整体部分性 / 节段完全性胎儿灌注障碍等。

4. 胎儿的适应性改变

1）有核红细胞。

2）合体结节增多。

3）绒毛水肿 / 终末绒毛发育不良等。

备注：胎盘形态学改变与临床症状之间的关联。

（二）双胎胎盘诊断模板

孕＿＿周，单/双绒毛膜囊，单/双羊膜囊，双胎胎盘，重＿＿克（＿＿-＿＿百分位数区间），两胎盘间见动脉–动脉/静脉–静脉/动脉–静脉吻合血管。

A. 胎盘约占＿＿%，成熟度与孕周相符/过度成熟/欠成熟。脐带血管数目。

诊断内容同单胎胎盘。

B. 胎盘约占＿＿%，成熟度与孕周相符/过度成熟/欠成熟。脐带血管数目。

诊断内容同单胎胎盘。

备注：胎盘形态学改变与临床症状之间的关联。

第三节　常见的产科临床术语及意义

考虑到产科临床信息对于胎盘病理有重要参考意义，所以想要学好胎盘病理需要有一定的产科基础知识，这里列出重要的产科学术语，熟悉这些术语的涵义可以对产科学有一基本的了解，另外也方便病理医生与产科医生之间进行沟通。

人绒毛膜促性腺激素（human chorionic gonadotropin，HCG）：由合体滋养层细胞合成的一种糖蛋白激素。由 α、β 亚基组成，由于 HCG 与 FSH、LH、TSH 等激素共用 α 亚基，所以临床采用 β 亚基的特异性抗体用于检测，在受精后 10 日可自母体血清中测出，成为诊断早孕的最敏感方法，并在孕 6 周前呈血清 HCG 隔天翻倍的趋势，可以用来评估胚胎发育的状态和推测是否存在异位妊娠。

抗磷脂抗体：为人体多种特异性不同的自身抗体，靶抗原为带负电荷的阴离子磷脂，如心磷脂。常见于系统性红斑狼疮、原发性抗磷脂综合征，以及多种风湿性和非风湿性疾病，如风湿性关节炎、强直性脊柱炎等。

B 族链球菌（GBS）：是一种革兰氏阳性链球菌，寄生于阴道内，是围生期感染中最常见的病原菌，能够造成新生儿早发性感染、晚发性感染，且具有较高的致死率。

TORCH 综合征（TORCH syndrome）：TROCH 是由一组病原微生物英文名称的首字母组合而成，其中"T"指弓形虫；"O"指其他，主要指梅毒螺旋体；"R"指风疹病毒；"C"指巨细胞病毒；"H"指单纯疱疹病毒。TORCH 综合征指由 TORCH 感染所致的围生儿的症状和体征，如流产、死产、早产、先天畸形等。即使幸存，也可遗留中枢神经系统等损伤。孕妇感染后多无症状或症状轻微，但可垂直传播给胎儿，引起宫内感染。

稽留流产（missed abortion）：又称过期流产。指胚胎或胎儿已死亡滞留宫腔内未能及时自然排出者。晚期流产稽留时间过长可能发生孕妇凝血功能障碍。

复发性流产（recurrent abortion）：指同一性伴侣连续发生 3 次及 3 次以上的自然流产。早期复发性流产的常见原因为胚胎染色体异常、免疫功能异常、黄体功能不全、甲状腺功能低下等。晚期复发性流产的常见原因为子宫解剖异常、自身免疫异常、血栓前状态等。

先兆临产（threatened labor）：分娩发动前出现一些预示即将临产的症状，如不规律的宫缩、胎儿下降感以及阴道少量淡血性分泌物（俗称"见红"）。

临产（parturition）：孕妇出现有规律且逐渐增强的子宫收缩，持续 30 秒或以上，间歇 5~6 分钟，同时伴随进行性宫颈管消失、宫口扩张和胎先露部下降。

产程（stages of labor）：即分娩的全过程。第一产程，又称为宫颈扩张期，指从规律宫缩开始到宫口开全。第二产程又称胎儿娩出期，指从宫口开全至胎儿娩出。第三产程又称胎盘娩出期，指从胎儿娩出到胎盘娩出。

胎儿体重估计值（fetal weight estimation）：胎儿体重预测是产前监护的一项重要内容，胎儿体重与胎儿成熟度之间有着十分密切的关系，应用超声对胎儿各个径线进行测量（双顶径、头围、腹围、股骨长等），综合评估预测体重，已成为判断胎儿生长异常的有效手段，产前准确估计胎儿体重对于选择分娩方式以获得良好的围生结局，具有重要的意义。

适于胎龄儿（adaptive gestational age，AGA）：指婴儿的出生体重在同胎龄平均出生体重的第10~90百分位数之间。

小于胎龄儿（small for gestational age，SGA）：新生儿出生体重低于同胎龄平均体重的第10百分位数。这部分新生儿不但在围生期有极高的风险，在幼儿期对其发育也有不同程度的影响。但并非所有小于孕龄儿均为病理性的，有25%~60%的SGA是因为种族、产次或父母身高体重等因素造成的"健康小样儿"。

胎儿生长受限（fetal growth restriction，FGR）：是指受母体、胎儿、胎盘等病理因素的影响，胎儿生长未达到其应有的遗传潜能，多表现为胎儿超声估测体重或腹围低于相应胎龄第10百分位数。当估测胎儿体重小于同龄的第3百分位数，称为严重FGR。

巨大胎儿（macrosomia）：指胎儿体重达到或超过4000 g。巨大儿高危因素包括孕妇肥胖、妊娠期糖尿病、过期妊娠、经产妇等。增加了剖宫产、肩先露难产的发生率，对母儿有较大危害。

胎膜破裂（rupture of fetal membrane）：俗称破水，是指羊膜破裂羊水流出的现象。正常情况下破水发生于第一产程宫口近开全或开全时，随着宫缩持续增强，当羊膜腔内压力增加到一定程度时，胎膜自然破裂，羊水流出。

胎膜早破（preterm rupture of membrane，PROM）：指临产前胎膜自然破裂。按孕周不同，可将胎膜早破分为足月胎膜早破（妊娠满37周）和未足月胎膜早破（妊娠满20周以后、未满37周）。胎膜早破有引发早产、脐带脱垂、胎儿窘迫和新生儿呼吸窘迫综合征、孕产妇及胎儿感染的危险，增加围生儿病死率。

人工破膜（artificial rupture of membrane）：人工破膜即人为的方式干预撕破宫口处羊膜，以便观察羊水颜色、加强宫缩、加速产程进展，是自然分娩过程中较为常见的一种引产方式。

胎心率（fetal heart rate）：是指胎儿的心率，其正常值为110~160次/分。

电子胎心监护（electronic fetal heart monitoring）：是胎儿不可缺少的辅助检查手段，可描记胎心率的动态变化，同时描记子宫收缩和胎动情况，反映三者间的关系，胎心率基线指任何10分钟内胎心率平均水平，正常胎心率基线为110~160次/分。超过160次/分为胎儿心动过速（tachycardia），低于110次/分为胎儿心动过缓（bradycardia）。基线变异（baseline variability）指每分钟胎心率值波峰到波谷的振幅改变。振幅波动完全消失称为变异消失，振幅波动小于5次/分称为微小变异，振幅波动在6~25次/分称为正常变异，振幅波动大于25次/分称为显著变异。早期减速（early deceleration），减速的开始、最低值及恢复与宫缩的起始、峰值及结束同步，认为是宫缩时胎头受压所致。晚期减速（late deceleration）的开始、最低值及恢复分别延后于宫缩的起始、峰值及结束，认为是胎盘功能不良，胎儿缺氧的表现。变异减速（variable deceleration）指突发的显著的胎心率急速下降，减速的起始深度和持续时间与宫缩之间无固定规律，一般认为是脐带受压迷走神经兴奋引起。正弦波形（sinusoidal wave form）指胎心率基线呈现平滑的类似正弦波一样的摆动，频率固定，一般预示着胎儿即将死亡。

胎儿生物物理评分（fetal biophysical profile）：是综合电子胎心监护及超声检查某些生理活动，以判断胎儿有无急、慢性缺氧的一种产前监护方法。常用的是Manning评分法，评分指标包括NST、胎儿呼吸运动、胎动、肌张力、羊水量。

彩色多普勒超声胎儿血流监测（Doppler fetal blood flow monitoring）：用该技术监测胎儿血流动力学，可以对有高危因素的胎儿状况做出客观判断，常用的指标包括脐动脉和胎儿大脑中动脉的 S/D 比值，阻力指数、搏动指数、脐静脉和静脉导管的血流波形等。舒张末期脐动脉血流消失和倒置，预示胎儿缺氧严重。胎儿大脑中动脉的 S/D 比值降低提示血流在胎儿体内重新分布，预示胎儿缺氧；脐静脉搏动或静脉导管搏动、静脉导管血流 a 波反向均预示胎儿处于濒死状态。

羊水指数（amniotic fluid index，AFI）：超声检查对于羊水量的评述。超声下将子宫分成左上、右上、左下和右下 4 个象限，4 个象限的最大羊水暗区垂直深度之和为 AFI。AFI ≤ 8 cm 提示羊水偏少，AFI ≤ 5 cm 为诊断羊水过少的绝对值。若 AFI > 24 cm 诊断为羊水过多，若 AFI 在 18~24 cm 时为可疑羊水过多或羊水偏多。

胎儿窘迫（fetal stress）：指胎儿在子宫内因急性或慢性缺氧危及其健康和生命的综合症状。急性胎儿窘迫多发生在分娩期；慢性胎儿窘迫常发生在妊娠晚期，但在临产后常表现为急性胎儿窘迫。

无应激试验（nonstress test，NST）：指在无宫缩、无外界负荷刺激下对胎心率与宫缩的监测与记录，用于产前监护。NST 试验无反应：NST 试验用于观察胎心基线的变异及胎动后胎心率的情况，是预测胎儿宫内储备能力的一种方式。正常情况下，20 分钟内至少有 3 次以上胎动伴胎心率加速 > 15 次 / 分，持续时间 > 15 秒。如少于 3 次或胎心率加速不足 15 次 / 分，持续时间不足 15 秒，称 NST 无反应，提示胎儿可能存在宫内储备能力不足。

缩宫素激惹试验（oxytocin challenge test，OCT）：是给孕妇使用缩宫素，诱导出宫缩，观察在有宫缩的情况下胎心率的变化，从而了解胎盘的功能，判断胎儿的储备功能情况。

早产（preterm birth）：是指妊娠满 28 周（欧美国家为妊娠满 20 周）至不满 37 周分娩，此时娩出的新生儿称为早产儿。早产儿各器官发育尚不够健全，出生孕周越小，体重越轻，其预后越差。

过期产（postmature delivery）：妊娠达到或超过 42 周尚未分娩者，称为过期妊娠。过期妊娠使胎儿窘迫、胎粪吸入综合征、新生儿窒息、围生儿死亡、巨大儿以及难产等不良结局的发生率增高。

妊娠期糖尿病（gestational diabetes mellitus，GDM）：妊娠前糖代谢正常，而妊娠期出现糖尿病。在产后大多能恢复正常。诊断依赖于孕 24~28 周及孕 28 周后首次就诊时行 75 g 口服葡萄糖耐量试验，空腹及服糖后 1 小时、2 小时 的 血 糖 值 高 于 5.1 mmol/L、10.0 mmol/L 或 8.5 mmol/L 其中之一者诊断为妊娠期糖尿病。妊娠期糖尿病对母儿均有一定危害。

妊娠期高血压疾病（hypertensive disorders in pregnancy）：是妊娠与血压升高并存的一组疾病。该组疾病严重影响母婴健康，是产妇和围生儿病死率升高的主要原因。本组疾病包括：妊娠高血压、子痫前期、子痫，以及慢性高血压合并妊娠和慢性高血压并发子痫前期。

子痫前期（preeclampsia，PE）：指孕 20 周以后，出现血压升高和蛋白尿，并可出现头痛、眼花、恶心、呕吐、上腹不适等症状。子痫是在子痫前期的基础上发作，引起抽搐发作或昏迷。病因至今尚不清楚，可导致严重的母儿并发症。除终止妊娠外，无有效治疗方法。现有的治疗的目的是控制病情，争取延长孕周。

HELLP 综合征（HELLP syndrome）：以溶血、肝酶升高及血小板减少为特点，是子痫前期的严重并发症，常危及母儿生命。

妊娠期急性脂肪肝（acute fatty liver of pregnancy）：是妊娠期最常见的导致急性肝功能衰竭的疾病，多发生于妊娠晚期，以明显的消化道症状、肝功能异常和凝血功能障碍为主要特征，严重危及母、儿生命。

妊娠期肝内胆汁淤积症（intrahepatic cholestasis of pregnancy，ICP）：是妊娠期特有的并

发症，以妊娠中晚期出现皮肤瘙痒和黄疸为主要临床表现，血清胆汁酸升高是主要的特异性实验室证据，主要危害胎儿，使围生儿死亡率增高。

胎母输血综合征（fetal-maternal transfusion syndrome）：是产科比较罕见的并发症，胎儿血液通过受损的绒毛间隙进入母体血循环，引起胎儿缺血以及母体的胎儿溶血性反应的临床综合征。其临床表现取决于胎儿失血的速度和失血量。如果胎儿在短时间里快速大量出血，可能会造成胎儿严重贫血、宫内缺氧甚至死胎。胎儿慢性失血可能会造成胎儿出现全身水肿和腹水。其是非免疫性胎儿水肿的病因之一。

胎儿水肿（hydrops fetalis，HF）是指胎儿软组织水肿及体腔积液，超声表现为 2 处及以上的胎儿体腔异常积液，包括胸腔积液、腹腔积液、心包积液及皮肤水肿（皮肤厚度 >5 mm），临床其他常用的辅助超声指标还有胎盘增厚（妊娠中期胎盘厚度 ≥ 4 cm）和羊水过多。胎儿水肿分为免疫性水肿和非免疫性水肿两类，其中非免疫性水肿占 90% 以上。免疫性水肿通常是母胎血型不合引起，而非免疫性水肿是排除了免疫性水肿后其他原因引起的，常见病因包括胎儿心血管系统异常、染色体异常、血液系统异常、先天性感染、胎盘因素等。

死胎（still birth）：孕 20 周后胎儿在子宫内死亡称为死胎。胎儿在分娩过程中死亡，称为死产，也是死胎的一种。

双胎输血综合征（twin-to-twin transfusion syndrome）：是单绒毛膜双羊膜囊双胎的严重并发症。通过胎盘间的动 – 静脉吻合支，血液从动脉向静脉单向分流，使一个胎儿成为供血儿，另一个成为受血儿。这可造成供血儿贫血、血容量减少，致使其生长受限、肾灌注不足而形成羊水过少，甚至因营养不良而死亡；受血儿由于血容量增多、动脉压增高、各器官体积增大、胎儿体重增加，可引发充血性心力衰竭、胎儿水肿、羊水过多。

选择性胎儿生长受限（selective fetal growth restriction）：为单绒毛膜性双胎特有的严重并发症。诊断主要是根据 FGR 估测胎儿体重位于该孕周第 10 百分位数以下，两胎儿体重相差 25% 以上。其发病原因主要为胎盘分配不均，FGR 胎儿通常存在脐带边缘附着或帆状插入。

产前诊断（prenatal diagnosis）：是指在出生前对胚胎或胎儿的发育状态、是否患有疾病等方面进行检测诊断，从而掌握先机。对可治性疾病，选择适当时机进行宫内治疗；对于不可治疗性疾病，能够做到知情选择。

二倍体（disomy）：是指由受精卵发育而来，且体细胞中含有 2 个染色体组的生物个体。

单亲二倍体（uniparental disomy，UPD）：指来自父母一方的染色体区域 / 片段被另一方的同源部分取代，或一个个体的 2 条姊妹染色体都来自同一亲体。UPD 的发生概率为 1/3500 例活产婴儿，UPD 不一定是致病的，若致病会引起常染色体隐性遗传病和印记基因病。

嵌合体（mosaicism）：指遗传学上不同遗传性状嵌合或混杂表现的个体，为染色体异常类型之一。免疫学上的涵义则指一个机体身上有 2 种或 2 种以上染色体组成不同的细胞系同时存在，彼此能够耐受，不产生排斥反应，相互间处在嵌合状态。

局限于胎盘的嵌合体（confined placental mosaicism，CPM）：指染色体的嵌合状态只发生在胎盘组织，胎儿的染色体核型正常。

辅助生殖技术（assisted reproductive technology，ART）：亦称为人类辅助生殖技术，常用的包括人工授精和体外受精 – 胚胎移植及其衍生技术。体外授精 – 胚胎移植：指从不孕妇女体内取出卵细胞，在体外与精子受精后培养至早期胚胎，然后移植回妇女的子宫，使其继续着床发育、生长成为胎儿的过程。

第四节 相关附表、附图

由于国内缺乏胎盘的基础测量数据，所以，这里所列的数据均来自美国的人群统计。虽然人群对胎盘的发育存在影响，但编者以往参考这些数据时，没有发现明显的偏差。

表 16-2　不同孕周单胎胎盘重量值

孕周	例数	均值	标准差	百分位数								
				3	5	10	25	50	75	90	95	97
22	19	189	89	–	99	107	130	166	206	285	499	–
23	16	190	41	–	–	127	168	188	208	262	–	–
24	16	190	42	–	–	128	157	192	222	252	–	–
25	26	197	70	–	105	128	153	184	216	299	400	–
26	22	226	100	–	107	138	179	200	259	281	570	–
27	22	240	77	–	119	130	166	242	310	332	381	–
28	41	223	66	103	128	140	173	214	261	321	361	371
29	37	269	96	124	135	161	214	252	309	352	496	629
30	42	324	88	185	190	208	269	316	374	433	502	570
31	57	314	105	142	152	175	246	313	360	417	479	579
32	69	325	77	161	214	241	275	218	377	436	461	465
33	117	351	83	190	224	252	286	352	413	446	475	504
34	160	381	54	221	260	283	322	382	430	479	527	558
35	260	411	99	232	250	291	344	401	471	544	600	626
36	538	447	110	270	291	320	369	440	508	580	628	679
37	1103	467	107	303	324	349	390	452	531	607	660	692
38	2469	493	103	320	335	365	420	484	560	629	675	706
39	3932	500	103	330	350	379	426	490	564	635	683	713
40	4114	510	100	340	360	390	440	501	572	643	685	715
41	1982	524	100	358	379	403	452	515	583	655	705	738
42	321	532	99	370	388	412	460	525	592	658	700	771

注：①该表数据来自于美国马萨诸塞州 Springfield 市 Baystate Medical Center 的 15463 例单胎胎盘，数据包括了不同种族的人群。胎盘去除胎膜及脐带后新鲜称重。数据中不包括宫内死胎、明显的生长发育异常（如染色体三倍体）及不完整的胎盘。胎盘小于第 3 百分位数或第 5 百分位数时，通常新生儿存在明显疾病；大于第 95 百分位数或第 97 百分位数时，需要慎重对待，但新生儿发生疾病的可能性偏小。

②本表引自 Kraus FT, Redline RW, Gersell DJ, et al. Placental pathology [M]. Washington D.C.: ARP Press, 2004.

表 16-3 不同孕周胎儿胎盘重量比参考值

孕周	例数	均值	标准差	百分位数								
				3	5	10	25	50	75	90	95	97
22	19	2.9	0.8	–	1.0	1.0	2.0	2.4	3.6	3.9	4.3	–
23	16	3.3	0.7	–	–	2.4	2.9	3.6	4.5	–	–	–
24	16	3.4	1.0	–	–	2.0	2.6	4.0	4.6	–	–	–
25	26	4.0	1.4	–	1.7	2.2	3.2	3.8	4.6	6.0	7.4	–
26	22	4.1	1.2	–	2.1	2.8	3.4	3.7	4.8	5.2	7.7	–
27	22	4.5	1.1	–	2.6	3.0	3.3	3.6	4.5	6.0	7.1	–
28	41	4.8	1.0	2.3	2.5	3.6	3.9	4.2	4.7	6.5	6.6	6.9
29	37	5.2	1.4	1.9	2.5	3.7	4.4	5.0	5.7	7.5	8.0	9.2
30	42	5.2	1.1	2.7	3.1	3.6	4.5	5.1	5.8	6.8	6.9	7.6
31	57	5.5	1.1	3.3	4.1	4.4	4.7	5.4	6.2	6.9	7.3	8.2
32	69	5.9	1.2	3.2	4.1	4.4	5.0	5.8	6.8	7.7	7.9	8.4
33	117	6.0	1.1	4.3	4.5	4.7	5.2	6.0	6.6	7.7	8.2	8.7
34	160	6.2	1.0	4.4	4.7	5.0	5.5	6.1	6.7	7.5	7.9	8.2
35	260	6.4	1.2	4.5	4.7	5.0	5.6	6.3	7.2	8.0	8.6	9.1
36	538	6.6	1.1	4.8	4.9	5.3	5.8	6.4	7.3	8.1	8.4	8.8
37	1103	6.8	1.1	4.9	5.1	5.4	6.0	6.7	7.4	8.2	8.8	9.1
38	2469	6.9	1.1	5.1	5.2	5.6	6.1	6.8	7.5	8.3	8.9	9.2
39	3932	7.1	1.1	5.2	5.4	5.7	6.3	7.0	7.7	8.5	9.1	9.4
40	4114	7.2	1.1	5.3	5.5	5.8	6.4	7.1	7.9	8.6	9.1	9.5
41	1982	7.2	1.1	5.4	5.6	5.9	6.5	7.1	7.8	8.6	9.1	9.4
42	321	7.1	1.1	5.3	5.5	5.9	6.4	7.1	7.8	8.5	8.9	9.1

注：①该表数据来自于美国马萨诸塞州 Springfield 市 Baystate Medical Center 的 15463 例单胎胎盘，数据包括了不同种族人群。胎盘去除胎膜及脐带后新鲜称重。数据中不包括宫内死胎、明显的生长发育异常（如染色体三倍体）及不完整的胎盘。

②本表引自 Kraus FT, Redline RW, Gersell DJ, et al. Placental pathology [M]. Washington D.C.: ARP Press, 2004.

表 16-4　不同孕周双胎胎盘重量值（单位：g）

孕周	百分位数					例数
	90	75	50	25	10	
19	263	239	212	185	161	2
20	270	245	218	190	166	3
21	286	260	231	202	176	2
22	310	282	251	219	791	5
23	343	311	276	241	210	2
24	382	346	307	267	232	3
25	426	386	341	297	257	5
26	475	430	380	330	284	4
27	528	478	421	365	314	8
28	584	527	464	401	345	7
29	641	579	509	439	377	12
30	700	631	554	478	409	17
31	758	683	600	516	441	13
32	815	734	644	554	472	29
33	870	783	687	590	503	27
34	923	830	727	624	531	53
35	971	873	764	656	558	52
36	1014	912	798	684	582	66
37	1051	945	827	708	602	58
38	1082	972	850	728	619	54
39	1105	993	868	743	631	38
40	1118	1005	879	753	639	47
41	1123	1009	882	756	642	12

注：①本表数据包括双绒毛膜囊及单绒毛膜囊双胎胎盘，两者重量差异无统计学意义。排除宫内死胎或明显生长缺陷（如三倍体）和不完整的胎盘，也排除了三胞胎及以上的多胎妊娠和体重差异大的双胎。

②本表引自 Pinar H, Sung CJ, Oyer CE, et al. Reference values for single ton and twin placental weights [J]. Pediatr Pathol Lab Med, 1996, 16(6): 901-907.

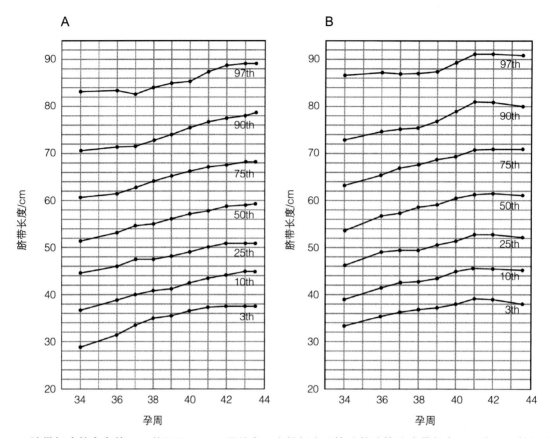

图 16-1　脐带长度的参考值　A. 美国孕 34~43 周的白人女性新生儿按胎龄计算的脐带长度。B. 白人男性新生儿按胎龄计算的脐带长度。可以看出男性脐带明显较长（$P<0.0001$）。在同一胎龄组，脐带长度从最短到最长的变化范围较大。数据来自于一项围生期合作项目。脐带的测量只有在脐带全长都纳入计算才有意义。根据病理实验室的测量结果，进行血气分析的部分脐带往往会造成短脐带的假象。脐带长度 > 70 cm 被认为是脐带过长，与发病率和死亡率增加有关。脐带长度 > 90 cm 常和不良预后有关（图引自 Mills JL, Harley EE, Mossenger AC. Standards for measuring umbilical cord length [J]. Placenta, 1983, 4(4): 423–426.）

表 16–5　分娩前胎儿死亡时间与胎盘组织学特征的关系

组织学特征	分娩前胎儿死亡时间						
	<6 小时	6~24 小时	24~48 小时	2~7 天	7~14 天	14~28 天	>28 天
	n=15	n=13	n=5	n=5	n=4	n=4	n=5
血管内核碎裂	0%	85%	100%	100%	100%	100%	100%
广泛的绒毛纤维化	0%	0%	0%	20%	50%	100%	100%
多灶性（10%~25% 的干绒毛）	0%	0%	0%	60%	100%	50%	0%
广泛性（>25% 的干绒毛）	0%	0%	0%	20%	0%	50%	100%
脐带间质坏死	7%	31%	0%	60%	75%	67%	100%
脐带血管坏死	0%	0%	0%	0%	50%	33%	100%
间质粉尘样钙化	7%	0%	20%	40%	75%	75%	40%
滋养层基底膜钙化/增厚	13%	0%	0%	40%	100%	50%	40%

　　注：引自 Genest DR. Estimating the time of death in stillborn fetuses: II Histologic evaluation of the placenta: a study of 71 stillborns [J]. Obstet Gynecol, 1992, 80(4): 585-592.